《柳选四家医案》按

〔清〕 尤在泾　曹仁伯　王旭高　张仲华　原著
〔清〕　　　　　　　　柳宝诒　选编
　　　　　　　　　　　丁振忠　选按

U0254816

东南大学出版社
SOUTHEAST UNIVERSITY PRESS
· 南京 ·

图书在版编目（CIP）数据

《柳选四家医案》按 ／（清）尤在泾等原著；（清）
柳宝诒选编；丁振忠选按. — 南京：东南大学出版社，
2022.4

ISBN 978-7-5766-0041-4

Ⅰ.①柳… Ⅱ.①尤… ②柳… ③丁… Ⅲ.①医案-
研究-中国-清代 Ⅳ.①R249.49

中国版本图书馆 CIP 数据核字（2021）第 280935 号

责任编辑：陈潇潇　责任校对：子雪莲　封面设计：王　玥　责任印制：周荣虎

《柳选四家医案》按
《Liuxuan Sijia Yian》An

选　　　按	丁振忠
出版发行	东南大学出版社
社　　址	南京四牌楼 2 号　邮编：210096　电话：025-83793330
网　　址	http：//www. seupress. com
电子邮件	press@seupress. com
经　　销	全国各地新华书店
印　　刷	广东虎彩云印刷有限公司
开　　本	700 mm×1 000 mm　1/16
印　　张	15.75
字　　数	260 千字
版　　次	2022 年 4 月第 1 版
印　　次	2022 年 4 月第 1 次印刷
书　　号	ISBN 978-7-5766-0041-4
定　　价	45.00 元

＊ 本社图书若有印装质量问题，请直接与营销部调换。电话（传真）：025-83791830。

引言

　　医案者，乃看病的真实记录，充满了悬壶者毕生的心血，洒落于纸，为世人留下形象生动、悦目可餐的临床素材，以及极其宝贵的医学文献资料，受到历代医家珍藏而反复把玩，为青囊中不可缺者。四家医案，乃清末名医柳宝诒亲自取材，均系清代医案中之精粹者，尤、曹、王、张，皆为江南名医，名噪一时，其真知灼见，炉火纯青，力透纸背，精彩纷呈，发人深省，示范后学。更有柳评，句句实际，启人心扉，指点迷航。苟能悉心研讨，探索前贤如何辨证论治，定可获益颇丰。

　　余行医四十余年，细嚼《柳选四家医案》，略有心得，勉力点按，假以呐喊，若能引起杏林新人的关注，为此殚精竭虑地狠下功夫，长此以往，将积累名宿经验，化为己用，有益于临床。此乃老朽殷功希望，故整理冠名为《柳选四家医案按》，与同道在书山学海中奋勉，促进医技日新月异，欣喜研读医案者。

2004 年 10 月 28 日写于南京建邺医院

丁振忠

四家医案跋

　　或问：医案古有之乎？曰：古有诊籍，《扁鹊仓公传》所记是也。曰：验乎？曰：古今不同，其品齐轻重，不可得而悉也。然则柳先生奚为辑是书也？曰：时近而文显，时近则阴阳之渗同，文显则质直而易晓。抑且商榷微眇，称量而出，不啻其自为之也。

　　先生所辑者八家，今先刊者四种，其门人王君吉臣、柳君颂馀、金君兰升，勾资成之。三君守师法，笃风义，良足称述。金君属叙于余，余不知医，勉赘数语，以质世之善读书者。

时光绪甲辰四月常熟翁同龢

惜余小舍评选各家医案编目次序

内伤杂病（劳倦　七情　脾胃）

类中（中风　类中）

痿痹（痿　痹痛　麻木　拘挛）

内风（肝风　痉厥　眩晕）

神志（颠　狂　痫　怔忡　惊悸　健忘　不寐）

痰火

痰饮（饮证　痰闭）

咳喘（咳嗽　喘哮　失音　喉痹　肺痈　肺痿）

失血（咳血　衄血）

虚损

汗

消

诸郁（气郁）

呕哕（呕吐　噎膈　反胃　呃逆　嗳噫　嘈杂）

伏气（温热）

外感（风温　冒寒　杂感）

暑（中暑　伤暑　伏暑）

湿（湿热　寒湿）

痧疫（瘟疫　霍乱　时痧）

疟疾

黄疸

痹气（胸痹　肺痹　肠痹　胞痹）

脘腹痛（脘痛　腹痛　少腹痛　厥痛）

疝气

瘕癖（症瘕　积聚）

肿胀（鼓胀　痞满　浮肿）

头痛（头风）

肢体诸痛（胸背胁肋腰肩臂脊　膝肢节诸痛）

诸窍（七窍　咽喉）

脚气

遗精

小便（淋浊　癃闭　溲血）

泄泻

痢疾

大便（便血　痔漏　脱肛　便闭　交肠）

虫（狐惑　诸虫　蛊毒）

内痈

外疡杂证（痰疬）

妇人（胎前　产后　经带　杂病）

小儿

凡编写医案，其分列门类，最难清楚，盖一病中每有兼证错见，既可列于此门，亦可入于彼类也。此次拟定总目四十，而以子目分注于下，凡集中录案多者，标明总目，分门编列，如录案无多，即不复分标门类，而编列前后，则仍依此目为序，以便读者可依目检寻也。

目录

《评选静香楼医案》

［清］ 江苏长洲　尤在泾　　著

［清］ 江苏江阴　柳宝诒　选编

丁振忠　选按

《评选静香楼医案》（两卷）

　　此案为尤在泾先生所著。先生名怡，字在泾，自号饲鹤山人，江苏长洲县人。邃于医学，于仲景书尤能钻研故训，独标心得。时吴下以医名者，如叶氏桂、徐氏大椿、王氏子接，均煊耀一时，先生与之联镳接轸，辉映后先，于医道中可谓能树一帜者，所著有《伤寒贯珠集》《金匮心典》《医学读书记》。均刊行。惟此案未经授梓，其附刻于读书记后者，仅有三十余条，非全本也。此本为吾邑吴氏所钞藏。咸丰兵燹后，诒于詹文桥张氏斋头见之，假归钞录，复就其中选精粹者，得十之五，评录如左，分上下两卷。窃念近时医学荒废，其简陋剽袭，毫无心得者，无论已。间有钻研古籍，不知通变者，动辄以仲景为家法，而咎今人不能用古方，目为庸陋。其实古方今病，往往枘凿不相入，执而用之，偾事者多矣。及读先生此案，而不觉憬然有悟也。先生博极群籍，尤服膺仲景之书，所著《伤寒论》《金匮》两注，上溯仲景心传，独抒己见。读其书者，无不知先生之于仲景，不啻升其堂而入其室已。乃观此案，论病则切理餍心，源流俱沏，绝不泛引古书，用药则随证化裁，活泼泼地，从不蹈袭成方。可见食古期乎能化，裁制贵乎因时。彼徒执古书者，不且与王安石之周官、房琯之车战，其弊适相当哉。是故读他人之案，有不用古方者，或犹疑其服古未深，未能得力于仲景也。若先生则读书不可谓不多，用功不可谓不切，其沉酣于仲景之书，尤不可谓其不深，乃其论病之平易近情也如是，立方之妥帖易施也如是。是则此案不第为治病之良规，并可为读古之心法已。用书之以谛后之读此案者。

光绪二十六年庚子二月下旬江阴后学柳宝诒识

上卷

内伤杂病门

阴亏于下，阳浮于上，服八味丸不效者，以附子走窜不能收纳耳，宜加减法。

桂都气丸。

> 诒按　议论精细，可为用药者开一悟境。
>
> 忠按　八味丸即仲景肾气丸，去附子辛热之走窜，加五味子甘酸之收纳，思巧而意深。

肝阳盛，肝阴虚，滋养肾阴，俾水木相荣，病当自愈。

生地　白芍　小蓟　赤芍　当归　血余　丹皮　阿胶　甘草　茅根

> 诒按　此必因肝火而见血者，故方药如此。
>
> 忠按　此案阴虚火旺，舌质必红，脉当细弦或数。方中当归若易女贞子滋阴，似更熨帖。

左关独大，下侵入尺，知肝阳亢盛，下吸肾阴，阴愈亏，则阳益张矣。滋水清肝，乃正法也。

知柏八味丸加天冬、龟板、杞子。

> 诒按　方中似宜再增清肝之品。
>
> 忠按　杞子性温，阳亢不宜，清肝宜用丹皮、山栀、菊花、羚羊角之类。

阴不足者，阳必上亢而内燔，欲阳之降，必滋其阴，徒恃清凉无益也。

生地　知母　甘草　黑栀　麦冬　元参　丹皮　地骨皮

> 诒按　案语精粹，有名隽气。
>
> 忠按　方中宜添石斛、赤芍、龟板等品。

肾精不足，肝火乘之，故有筋挛骨痿，耳窍二阴气出等证，夫肝火宜泄，肾精宜固，于一方之中，兼通补之法，庶几合理，然非旦夕所能奏功也。

生地　川楝子　茯苓　阿胶　丹皮　女贞子

> 诒按　论病深中肯綮，方中可增白芍、牡蛎。
>
> 忠按　肾精亏损，乃日积月累，故宜调养守方，上方宜加沙苑子、山萸肉、鱼鳔胶，固肾补精。

肝阴不足，肝火偏胜，伤肺则咳，自伤则胁痛。

阿胶　兜铃　丹参　炙草　归身　白芍　玉竹　川斛

> 诒按　既有胁痛见证，似当兼与通络清肝，宜加丹皮、山栀、青皮、橘络、旋覆等味。
>
> 忠按　木火刑金故伤肺，木气横逆故胁痛，方案俱佳。柳氏评语，中肯实用。

咯血胁痛，项下有核，脉数恶热，咽痛便溏，此肝火乘脾之证，反能食者，脾求助于食，而又不能胜之，则痞耳。治在制肝益脾。

白芍　茯苓　川连　牡蛎　炙草　木瓜　益智　阿胶

> 诒按　论病明快，方中拟加丹、栀、夏枯草。
>
> 忠按　阿胶、山栀，便溏不宜，当改投连翘、西青果、小蓟之类，似更贴切。

饮食既少，血去过多，阴气之伤，盖已甚矣；兹复忧劳惊恐，志火内动，阴气益伤，致有心烦、体痛、头疼等证，是当滋养心肝血液，以制浮动之阳者也。

生地　石斛　麦冬　丹皮　元参　知母　茯苓　甘草

> 诒按　肝阴既亏，肝火上升，宜再加归、芍以滋养之，羚羊、菊、栀以清泄之。
>
> 忠按　阴不济阳，浮阳上扰，以滋阴为主，潜阳为辅，宜再增桑叶、石决明、女贞子、钩藤、龟板以滋降并施。

肝脏失调，侵脾则腹痛，侮肺则干咳，病从内生，非外感客邪之比，是宜内和脏气，不当外夺卫气者也。但脉弱而数，形瘦色槁，上热下寒，根本已离，恐难痊愈。

归身　白芍　炙草　茯苓　桂枝　饴糖

> 诒按　此内补建中法，宜于腹痛，而不宜干咳。宜加清肺保肝之味，乃为周匝。
>
> 忠按　此和阴阳法，阴阳调和，百病自消，乃先生良苦用心。惟木反侮金，宜增添川贝、沙参、玉竹、木瓜之类，润肺柔肝，似更有益。

形盛脉充,两尺独虚,下体麻痹,火浮气急,此根本不固,枝叶虽盛,未足持也。

熟地　山药　沙苑　杞子　丹皮　茯苓　桑椹　牛膝

> 诒按　如此脉证,似可参用肾气法,以温摄之。
>
> 忠按　此案两尺独虚,下元已亏,内虚外盛,故宜填充肾脏之亏乏,拟再增肉苁蓉、菟丝子、五味子、萸肉以温补下元,似较恰合。

真阳以肾为宅,以阴为妃,肾虚阴衰,则阳无偶而荡矣。由是上炎则头、耳、口、鼻为病,下走膀胱二阴受伤,自春及秋,屡用滋养清利之剂,欲以养阴,而适以伤阳,不能治下,而反以戕中,内经所谓热病未已,寒病复起者是也。鄙意拟以肾气丸,直走少阴,据其窟宅而招之,同声相应,同气相求之道也。所虑者,病深气极,药入不能制病,而反为病所用,则有增剧耳。

肾气丸。

> 诒按　立论透切,医案中仅见之作。
>
> 忠按　此案日久病深,阴气衰竭易涸,无阴则阳无所依,或浮阳于上,或格阳于外,阴阳呈离决之势,证情凶危,不可不慎。阳宜急固,阴可缓图。愚意若与仲景通脉四逆汤加猪胆汁、元参,此方阴中有阳,阳中有阴,阴阳兼顾,固阳为急,其意为留人治病,只要阳不浮越,能归故宅,继而则可缓图焉。

真阳气弱,不荣于筋则阴缩,不固于里则精出,不卫于表则汗出。此三者,每相因而见,其病在三阴之枢,非后世方法可治。古方八味丸,专服久服,当有验也。

八味丸。

> 诒按　见识老到,议论明确,此为可法可传之作。
>
> 忠按　此证乃真阳不足,病在少阴,为肾所主。肾阳不足,犹冰冻三尺非一日之寒。古方八味丸即仲景肾气丸,此为阴中求阳之法,须耐心调治,无近功也。

胃寒背冷,食入则倦,喜温恶清,以背为阳位,胃为阳土,土寒则食不运,阳伤则气不振也。治宜温养阳气。

人参　桂枝　益智仁　厚朴　炮姜　茯苓　炙草　白术

> 诒按　此温中和气,平正通达之方。
>
> 忠按　此方乃理中汤之干姜易炮姜加味而成,用仲景方纯熟之极,而又能通常达变,干姜行而炮姜守,这一改变,可谓妙手,若非胸有成竹,岂能如此出神入化?

中气虚寒,得冷则泻,而又火升齿衄,古人所谓胸中聚集之残火,腹内积久之沉寒也。此当温补中气,俾土厚则火自敛。

四君子汤加益智仁、干姜。

> 诒按　议病立方,均本喻氏,近时黄坤载亦有此法。
>
> 忠按　先生不为虚火所惑,洵是高手。若干姜易炮姜,似更妥切,乃干姜行炮姜守也。

类中门

类中偏左,于法为逆,犹幸病势尚轻,可以缓图取效,原方补少通多,最为合理,惟是阳脉则缓,阴脉则急,所以指节能屈不能伸,此亦病之关键处,不可忽也。经云:肝苦急,宜食甘以缓之。于前方中,增进阴药之甘润者一二,更为美备。

人参　茯苓　半夏　白术　炙草　橘红　麦冬　竹沥　姜汁

> 诒按　此六君加麦冬、竹沥、姜汁也。
>
> 忠按　此案乃气虚痰中,治则偏脾,故用药如是。然类中多与肝风有关,宜加钩藤、羚羊角、木瓜、白芍,肝脾兼顾,似更熨帖。

再诊　加当归

脉虚而涩,左半手足麻木,食不知味,此气血不能运行周体,乃类中之渐也。

桂枝　茯苓　归身　半夏　炙草　黄芪　天麻　首乌

> 诒按　滋养疏化,虚实兼到。
>
> 忠按　脉虚者气虚,脉涩者血少,阴不制阳,虚风内动。此方桂枝辛温,防其升阳化风,若易桑枝,再增钩藤、菊花、生地、牛膝、丝瓜络,以息风通络,似较稳妥。

内风本皆阳气之化,然非有余也,乃二气不主交合之故,今形寒跗冷,似宜补阳为是,但景岳云:阳失阴而离者,非补阴无以摄既散之元阳。此证有升无降,舌绛牵掣,暗不出声,足蹩不堪行动,当与河间肝肾气厥同例,参用丹溪虎潜法。

熟地　黄肉　牛膝　锁阳　虎骨　龟板

诒按　持论明通，立方简当。

忠按　通晓前贤理法方药，熔于一炉，已达炉火纯青之境，用药头头是道，堪称传世佳作。舌绛必黯似紫，乃肝肾之色，不可不知。

又按　虎乃濒危物种，虎骨已不可得，曾有用豹骨代之，豹现在亦属保护物种，不知再用何药代之，若有高明指点迷津则幸。

再诊　地黄饮子去附子，加鹿鞭子，煎胶打丸。

忠按　《中药大辞典》云：鹿肾【异名】鹿鞭，乃雄鹿之阴茎及睾丸，呈长条状似鞭又连及两子，故先生称之为鹿鞭子。精不足者，补之以味，故于地黄饮子去附子，防其助阳伤阴，加鹿鞭子血肉有情之品，煎胶以填补肾精，内藏真阳，此乃先生之真传也。

热风中络，口歪舌謇，咽痛，治以清滋。

羚羊角　元参　钩藤　甘菊　甘草　石菖蒲　生地　竹沥
再诊　生地　阿胶　麦冬　知母　贝母　甘菊　甘草　元参
三诊　咽喉干痛，滋清不愈，宜从降导。

肾气丸，淡盐汤送下。

诒按　先清之，继滋之，终用引火下行之法，步法井然，凌躐急功者，可取法焉。

忠按　平心而论，初案说理简明，方药亦佳，若能略添射干、地枯萝一二味，以清热利咽，或许能少走弯路焉。

方书每以左瘫属血虚，右痪属气虚，据述频年已来，齿疼舌赤，常有精浊，纳谷如昔，卒然右偏肢痿，舌强口喑语謇，脉浮数动，此乃肝肾两虚，水不涵木，肝风暴动，神必昏迷，河间所谓肝肾气厥，舌喑不语，足痱无力之证。但肾属坎水，真阳内藏，宜温以摄纳，而肝藏相火内寄，又宜凉以清之，温肾之方，参入凉肝，是为复方之用。

地黄饮子去桂、附，加天冬、阿胶。

诒按　即古法而化裁之。参详脉证，斟酌尽善。

忠按　此方去桂、附之辛热，防其助火灼阴；加冬、胶之凉润，以增水滋阴，真妙法也。

寒热后，邪走手少阴之络，猝然不语，肩背牵引不舒，宜辛以通之。

菖蒲　远志　甘草　木通　当归　丹皮　丹参　茯苓

诒按　方法轻灵,恰合余邪入络治法。

忠按　当归易归须,通络更佳;去木通,加桑枝、半夏、郁金,似更适宜。

脉濡,按之则弦,右肩及手指麻木,两腿痠痹,难以名状,此脾饮肝风,相合为病,乃类中之渐,不可不慎。

首乌　天麻　刺蒺藜　羚羊角　炙草　茯苓　半夏　白芍　丹皮　广皮

姜汁和竹沥泛丸

诒按　以二陈、姜汁、竹沥,除痰饮,以丹、芍、羚、蒺、首乌、天麻,治肝风,两层俱到。就见证论,归身、牛膝、橘络,亦可加入。

忠按　此类中,与现代高脂血症所引发的左脑轻度脑梗死,极为相似。方中拟再添消脂化瘀之品,如山楂、红曲、丹参、桃仁之类,似较合拍。

痿痹门

脉虚而数,两膝先软后肿,不能屈伸,此湿热乘阴气之虚而下注,久则成鹤膝风矣。

生地　牛膝　茯苓　木瓜　丹皮　薏仁　山药　萸肉　泽泻　萆薢

诒按　正虚着邪,故补散宜并用,湿而兼热,故滋燥不可偏。此以六味治阴虚,增入牛膝、木瓜、薏仁、萆薢,以除湿热,所谓虚实兼顾也。

忠按　方中萸肉甘温酸涩,柔养肝肾合拍,然于湿热不宜,有恋湿碍热之嫌,若易归身、杞子养血滋润,似无此弊;若能再加黄柏、车前子,似更熨帖,既能清化,又可坚阴。

内风门

肢麻头晕,此肝病也,便溏食减,脾亦病矣。宜节劳养气,毋致风动为佳。

羚羊角　白术　刺蒺藜　茯苓　炙草　天麻　白芍　广皮

诒按　肝脾两治,方法周到。

忠按　羚羊角性凉,恐伤脾阳,若易木瓜、杞子,柔肝养肝,似较稳妥;甘草味甘,易助中满碍脾,若易山药、薏仁,健脾祛湿,更为熨帖。

眩晕、呕恶、胸满,小便短而数,口中干,水亏于下,风动于上,饮积于中,病非一端也。

> 羚羊角　细生地　钩勾　天麻　茯苓　广皮　半夏　竹茹

诒按　病非一端，方欲打成一片，非熟于制方之义者不能，拟再增生牡蛎。

忠按　上焦风动，中焦停饮，下焦失水，故用羚羊角、钩勾、天麻以平肝息风，生地养肝凉血，半夏、竹茹、陈皮化饮除满，茯苓健脾利湿，肝风息，积饮化，膀胱固，诸恙可解。若再加菟丝子、姜汁、车前子，似更恰合。

再诊　前方去生地　加麦冬

忠按　生地易麦冬以生津，乃为口干未解，岂不知此口干乃中焦积饮，津液不能上承口舌之故；用生津之法治口干，看似对症，实则是助纣为虐，积饮怎化？

三诊

> 人参　茯苓　麦冬　羚羊角　天麻　半夏　炙草　石斛　广皮

忠按　若无中焦停饮，则小半夏汤用之无由，若治湿邪，则麦冬、石斛投之不宜，不知先生为何走不出口干怪圈，令人惊讶！

肝阴不足，则火动生风，脾失健运，则液聚成痰，调理肝脾，当渐愈也。

> 半夏　茯苓　广皮　钩勾　生地　竹沥　麻仁汁

诒按　案属通论，方中宜加白芍，方能顾到肝经。

忠按　柳氏评语，宜加白芍，恰到好处，实为神来之笔。

再诊　和养胃气。

> 人参　陈皮　生谷芽　石斛　茯苓　木瓜

忠按　证方吻合，方中木瓜，意在疏肝柔木，虽不治脾，脾气自舒，胃气自和，真乃妙药也。

肝阳化风，逆行脾胃之分，胃液成痰，流走肝胆之络，右腿麻痹，胸膈痞闷，所由来也；而风火性皆上行，故又有火升、气逆、鼻衄等证，此得之饥饱劳郁，积久而成，非一朝一夕之故也。治法清肝之火，健脾之气，亦非旦夕可图也。

> 羚羊角　广皮　天麻　甘草　枳实　半夏　茯苓　白术　麦冬

诒按　持论明通，立方周匝，看似平淡无奇，实非老手不办。亦当加入白芍。

忠按　清肝火，丹皮、山栀，似宜加入。

此肝风挟痰上逆之证,肢冷自汗,有似阳脱,实非脱也,目与唇口牵引,时复歌笑。治宜先欲邪气,而后养正。

羚羊角 白茯苓 竹茹 郁金 半夏 甘草 钩勾 橘红

诒按 治法的当。时复歌笑,是心藏受邪之象,菖蒲、远志、胆星、清心牛黄丸之类,均可选入。

忠按 肢冷自汗,断非阳脱者,可以测知其脉必弦实有力,故而治以息风化痰清心之法;柳氏所加诸药,使读者眼前为之一亮,宜细嚼之。倘若脉沉微细无力,则为《伤寒杂病论》(桂林古本)少阴病四逆汤(人参、附子、干姜、甘草)证,当以扶正救阳为第一要务。

肝属风木,性喜冲逆,其变动为振摇强直,其治法宜柔木熄风。

细生地 钩勾 归身 茯苓 阿胶 天麻 羚羊角 山药 柏子仁 刺蒺藜

诒按 此方可加木瓜、白芍。

忠按 柳氏所加木瓜、白芍,意在加强柔肝养血之功,可谓先得我心。

脾失运而痰生,肝不柔而风动,眩晕食少所由来也。

白术 天麻 首乌 广皮 半夏 羚羊角 茯苓 钩勾

诒按 案语简练,方亦纯净。

忠按 此方即半夏天麻白术汤减甘草、姜、枣,加首乌、羚羊角、钩勾,以加强养肝息风之功。

四肢禀气于脾胃,脾胃虚衰,无气以禀,则为振颤,土虚木必摇,故头晕也。

归芍六君子汤 加黄芪 天麻

诒按 案语说理朴实,立方以扶正为主,似宜再加息风之品,其所加之黄芪,恐非肝风升动者所宜。

忠按 黄芪补气力雄,气有余便是火,火盛则风动,用之不宜,若易山药以补土,土实则木不摇,风从何来?此治本之法。若加息风潜降之钩藤、生牡蛎等品,此治标之法。标本兼治,似较妥切。

木旺乘土,土气不宣,痰涎郁聚,传走经络,故头旋脚弱,有似虚象,实则未可徒补也。

首乌 橘红 茯苓 薏仁 木瓜 钩藤 刺蒺藜 半夏 炙草

诒按　首乌似嫌其涩，不如用生于术为妥。拟再加牛膝、竹沥、姜汁。

忠按　木旺乃肝气盛，肝气盛则肝血虚，用首乌易杞子、生地以润养肝木，再加川楝子以泄肝盛之气，天麻以定肝风，川断以壮腰膝，陈胆星以化痰热，似更吻合。

神志门

骤尔触惊，神出于舍，舍空痰入，神不得归，是以有恍惚昏乱等证。治当逐痰，以安神藏。

半夏　胆星　钩藤　竹茹　茯苓　橘红　黑栀　枳实

诒按　叙病如话如画，此等方案，非有切实功夫者不能，所谓成如容易却艰辛也。

忠按　此方即《三因方》之温胆汤减甘草、姜、枣，加钩藤、山栀、胆星，以息风清火化痰，拟再增石菖蒲、天竺黄，以开心窍，逐心痰，似更合拍。

惊惕易泄，腰疼足软，有似虚象，而实因痰火，盖脉不弱数，形不枯瘁，未可遽与补也。

半夏　炙草　秫米　橘红　茯苓　竹茹　远志　石菖蒲

诒按　此秫、夏，合温胆加味也。认证既确，立方自然入彀。

忠按　腰疼足软，川断、牛膝似可加入。

搐溺厥逆，合目则发，此肝胆痰热，得之惊恐，病名痫厥。

半夏　橘红　竹茹　胆星　炙草　石菖蒲　枳实　茯苓

诒按　痰火之邪，因惊恐而直犯肝胆，故见证如此。卧则阳气入于阴，合目则发，是阳气扰动阴藏，致痰火猝发而病作也。方中拟加羚羊角、黄连。

忠按　此方亦《三因方》温胆汤加胆星、石菖蒲，以清痰火，开心窍。猜想柳氏增羚羊角、黄连，乃脉必弦滑有力，舌苔黄腻，否则师出无名矣。

骤惊恐惧，手足逆冷，少腹气冲即厥，阳缩汗出，下元素亏，收摄失司，宜乎助阳以镇纳，第消渴心悸，忽然腹中空洞，此风消肝厥见象，非桂附刚剂所宜。

炒黑杞子　舶茴香　当归　紫石英　细辛　桂枝

诒按　风消肝厥之证，当于温养中，佐以滋阴。方中细辛一味，不识何意。愚意再加牛膝、白芍、牡蛎。

忠按　案云非桂附刚剂所宜，先生仍用细辛、桂枝，不知是何缘故？既云下元亏虚，宜投淡苁蓉、巴戟天以温肾补元，消渴心悸，宜投玉竹、白芍以滋阴养营，似较切当。

肝火挟痰上逆，为厥颠疾。

半夏　钩藤　茯苓　枳实　广皮　竹茹　郁金　羚羊角

诒按　方极清稳。

忠按　神志为病，多与痰火相关，先生大都采用温胆汤法加减，读者明察。

痰饮门

肺饮

紫菀　半夏　桑皮　白前　杏仁

诒按　饮邪在肺，不及在胃，故专用肺药。

忠按　饮邪犯肺，须温肺化饮，宜加干姜、茯苓。

饮邪射肺为咳。

半夏　杏仁　干姜　北五味　白芍　炙草　茯苓　桂枝

诒按　此治饮正法也。

忠按　水饮伤肺而咳，方中用干姜、五味子，此乃仲景之法，前贤徐灵胎评批叶天士《临证指南医案》，言之颇详。

秋冬咳嗽，春暖自安，是肾气收纳失司，阳不潜藏，致水液变化痰沫，随气射肺，扰喉喘咳，不能卧息，入夜更重，清晨稍安。盖痰饮，乃水寒阴浊之邪，夜为阴时，阳不用事，故重也。仲景云：饮病，当以温药和之。金匮饮门，短气倚息一条，分外饮治脾，内饮治肾，二脏阴阳含蓄，自然潜藏固摄，当以肾气丸方，减牛膝、肉桂，加骨脂以敛精气，若以他药，发越阳气，恐有暴厥之虑矣。

肾气丸　减牛膝　肉桂　加补骨脂

诒按　此案推阐病原，极其精凿。

往昔壮年，久寓闽粤，南方阳气易泄；中年以来，内聚痰饮，交冬背冷喘嗽，必吐痰沫，胸脘始爽；年逾六旬，恶寒喜暖，阳分之虚，亦所应尔，不宜搜逐攻劫，当养少阴肾脏，仿前辈、水液化痰阻气，以致喘嗽之例。

肾气丸　减牛膝　肉桂　加北五味　沉香

> 诒按　议论明确，立方亦极精当。
>
> 忠按　上述二案之肾气丸，疑是济生肾主丸，否则就不会有减牛膝、肉桂一说。

久遗下虚，秋冬咳甚，气冲于夜，上逆不能安卧，形寒足冷，显然水泛而为痰沫，当从内饮门治，若用肺药，则谬矣。

桂枝　茯苓　五味　炙草　白芍　干姜

> 诒按　古人云：内饮治肾，据此证情，似可兼服肾气丸，以摄下元。
>
> 忠按　案语久遗下虚，显示精关不固，宜加菟丝子、芡实、覆盆子，以固肾涩精。

肝风与痰饮相搏，内壅脏腑，外闭窍隧，以致不寐不饥，肢体麻痹，迄今经年，脉弱色悴，不攻则病不除，攻之则正益虚，最为棘手。

钩藤　菖蒲　刺蒺藜　远志　竹沥　郁金　胆星　天竺黄

另：指迷茯苓丸临卧服。

> 诒按　病属难治，而立方却周匝平稳，非学有本原者，不能办此。
>
> 忠按　《医门法律》载指迷茯苓丸，来源于《千金方》之指迷丸，喻氏用治臂痛，方用半夏、茯苓、枳壳、风化朴硝组成，诸药合用，能行气燥湿，消除顽痰，先生用此丸配伍汤药，肝风与痰饮，皆可兼顾，思维缜密，用药极其熨帖。方中宜加天麻、僵蚕，以治风痰。

肝阳因劳而化风，脾阴因滞而生痰，风痰相搏，上攻旁溢，是以昏晕体痛等证见也，兹口腻不食，右关微滑，当先和养胃气，蠲除痰饮，俟胃健能食，然后培养阴气，未为晚也。

半夏　秫米　麦冬　橘红　茯苓

> 诒按　审察病机，以为立方步伐，临证者，宜取法焉。
>
> 忠按　案云风痰，除和胃消痰外，尚宜息风，天麻、钩藤、僵蚕，似可加入。

咳喘门

风热不解，袭入肺中，为咳为喘，日晡发热，食少体倦，渐成虚损，颇难调治,勉拟钱氏阿胶散。冀其肺宁喘平,方可再商他治。

　　阿胶　茯苓　马兜铃　薏仁　杏仁　炙草　糯米　芡实

　　再诊　青蒿　丹皮　鳖甲　茯苓　石斛　甘草　归身　广皮　白芍

> 诒按　此正虚而兼感外邪之证,乃内伤挟外感病也。
>
> 忠按　一、二诊用药各偏,若能二方合参互补,似可尽善。否则攻邪则伤正,补正则恋邪。拙意可视邪正虚实之多寡,是虚多实少,还是虚少实多而兼顾之,则较妥当。

　　久嗽脉不数,口不干,未必即成损证,此为肺饮,郁伏不达故也。

　　厚朴　煨姜　桑皮　杏仁　广皮　甘草　半夏

> 诒按　此属饮寒伤肺,乃内因之实证也。
>
> 忠按　久嗽不愈,乃饮伏于肺,方中宜减甘寒泻肺之桑皮,煨姜易干姜以温肺,更为有力,加茯苓以化饮,似更合拍。然坚守治疗乃重要一环,非近功也。

　　体虚邪滞,肺络不清,脉弦而细,幸不数耳。

　　沙参　桑叶　杏仁　茯苓　马兜铃　贝母　甘草　粳米

> 诒按　案语得看病之窍,最宜留意。
>
> 忠按　案云肺络不清,方中宜加丝瓜络、橘络以通络,似较合适。

　　肺阴不足,肺热有余,咳则涕出,肌体恶风,此热从窍泄,而气不外护也。他脏虽有病,宜先治肺。

　　阿胶　贝母　沙参　马兜铃　杏仁　茯苓　炙草　糯米

> 诒按　此等证,虚实错杂,若粗工为之,或与疏散,或与补涩,均足致损。

　　肺病以中气健旺,能食便坚为佳,兹喘咳已久,而大便易溏,能食难运,殊非所宜。诊得脉象与前无异,但能节饮食,慎寒暖,犹可无虞。

　　沙参　贝母　炙草　杏仁　薏仁　橘红　枇杷叶

　　又丸方　六味丸加五味子　肉桂

> 诒按　不刊之论,读者最宜记好。
>
> 忠按　脾为后天之本,生化之源,土弱不能生金,肺病难愈,易为损证。方中宜加用健脾之品冬术、山药、茯苓乃佳,丸方又顾先天之阴阳,实为打好根基,则无损证之由也。先生此案胜似教学,示人以看病之诀窍,后学者须牢记勿忘,终身受益。

咳嗽,食后则减,此中气虚馁所致,治宜培中下气法。

人参　半夏　粳米　南枣　麦冬　炙草　枇杷叶

> **诒按**　此证不甚多见,学者须记之。
>
> **忠按**　此乃仲景麦门冬汤加味,先生变虚火灼肺之法,为中气虚馁所用,可谓运筹帷幄之高手,为后学者开一悟境。

久嗽便溏,脉虚而数,脾肺俱病,培补中气为要,恐后泄不食,则瘦削日增也。

人参　白芍　扁豆　薏仁　广皮　茯苓　炙草　山药　蜜炙炮姜炭

> **诒按**　此亦脾肺两治之法,较前数方为切实,亦以此证中气虚寒,无咽干溺涩等,虚热亢炎之证,用药稍可着力耳,然欲求效难矣。
>
> **忠按**　脾肺两病,补土为先,土为金母,惟有消化功能恢复强健,吸收营养,滋润肺脏,是治好肺病的前提,亦是危中求胜之法。方中可添益智仁、白术,以加强温脾扶中之功。

阴虚于下,阳浮于上,咳呛火升,甚于暮夜,治肺无益,法当补肾。

熟地　杞子　天冬　白芍　茯苓　山药　丹皮　龟板

> **诒按**　此方胡桃、五味均可加入。
>
> **忠按**　此方即六味地黄丸去萸肉、泽泻,加杞子、天冬、白芍、龟板,以滋补肝肾。切不可见咳治咳,不求其因,则百无一效。

干咳无痰,是肝气冲肺,非肺本病,仍宜治肝,兼滋肺气可也。

黄连　白芍　乌梅　甘草　归身　牡蛎　茯苓

> **诒按**　方中少润肺之品,拟加北沙参、桑白皮,再肝之犯肺,必挟木火,栀、丹亦应用之药也。
>
> **忠按**　案语精当,启示后学,此即《伤寒杂病论》(桂林古本)之肝咳,须察其脉,若脉弦急而涩,知受燥邪,即肝燥伤肺,前方宜加玉竹、麦冬、北沙参以润之;若脉弦数而涩,知受热邪,即肝火犯肺,前方宜加黄芩、山栀、丹皮以清之;若脉浮弦而涩,知受风邪,风郁于肺,前方宜减乌梅,防其恋风,加防风、薄荷、牛蒡子、桔梗以疏散之。况且五脏六腑之咳,治法各异,非独肺也。仲景脉证并治,实开后世辨证论治之先河。

风伤于上,湿伤于下,上为咳嗽痰多,下为跗肿痠痛,宜先治上,而后治下。

薄荷　杏仁　桔梗　旋覆花　甘草　象贝　连翘　前胡

> 诒按　肺主一身之治节,故以治肺为先。
>
> 忠按　风行在上,湿流于下,肺主清肃,又为水之上源,故治法先上后下,乃为后学者之明灯照途也。

咳甚于夜间,肌热于午后,此阴亏也;浊痰咳唾,鼻流清涕,是肺热也。病本如是,奏功不易,拟甘咸润燥法。

阿胶　燕窝　沙参　海浮石　瓜蒌霜　川贝　杏仁　甘草

> 诒按　此证痰必干黏,故用药如是。
>
> 忠按　此案似有肺损之伏笔,疗之颇难,方药润肺有余,清热不足,若再增知母、竹沥、芦根,似较适宜,苦杏仁若易叭哒杏仁,则更切合。

内热与外热相合,肺胃受之,则咳而不能食,头胀肌热心烦,宜清上中二焦。

竹叶　芦根　花粉　杏仁　贝母　知母　桔梗　橘红

> 诒按　此外感温燥之咳,故专用清泄。
>
> 忠按　内热心烦,栀子、豆豉,亦可考虑加入。

脉细数促,是肝肾精血内耗,咳嗽必吐呕清涎浊沫,此冲脉气逆,自下及上,气不收纳,喘而汗出,根本先拔,药难奏功,若见血为热,见嗽治肺,是速其凶矣。

人参秋石制　熟地　五味子　紫衣胡桃

> 诒按　此难治之证,在咳嗽门中,亦别是一种也。
>
> 忠按　喘而汗出,元气大虚,急投固本扶肾之品,以留人治病,补骨脂、紫河车,似可加入,咳吐涎沫,半夏、吴茱萸水炒,亦可斟酌参合,且又可防熟地滋腻塞中助涎之虑。

脉虚数,颧红声低,咳甚吐食,晡时热升,多烦躁,此肝肾阴亏,阳浮于上,精液变化痰沫。病已三年,是为内损,非消痰治嗽可愈。固摄下焦,必须绝欲,以饮食如故,经年可望其愈。

都气丸加女贞子、枸杞子、天冬。

　　诒按　用药颇为切实。

　　忠按　虚损之证，乃病久耗正所致，不可见咳止咳，见痰消痰；倘若脾土未败，仍有复原的希望，所谓"有胃气则生，无胃气则死"，即是此理，一切慢性病皆然，但必须假以时日，耐心调治，才有可能逐步见功，甚至复原。此案先生断为肝肾阴亏，阳浮于上，故立方遣药，直至医嘱，有条不紊，若腹无华章，焉能如此。

　　脉微小，形寒，久嗽失音。是气馁阳损，议固胃阳，取甘温之属。

　　蜜炙生姜　炙草　白芍　黄芪　大枣

　　诒按　此亦虚咳中另一法门。

　　忠按　此证失音乃金破不鸣，故以扶正为主，温阳化痰敛音为辅，拟再加桂枝、半夏、诃子肉，以加大治病力度，似较妥切。

　　咽痛音哑，有肺损肺闭之分，所谓金破不鸣，金实亦不鸣也。此证从外感风热而来，当作闭治，温补非宜，所虑者，邪不外达，而内并耳。

　　阿胶　杏仁　桔梗　贝母　牛蒡　元参　甘草　粳米　马兜铃

　　诒按　此钱氏补肺之类，乃虚实兼治之法。

　　忠按　案云风热外感而失音，乃为肺闭。为何用阿胶黏腻滋阴之品，似有关门捉贼之嫌，肺闭怎开？不如易桑叶以散风热，邪去音自开来。近说金瘀不鸣，亦为实证，宜活血化瘀，消瘀血畅则声响，读者不可不知。

　　用复脉甘润法，呛止音出，得益水濡润之力也，无如胃弱便溏，此药不宜再用，仿金匮麦门冬汤，义取养土之阴，以生肺金。

　　麦门冬汤。

　　诒按　此用药转换法也。

　　忠按　临证用药，须察病机有无变化，否则前功尽弃，宜细心斟酌焉。

　　久咳，便溏腹满，脾肾同病已属难治，况脉数，口干潮热，肝肾之阴亦不足耶。

　　白芍　薏仁　茯苓　莲肉　炙草　广皮　扁豆

　　诒按　病重药轻，恐难奏效，且于肝肾，亦未顾到，拟加用水泛六味丸一两，绢包入煎。

　　忠按　此方偏重于脾，宜增女贞子、墨旱莲、五味子、白术、青蒿，以补肾阴，顾中土，清虚热。柳氏再添水泛六味丸，以补肝肾，可谓明察秋毫。

咳而吐沫，食少恶心，动作多喘，中气伤矣，非清肺治咳，所能愈也。

人参　半夏　麦冬　炙草　茯苓　粳米　大枣

> 诒按　此胃虚咳嗽也，方宗金匮大半夏、麦门冬两汤之意。
>
> 忠按　比案胃虚而兼寒，故食少恶心，咳吐涎沫，宜再添姜汁炒吴茱萸以温阳暖中，似较相宜。

咳而衄，阴不足，火内动也，恶心不食，宜先治胃。

竹茹　粳米　广皮　石斛　贝母　杏仁

> 诒按　既有火动而衄，见证宜兼清降。
>
> 忠按　方中宜加炒芩、知母、白茅根，以清泄肺火，火宁则血安，而衄自止矣。

浮肿咳喘，颈项强大，饮不得下，溺不得出，此肺病也。不下行而反上逆，治节之权废矣，虽有良剂，恐难奏效。

葶苈大枣泻肺汤。

> 诒按　此痰气壅阻之证，故重用泻肺之剂。
>
> 忠按　研究《伤寒论》，先生自成一家，其著《伤寒贯珠集》闻名遐迩。由于肺为水之上源，肺失宣降，治节无权，水反上行，为咳喘，为浮肿，病为肺胀，用仲景方，信手拈来。而小便不得出，似可加入五苓散，以通阳利水，上下兼治，或许可收意外之效。

脉寸关大而尺小，口干，上气不下，足冷不温，此阳气不潜，当用阴中阳药治之。

六味丸加牛膝、车前、五味子、肉桂。

> 诒按　此兼肾气、都气两方之意。
>
> 忠按　先生所用之方，乃济生肾气丸减附子、加五味子。脉尺小乃阴不足，寸关大是阳上浮，故减附子之力雄，以免发越阳气，加五味子之甘酸，以护肾精真元。方宜再加首乌、枸杞、淡苁蓉、菟丝子以增强滋阴护阳之功。

脉数减，咳亦缓，但浮气不得全归根本，宜补益下焦，以为吸受之地。

六味丸　加五味子　菟丝子

又丸方：六味丸加五味子、杜仲、芡实、莲须、菟丝子、杞子，蜜丸，每服五钱。

> 诒按　议论稳实，方亦妥帖。
>
> 忠按　肾气上浮，不归下元，乃因肾亏，精关不固，收纳无权，故制方固肾涩精，补益真元，方中再加紫石英、沉香，以潜纳肾气，似更熨帖。

气喘足冷至膝,唇口干,鼻塞,脉虚小,下气上逆,病在根本,勿以结痰在项,而漫用清克也。

肾气丸三钱,盐花汤送下。

> **诒按** 见识老到。
>
> **忠按** 气喘足冷至膝,脉虚小,乃下元亏损,不纳气又不温肢,即肾阳大虚,当以补肾为要,古贤早有明训,不可因鼻塞而误为风寒,自乱阵脚。先生功力深厚,一眼望穿乃肾气亏损、卫阳失固,因而不为所惑,故用药如是。

久咳喘不得卧,颧赤足冷,胸满上气,饥不能食,此肺实于上,肾虚于下,脾困于中之候也。然实而不可攻,姑治其虚,中不可燥,姑温其下,且肾为胃关,火为土母,或有小补,未可知也。

金匮肾气丸。

> **诒按** 拟再用旋覆代赭汤送下,则上中两层,亦可关会也。
>
> **忠按** 案云胸满上气,饥不能食,乃因胃气虚馁,痰浊内盛,中气上逆,柳氏用药更进一层,切合病机,引人入胜,且补先生之未言。

两寸浮大,关尺沉小,气上而不下,喘咳多痰,肝肾之气,上冲于肺,宜以肾气丸,补而下之。

肾气丸。

> **诒按** 此治本之法。
>
> **忠按** 两寸浮大乃风痰阻肺,关尺沉小是肝肾亏虚,宜增三拗汤送肾气丸,标本兼治。

下虚上实,当治其下,勿清其上,真气归元,痰热自降,宜以十味肾气丸主之。

十味肾气丸。

> **诒按** 识见卓老。
>
> **忠按** 真元虚弱,丹田失守,气逆于肺,故病不在肺而在肾,如用宣降消痰,徒伤正气,先生满腹文采,故案语头头是道。所用十味肾气丸,即济生肾气丸,乃于金匮肾气丸方基础上,再加牛膝、车前子而成,后进者不可不知。

失血门

络热血溢,时气所触,非阴虚火浮之比,慎勿以滋腻治也。

荆芥 丹皮 茺蔚子 丹参 郁金 藕汁 细生地 小蓟炭

> 诒按 勘证用药,老眼无花。
>
> 忠按 荆芥辛温,风热不宜,如易桑叶、菊花之类,似较合适。

吐血,劳与怒即发,脉小数,微呛,病在肝心。得之思虑劳心,宜早图之,勿使延及肺家则吉。

阿胶 丹皮 牛膝 丹参 小蓟炭 三七 藕汁 童便

> 诒按 此治吐血之正法,能止血而无留瘀之弊,最为稳当。
>
> 忠按 此方牛膝应是川牛膝,取其行瘀下行;若为怀牛膝,则补益肝肾,摄纳肾气;还有一种土牛膝,功专解毒、破血、泻热、吐痰,鲜者捣汁服更好,是治疗喉痹之要药。上述三种,功用有别,后学须知。

再诊 前方去丹参 三七 藕汁 童便 加生地 白芍 茺蔚子

又丸方 六味丸加阿胶、五味子、小蓟炭、莲须,水泛丸。

> 忠按 首案化瘀,次案和血,终则以丸方养阴收功,秩序井然,洵为高手。

失血咳逆,心下痞满,暮则发厥,血色黯,大便黑,肝脉独大,此有瘀血,积留不去,勿治其气,宜和其血。

制大黄 白芍 桃仁 甘草 当归 丹皮 降香

> 诒按 此专治瘀积之法。
>
> 忠按 案云肝脉独大,乃木火刑金,横逆克土,方宜加山栀、夏枯草以泻肝火,阿胶、生地以润肺凉血,川楝子、郁金以泄肝理气,或许更为妥当。

病后失血,色紫黑不鲜,此系病前所蓄,胸中尚满,知瘀犹未尽也,正气虽虚,未可骤补,宜顺而下之。

小蓟炭 赤芍 生地 犀角 郁金 丹皮 茺蔚子 童便

> 诒按 此必尚有郁热见证,故方中用犀角;既有留瘀未尽,可加醋炙大黄炭。
>
> 忠按 案云宜顺而下之,柳氏加醋炙大黄炭,真乃绝妙之笔。

凡有瘀血之人，其阴已伤，其气必逆，兹吐血紫黑无多，而胸中满闷，瘀犹未尽也；而舌绛无苔，此阴之亏也；呕吐不已，则气之逆也；且头重足冷，有下虚上脱之虑；恶寒谵语，为阳弱气馁之征。此证补之不投，攻之不可，殊属棘手。

人参　茯苓　三七　吴萸　乌梅　牡蛎　川连　郁金

> 诒按　论病则层层俱透，用药亦步步着实，此为高手。
>
> 忠按　此攻补两难之证，制方之妙，当今能见者，鲜也。

失血后，气从下逆上，足冷头热，病在下焦，真气不纳。

六味丸加五味　牛膝　牡蛎

> 诒按　方亦妥当，若再进一层，可用金匮肾气法，以导火下行。
>
> 忠按　此方牛膝应是怀牛膝，既补益肝肾，又引气下纳。

血去过多，气必上逆，肺被其冲，故作咳嗽，此非肺自病也，观其冲气甚则咳甚，冲气缓则咳缓，可以知矣。拟摄降法，先治冲气。

金匮肾气丸去肉桂，加牡蛎。

> 诒按　认证独的，法亦老当。
>
> 忠按　去肉桂之辛热，防其入营动血；加生牡蛎之咸寒，能重以潜降。方中一减一加，乃传后学者之真谛。仲景治冲气，每每用桂，乃因伤寒，今不用者，乃因血证，方中附子大热，亦不相宜，拟再增赭石、川牛膝之类，以重坠下行。

脉寸静尺动，屡经失血，觉气从下焦上冲则呛，劳动则气促不舒，此病不在肺而在肾，治嗽无益，宜滋肾阴。

熟地　天麻　牡蛎　茯苓　杞子　萸肉　五味子

> 诒按　病与上条相同。方中用天麻，不知何意？
>
> 忠按　案云宜滋肾阴，故天麻应是天冬方合，疑是笔误或排版之误。

心脉独大，口干易汗，善怒血逆，此心阴不足，心阳独亢，宜犀角地黄汤。

犀角地黄汤加茅根、甘草、山栀。

> 诒按　方案均精简熨帖。
>
> 忠按　此方宜再添连心麦冬、玉竹、川连之类，滋心阴、清心火。

痰中有血点散漫,此心病也,口干心热,当是伤暑,因暑喜归心故耳。

生地　茯神　扁豆　甘草　丹皮　竹茹　麦冬　藕汁

> 诒按　方法清灵可喜。
> 忠按　暑伤元气,暑必挟湿,方中宜加西洋参、鲜佩兰、生薏仁、芦根,以增强益气生津,祛暑化湿之功。

葛可久论吐血治法,每于血止瘀消之后,用独参汤,以益心定志,兹以阴药参之,虑其上升,而助肺热也。

人参　沙参　生地　阿胶　牛膝　茯苓

> 诒按　此失血后,服人参一定之法。
> 忠按　读此案,可知古人之书,不可作刻板文章。先生高明之处,正在于此。

劳伤失血,心下痛闷,不当作阴虚证治,但脉数咳嗽潮热,恐其渐入阴损一途耳。

生地　桃仁　楂炭　郁金　赤芍　制大黄　甘草　丹皮

> 诒按　此证如早服补涩,则留瘀化热,最易致损,须看其虚实兼到,绝不犯手。
> 忠按　瘀积于中,久则化热,上灼于肺,故此方宜加山栀、青蒿以清之。

阴不足而阳有余,肝善逆而肺多郁,脉数气喘,咳逆见血胁痛,治宜滋降,更宜静养,不尔,恐其血逆不已也。

小生地　荆芥炭　白芍　童便　郁金　藕汁　小蓟炭

> 诒按　此亦气火上逆之证,可加牛膝、丹皮。
> 忠按　柳评精当,可再增山栀、元参,清滋双投。

离经之血未净,而郁于内,寒热之邪交煽,而乱其气,是以腹满呕泄,寒热口燥,治当平其乱气,导其积血,元气虽虚,未可骤补也。

丹皮　楂炭　泽兰　赤芍　郁金　丹参　牛膝　小蓟

> 诒按　此案侠外感之邪,可加荆芥炭、黑穞豆衣。
> 忠按　案中尚有脾胃不和,宜加竹茹、茯苓、枳壳。

久咳见血,音喑咽痛,乍有寒热。此风寒久伏,伤肺成劳,拟钱氏补肺法,声出则佳。

阿胶　杏仁　马兜铃　牛蒡　薏仁　贝母　糯米

> 忠按　案云风寒久伏，伤肺成劳，说明此证已由实转虚，方中杏仁似易甜杏仁、贝母似为川贝母，用之合宜，切忌胶柱鼓瑟。

又膏方　阿胶　贝母　甘草　橘红　杏仁　苏子　米糖　白蜜　姜汁
紫菀　木通　梨汁　桔梗　牛膝　萝卜汁　茯苓

> 诒按　此正虚邪实之证，用药能两面兼顾，尚称稳适。
> 忠按　膏方中用桔梗、牛膝一升一降，构思巧妙。若牛膝易土牛膝以利咽则更佳。

虚损门

虚损至食减形瘦，当以后天脾胃为要，异功散五六服，颇得加谷。今春半地气上升，肝木用事，热升心悸，汗出复咳，咳甚见血，肝阳上炽，络血遂沸。昨进和阳养阴之剂，得木火稍平，仍从前方加白芍，制肝安土。

生地　白芍　麦冬　阿胶　女贞子　甘草

> 诒按　方亦吻合。可加牡蛎、丹皮。
> 忠按　病至虚损，当培后天，若脾胃已健，乃可进阴柔之药，否则碍脾，虚损怎复？此先生用异功散，以增强中土之缘由也。

罗氏论虚劳之证，多因邪伏血郁而得，不独阴亏一端也。临晚寒热，时减时增，其为阳陷入阴可知，滋肾生肝，最为合法，略加损益，不必更张也。

熟地　白芍　茯苓　丹皮　山药　柴胡　炙草　鳖甲

> 诒按　于养阴中加柴胡以达邪，佐鳖甲以搜阴，虚实兼到，极为灵巧。然既云邪伏血郁，似宜加当归。
> 忠按　虚劳每每阴亏阳盛，熟地性温，不如易生地性凉为妥。柳氏评语，启人心扉，循循善诱，乃高人也。

再诊　热渐减，头中时痛，脉数不退，喉中痰滞不清。

青蒿　丹皮　熟地　鳖甲　炙草　牛膝　茯苓　小麦

> 诒按　似当兼清痰滞。两方中熟地，不如改用生地为稳。
> 忠按　首诊脉数必细，乃因虚劳，气血亏损之故。柴胡升阳太过，故脉数不退，如易银柴胡，似无此弊。痰滞不清，疑熟地滋腻过甚，似宜加大贝、枇杷叶、竹沥以清化。

三诊　体虽不热，脉仍细数，宜养阴气。

六味丸去萸肉、泽泻，加白芍、牛膝、青蒿、鳖甲。

> 忠按　萸肉性温味酸，泽泻淡渗利水，不利于清热养阴，故而删除。加白芍、怀牛膝、青蒿、鳖甲，补养肝肾，兼清虚热。若再添加女贞子、桑椹子，养阴更宜。

面黧形瘦，脉虚而数，咳嗽气促，腰膝无力，大便时溏，此先后天俱虚，虑其延成虚损。清润治肺之品，能戕中气，勿更投也。

紫河车　熟地　山药　萸肉　五味子　丹皮　茯苓　杜仲　泽泻　牛膝

加蜜丸服五钱。

> 诒按　案语得治虚要旨，方亦精当。
>
> 忠按　便溏用熟地，恐嫌滋腻碍脾，但证又需用，若能用砂仁伴打，则无此虑，此乃前人之法也。而咳嗽为肾咳，与肺无涉，故宜滋肾补元为第一要着。

络脉空隙，气必游行作痛，最虑春末夏初，地中阳气上升，血随气溢，趁此绸缪，当填精益髓，盖阴虚咳嗽，是他脏累及于肺，若治以清凉，不独病不去，而胃伤食减，立成虚损，难为力矣。

熟地　金樱子膏　鹿角霜　五味子　湘莲子　萸肉　山药　茯苓

海参漂净熬膏

末即以二膏捣丸。

> 诒按　此必有遗精腰痠等证，故用药亦不重在咳嗽也。
>
> 忠按　先生从填精益髓立法，可知病在先天，故用药如是。若用鹿角霜易鹿角胶，乃阴中求阳，经云："精不足者，补之以味"，故更加阿胶、龟板等血肉有情之品，似更贴切。为何制方为丸？乃因病趋虚损，犹如冰冻三尺，非一日之寒，宜长期耐心调治，非旦夕之功矣。

汗病门

汗出偏沮，脉来不柔，时自歇止，知肝阳有余，而胃阴不足，于是稠痰浊火，扰动于中，壅滞于外，目前尚未安和，然古人治未病，不治已病，知者见微知著，须加意调摄为当。

人参　川石斛　麦冬　南枣　制半夏　丹皮　茯苓　炙草　小麦

> 诒按　此想系左半有汗,右半无汗之证。细绎案语,是防其将患偏痱之意。
>
> 忠按　柳评左半有汗,右半无汗,愚意乃从肝阳有余,胃阴不足悟出,真明医也。

心阴不足,心阳易动,则汗多善惊;肾阴不足,肾气不固,则无梦而泄。以汗为心液,而精藏于肾故也。

生地　茯神　甘草　麦冬　川连　柏子仁　元参　小麦　大枣

> 诒按　案语心肾并重,方药似专重于心,再加五味子、牡蛎、沙苑等摄肾之品,则周匝矣。
>
> 忠按　方中拟再增萸肉、莲须、菟丝子之类,以固肾涩精,似更全面。

诸郁门

中年脘闷,多嗳多咳,此气郁不解也,纳谷已减,未可破泄耗气,宜从胸痹例,微通上焦之阳。

薤白　瓜蒌　半夏　桂枝　茯苓　姜汁

> 诒按　方法轻灵。
>
> 忠按　此方即《金匮》瓜蒌薤白半夏汤加桂枝、茯苓、姜汁,意在通阳宣痹,善用仲景方而又敢于变通,由上焦移治中焦,可见先生理论与实践并行,真乃名宿也。

郁气凝聚喉间,吞不下,吐不出,梅核气之渐也。

半夏　厚朴　茯苓　苏梗　旋覆花　橘红　枇杷叶　姜汁

> 诒按　此于金匮成方中,加旋覆、杷叶,最有巧思。
>
> 忠按　此方乃仲景四七汤,加旋覆花、橘红、枇杷叶、姜汁,以理气解郁化痰,只要气顺郁解痰消,则梅核气亦可消解于无形之中。

寒热无期,中脘少腹遽痛,此肝脏之郁也。郁极则发寒热,头不痛,非外感也,以加味逍遥散主之。

加味逍遥散。

> 诒按　此木郁达之之法。
>
> 忠按　外感寒热头必痛,郁极寒热头不痛,此为二者鉴别要点。肝喜条达,木郁宜展,先生看似用平常药,方却老到。

病从少阳，郁入厥阴，复从厥阴，逆攻阳明，寒热往来，色青，巅顶及少腹痛，此其候也，泄厥阴之实，顾阳明之虚，此其治也。

人参　柴胡　川连　陈皮　半夏　黄芩　吴萸　茯苓　甘草

> 诒按　此从左金、逍遥化裁而出，若再合金铃子散，似更周到。
>
> 忠按　此方以《伤寒论》小柴胡汤合吴茱萸汤加减而成。用小柴胡以和解少阳，合吴茱萸以顾阳明之虚。柳氏更投川楝子、元胡以泄肝木，更为贴切。

此血郁也，得之情志，其来有渐，其去亦不易也。

旋覆花　薤白　郁金　桃仁　代赭石　红花

> 诒按　此必因血郁，络气不通，有胸膈板痛等见证，故立方如此。
>
> 忠按　此方仿《金匮》旋覆花汤之意，以解血郁，宜再加柏子仁，玫瑰花、丝瓜络、当归须，养心悦志，舒通血络，似较合拍。

呕哕门

胃虚气热，干呕不便。

橘皮竹茹汤　加芦根　粳米

再诊　呕止热退。

石斛　茯苓　半夏　广皮　麦冬　粳米　芦根　枇杷叶

三诊　大便不通。

生首乌　元明粉　枳壳

四诊　大便通，脉和，惟宜滋养。

石斛　归身　秦艽　白芍　丹皮　炙草　茯苓　广皮

> 诒按　迭用四方，运意灵巧，自能与病机宛转相赴。
>
> 忠按　诸案案语简明，用药步步紧扣，惟四案，宜甘凉养胃以收功，减秦艽、丹皮，加麦冬、知母，似更合适。

下既不通，势必上逆为呕，所谓幽门之气，上冲吸门是也。治法自当疗下，但脉小目陷，中气大伤，宜先安中止呕，呕定再商。

人参　茯苓　刺蒺藜　竹茹　半夏　广皮　芦根　石斛

诒按　似当兼通幽门,乃能止吐,拟加生枳实。

忠按　幽门之气上冲,乃因大便不通,但中气大伤,又不可攻下,颇感进退维谷,细思之,惟生首乌既能通下,又不伤正,可担此任,在安中止呕法中,兼以扶正通下,或许疗效更为理想,扬汤止沸,终不如釜底抽薪。

痛呕之余,脉当和缓,而反搏大,头晕欲呕,胸满不食,神倦欲卧,虑其土溃木张,渐致痉厥,法当安胃清肝,亦古人先事预防之意。

半夏　茯苓　广皮　白风米　钩藤　竹茹　枇杷叶　鲜佛手

诒按　议论极是。但恐药力不足以济之,然方却清稳。所谓清肝者,只不过钩藤、竹茹而已。拟再加木瓜、白芍,较似有力。

忠按　欲防肝风内动,拟再加羚羊角、生牡蛎,以息风潜降,如何?

病从肝起,继乃及胃,兹又及于肺矣。然当以胃气为要,久病之体,必得安谷不呕,始可图功。

石斛　芦根　茯苓　麦冬　广皮　木瓜　枇杷叶　粳米

诒按　叙病简要清澈,非绩学者不能,方亦中

忠按　土为万物之母,案语当以胃气为要,所谓得谷者昌,失谷者亡,此乃治本之法也。

胃有火邪,故呕而不食,胆有热邪,故合目自汗。

橘皮竹茹汤　加石斛

诒按　山栀必不可少,以其专清胆热故也。川连亦在应用之例。

忠按　此案舌苔必黄,脉当弦数,若用黄连黄芩泻心汤,增添竹茹、山栀、半夏、茯苓、橘白、枇杷叶,以清热泻火兼以和胃,力度更大。

再诊　前方去石斛　加木瓜

忠按　木瓜性温味酸,胆胃火热,用之不宜,仍当泻火清热为要,宜加黄连、山栀。

嘈杂,得食则已,此痰火内动,心胃阴气不足。

生地　山栀　半夏　麦冬　茯苓　丹皮　竹茹　炙草

诒按　阴虚而挟痰者,用药最难恰好,方中可加石斛、广皮。

忠按　滋阴易生痰,痰火则伤阴,治之颇难。先生用药,为后进开一悟境。方中若增川连、吴茱萸水炒、玉竹,加强泻火育阴,二者照应,似更有益。

痰气阻逆咽溢，时自呕恶，此证利在清降，失治则成噎膈。

半夏　枇杷叶　旋覆花　竹茹　茯苓　麦冬　橘红　郁金　生姜

> 诒按　用药灵动。
>
> 忠按　若噎膈已成，多为近代之食管癌，乃难治之证。难怪前贤徐灵胎说，年过五十不治。现代医学亦可通过手术切除而延长生命者，故中西医优势互补，为医学大同而努力，这是一条正道。切不可抱守残缺，亦不可妄自菲薄。

气郁痰凝，阻隔胃脘，食入则噎，脉涩，难治。

旋覆花　代赭石　橘红　半夏　当归　川贝　郁金　枇杷叶

> 诒按　旋覆代赭为噎膈正方，食入则噎，肺气先郁，故加郁、贝、枇杷叶，惟脉涩者正虚，可加人参。
>
> 忠按　此案似是食管癌早期，气郁则血瘀，食管因肿瘤而通道变窄，故进食困难，方中宜加丹参、桃仁、莪术、白花蛇舌草、半枝莲，以活血化瘀，消瘤抗癌，有所助益。

脉疾除不常，食格不下，中气大衰，升降失度。

旋覆花　代赭石　麦冬　茯苓　半夏　广皮　人参　枇杷叶

> 诒按　此因中气大伤，故用参、麦。
>
> 忠按　案语中气大衰，非小衰，乃因食格不下，气无来源，故而大衰，似可再加黄芪、山药、黄精之类，以大补中气。然古之格食病，相当于今之食管癌，故活血化瘀，消瘤抗癌之药，似不可少。

朝食暮吐，肝胃克贼，病属反胃。

旋覆花　代赭石　茯苓　半夏　吴萸　生姜　粳米　人参　枇杷叶

> 诒按　此专治吐，故加姜、萸。
>
> 忠按　名宿徐灵胎说，反胃十愈八九，噎膈十死八九，殊为经验之谈。
>
> 又按：咳喘门及呕哕门之空格所载"粳"字，《现代汉语词典》载"粳"字，乃一字也。

谷之不入，非胃之不纳，有痰饮以阻之耳，是当以下气降痰为法，代赭之用，先得我心矣。

旋覆代赭汤。

> 诒按　识既老当，笔亦爽健。

因气生痰，痰凝气滞，而中焦之道路塞矣。由是饮食不得下行，津液不得四布,不饥不食,口燥便坚,心悸头晕,经两月不愈,以法通调中气,庶无噎膈腹满之虑。

旋覆代赭汤加石菖蒲、枳实、陈皮。

> 诒按　论病则源流俱澈,用药则标本兼到,细腻熨帖,传作何疑。
>
> 忠按　治病必求其因,审因论治,方不为表象所惑。先生此案,乃授人以真传。

中气叠伤,不能健运,朝食暮吐,完谷不腐,诊得脉虚色黑,腰脚少力,知不独胃病,肾亦病矣,此岂细故哉。

人参　附子　川椒　茯苓　益智仁

再诊　前方去川椒　益智　加川连　肉桂

> 诒按　完谷不腐,色黑腰软,肾伤之征也。改方加桂、连,是交济法。
>
> 忠按　土得火则厚,五谷始能运化,中阳一振,慢性病康复才有可能,故干姜亦不可不用。而仙茅、锁阳,固肾助火,似不可少。

下卷

伏气门

肝阴素亏,温邪扰之,发为痉病,神昏齘齿,瘛疭不定,法当滋养肝阴,以荣筋脉,清涤痰热,以安神明也,若能应手,尚可无虑。

羚羊角　茯神　钩藤　贝母　阿胶　鲜菖蒲　竹沥

> 诒按　此证若表邪未解,当去阿胶,加小生地或鲜生地。
>
> 又按　此伏气发温之证,与外感风温,有内外之别。此证邪由少阴外发,溃入厥阴,故见证如此。羚羊角、钩藤,息风清热,皆治标之品也。若图其本,当从阴分托邪,俾得外达三阳,再与随经清泄,乃奏全功。病原治法,详载《温热逢原》中,兹不赘述。
>
> 忠按　柳评及《温热逢原》,宜仔细阅读,于伏气温病,可了然于胸。所指羚、钩二味,乃点睛之笔。名宿吴鞠通所制大定风珠,亦可酌情考虑。

热伤津液,脉细口干,难治。

芦根　知母　川斛　蔗浆　细生地　麦冬　甘草　梨汁

> 诒按　此存阴泄热之正法,所云难治,因脉细之故。
>
> 忠按　案云脉细,不仅阴亏,正气亦不足,宜加西洋参或生晒参、黄精之类,似更切当。而《温病条辨》所载五汁饮,似亦可服。

热不止,头痛不已,紫斑如锦纹,咽痛,表里邪盛,最为重证。

犀角　豆豉　赤芍　元参　牛蒡　丹皮　黄芩　甘草

> 诒按　当加细生地。
>
> 忠按　方中宜加银花、鲜生地,以气营两清。

再诊　去豆豉　丹皮　加桔梗　鲜生地　射干

> 忠按　桔梗升提,不如易桑叶清宣。

热病,十二日不解,舌绛口干,胸满气促,邪火为患,亦已甚矣。宜景岳玉女煎,清热而存阴,否则神识昏冒矣。

鲜生地　石膏　麦冬　知母　竹叶　甘草

> 诒按　此气血两燔之治法。
>
> 忠按　此方乃景岳玉女煎中熟地、牛膝易鲜生地、竹叶、甘草，可谓善用前贤之方，独具慧眼。似宜再增银花、元参，透营转气，以防内陷营血。

热病，四日不行，而舌黄，腹中痛，下利，宜先里而后表，不尔，恐发狂也。

大黄　柴胡　枳实　厚朴　赤芍

> 诒按　先里后表，因里证已急，于病机固当如是。
>
> 忠按　此方仿大柴胡汤加减，案中下利一证，乃热极旁流。故以治里为主，兼顾和解。

舌干脉数，汗为热隔，虽发之，亦不得，惟宜甘寒养液，虽不发汗，汗当自出，然必足温而后热退乃吉。

青蒿　知母　芦根　生地　蔗浆　竹叶

> 诒按　养液以为作汗之源，是治温要旨。
>
> 忠按　存津液是治温病不二法门，方中宜加麦冬、石斛、梨汁，以增生津液之功，似更妥切。

外感门

头面肿痛，此风邪上盛，宜辛凉解散。

荆芥　杏仁　桔梗　牛蒡　薄荷　甘草　马勃　苍耳子

> 忠按　依方而论，当有咽喉肿痛。

风温挟痰，留滞上焦，辛凉解散，原为合法，时至自解，不足忧也。

牛蒡　连翘　薄荷　川贝　豆豉　杏仁　桔梗　葱白

> 诒按　此风温初起之方。
>
> 忠按　若川贝易浙贝，葱白换桑叶，如何？

风温郁于肺胃，咳而胸满痰多，胁下痛，脉数口干。

芦根　薏米　瓜蒌　甘草　杏仁　红花　桃仁　贝母

诒按　桃仁、红花，因胁痛而用之，以和血络也；若邪郁可加豉、蒡，口干可加翘、芩。

忠按　柳评乃示人如何临证用药，非常实用。方中贝母应是浙贝母，不仅清化痰热，且有治痈之力，可防患于未然。桃仁、红花，若易丹参、赤芍，凉血化瘀以和络外，似更合风温病情。

脉右大，舌黄不渴，呕吐黏痰，神躁，语言不清，身热不解，此劳倦内伤，更感湿温之邪，须防变端。

厚朴　茯苓　滑石　陈皮　竹叶　蔻仁　菖蒲根汁

诒按　此温邪而挟湿者，湿热上蒙，故证情如是，此方可以为法。

忠按　此方是苦辛甘淡法，与证颇合，若加生薏仁、远志，似可加强药力，待湿温愈后，方可再治劳倦内伤，所谓急者先治，缓者后调。仲景教导，不可忘也。

湿病门

脐中时有湿液腥臭，按脉素大，此少阴有湿热也。六味能除肾间湿热，宜加减用之。

六味丸去山药，加黄柏、萆薢、女贞子、车前子。

诒按　六味治肾间湿热，前人曾有此论，借以治脐中流液，恰合病机。

忠按　脐中乃神阙穴，属任脉，主一身之阴，每与三阴有关。案语少阴湿热，乃指肾经湿热，脉素大，必为尺脉素大。先生选用六味加减，乃神妙之笔。若再加川牛膝、炒苍术、生薏仁，似更恰合。

疟疾门

暑风成疟，恶心胸满，和解则愈。

半夏　黄芩　茯苓　知母　厚朴　陈皮　竹叶　生姜

诒按　小柴胡法之和解，和其表里两歧之邪也。此之和解，和其湿热两混之邪也。姜、夏、朴、广，去其湿也；芩、知、竹叶，清其热也。两意兼用，故亦云和解。

又按　此湿热并重者，故清燥兼用。此与下条皆暑湿内伏，发为时疟之病，苦辛宣泄，最为合法，若拘泥于疟疾之成方，概用柴胡、鳖甲，则误矣。

暑风相搏,发为时疟,胸满作哕,汗不至足,邪气尚未清解,当以苦辛温法治之。

霍香　半夏　杏仁　通草　厚朴　广皮　竹叶

诒按　此湿重于热者,故用药稍偏温燥。

忠按　凡疟疾,现代医学血液检查出疟原虫者,乃真性疟疾,中药青蒿素,西药奎宁,皆为治疟疾之特效药,此可谓专病专药。上述两案柳评,切合实际,教育后学,用心良苦,犹如学海中夜航之灯塔也。

又按　名宿徐灵胎评批叶天士《临证指南医案》治疟不用小柴胡,贻误后学,此说偏颇;岂不知叶氏此书医案乃治暑疟,上述案例可为印证,并非一定概用柴胡矣。

疟发而上下血溢,责之中虚,而邪又扰之也。血去既多,疟邪尚炽,中原之扰,犹未已也,谁能必其血之不复来耶。谨按古法,中虚血脱之证,从无独任血药之理,而疟病经久,亦必固其中气。兹拟理中一法,止血在是,止疟亦在是,惟高明裁之。

人参　白术　炮姜　炙草

诒按　识见老确,议论精切,所立理中一法,诚属血脱益气,固中止血之要药。惟愚意所欲商者,疟来而上下血溢,必因疟疾之热,扰及血络而然。于理中法内,参用安营清络之意,似乎更为周到,且标本兼顾,于立方正意,亦不相刺谬也。

忠按　中虚血脱,气宜急固,疟邪尚炽,柳氏于理中法内参用安营清络极是,宜用细生地、丹皮、焦栀、青蒿水渍绞汁兑服,扶正祛邪,两相兼顾。

三疟,是邪伏阴分而发,非和解可愈。久发不止,补剂必兼升阳,引伏邪至阳分乃愈。

人参　归身　鹿角胶　杞子　鹿茸　附子　茯苓　沙苑

诒按　阴疟本有此法,而不能概用此法,须相题为之。

忠按　三疟邪伏阴分而发,乃言疟发于夜,而寒重于热,故案语补剂必兼升阳,此其谓也,然脉沉细小应无力。若脉弦而数,虽按之无力,鹿茸、附子,亦不可轻投,乃其助阳,然亦可消耗阴血,有可能埋下隐患,不可不慎。

疟病方已,遂得脾约,脾约未已,又增厥疼,心腹时满时减,或得身热汗出,则疼痛立止。明系疟邪内陷于太阴阳明之间,是必邪气仍从少阳外达,则不治疼而疼自止,不治胀而胀自消矣。

诒按　论病已得要领，惜方佚未冗。

忠按　案云疟邪仍从少阳外达，小柴胡法则当仁不让，明矣。

疟后，胁下积癖作疼，夜热口干溺赤，阴虚邪伏，宜鳖甲煎。

鳖甲　白芍　青皮　丹皮　首乌　柴胡　知母　炙草

诒按　此邪伏阴分之治法，当归亦可加入。

忠按　胁下积癖，疑是现代医学之肝脾肿大，拟再加莪术、丹参、生牡蛎，以攻坚破积。

疟后，胁下积痞不消，下连少腹作胀，此肝邪也，当以法疏利之。

人参　柴胡　青皮　桃仁　茯苓　半夏　甘草　牡蛎　黄芩　生姜

诒按　此小柴胡法也，加青皮以疏肝，桃仁以和瘀，牡蛎以软坚，用意可云周到，惟少腹作胀，乃肝邪下陷之证，若再加川楝子、归尾、延胡，似更完密。

忠按　胁下痞积而少腹作胀，似有木克土之嫌，若以疏木恰合，宜加木瓜、郁金、枳壳，而肝气舒畅，气机流通，则积痞可散，腹胀自消。柳氏评释精当，耐人寻味。

疟止复发，汗多作呕，中气虚逆，宜益阳明。

半夏　茯苓　广皮　人参　石斛　芦根　姜汁

再诊　寒热已止，汗呕并减，宜和养营卫。

人参　桂枝　石斛　广皮　归身　炙草　麦冬　白芍

诒按　此膏粱虚体治法。两方俱清稳熨帖。

忠按　首案乃体虚痰疟，故以扶正益阴化痰止呕。次案邪虽退而体仍虚，营卫失养，故用石斛、归身、白芍、麦冬以滋营；人参、桂枝、陈皮、甘草以养卫。

黄疸门

面黑目黄，脉数而微，足寒至膝，皮肤爪甲不仁，其病深入少阴，而其邪则仍自酒湿得之，及女劳也。

肾气丸。

诒按　此证载在金匮。近于《爱庐医案》中，见一方甚佳。此病兼有瘀血，不但湿也，肾气丸能否见效，尚未可定。

忠按　此疸证乃酒湿伤脾，女劳伤肾，脾肾俱损，疗之非易。愚意拟方如下，生地、茵陈蒿、菟丝子、茯苓、葛花、人参、鱼鳔胶、生薏仁、巴戟天、沙苑子、车前子等味，以醒酒祛湿，扶正固元，标本兼顾，不知当否？仅供参考。

面目身体悉黄，而中无痞闷，小便自利，此仲景所谓虚黄也。即以仲景法治之。

桂枝　黄芪　白芍　茯苓　生姜　炙草　大枣

诒按　案明药当。

忠按　先生精通仲景学说，故能信手拈来。此方即黄芪桂枝五物汤加茯苓、甘草。

湿停热聚，上逆则咽喉不利，外见则身目为黄，下注则溺赤而痛。

茵陈　厚朴　豆豉　木通　猪苓　橘红　茯苓　黑栀

诒按　论病，能一线穿成；用药，自丝丝入扣。

又按　咽嗌不利，可加桔梗、前胡之类。

忠按　此案为阳黄证，故用清化湿热法，方中宜再加土牛膝，既能利咽，又引邪下行，似更恰合。

痹气门

胸背为阳之分，痹着不通，当通其阳，盖阳不外行，而郁于中，则内反热而外反寒，通阳必以辛温，而辛温又碍于脏气，拟辛润通肺以代之。

紫菀三两煎汤服。

诒按　此巧法也，特未知效否，若何？

忠按　《金匮》胸痹证与此案极为相似，似可用瓜蒌薤白半夏汤以通阳宣痹，先生熟之而不选用，难道是怕伤肺脏？

又按　宋代史堪，治病独出心裁。一案云：蔡元长苦于大肠秘固，医生们不能通，因为蔡不服大黄等药。当时史堪未知名，前往蔡家晋谒。看门人阻拦很久才得见蔡，史诊脉后说："请给二十钱"，蔡说："何用？"曰："要买紫菀"。就买紫菀二十文，研末让蔡服下，不久便通。蔡大惊，请问道理。史说："大肠，肺之传送。今之秘无他，以肺气浊耳。紫菀清肺气，此所以通也"（摘自陈梦赉氏《中国历代名医传》124页），今录之，以释疑此案用紫菀以治胸痹者，乃清肺气而痹则自通，先生知识渊博，故仿前贤之法，其治下此治上，心灵手巧，不愧为名宿也。

湿邪郁遏,阳气不宣,外寒里热,胸满溺赤,宜开达上焦。

紫菀　桔梗　郁金　白蔻　枳壳　杏仁　贝母　甘草

> 诒按　此治肺痹之正法。
>
> 忠按　紫菀性润,与湿邪不宜,若改投薤白,通阳宣痹则合。方中可再加桑白皮、车前草,以洁上源之水,清热利湿,湿热一除,阳气易展,肺痹自通。

气窒不散,便闭喘急,不能偃卧,猝难消散也。

紫菀　葶苈　厚朴　杏仁　橘红　郁金　枳壳

> 诒按　此证较前更急,兼有便闭,故用药从中焦泄降。
>
> 忠按　肺与大肠互为表里,便闭不通,转而上迫于肺则喘急也,若方中加用通腑法,上下分消,或许可收意外之效。

再诊　大黄　厚朴　槟榔　枳壳　杏仁

> 诒按　轻剂不效,故改与通腑以泄肺。
>
> 忠按　首诊不应,先生改弦易辙,上病下治,采取小承气加味,方中杏仁捣泥更妙。

胸中为阳之位,阳气不布,则窒而不通,宜温通,不宜清开,愈开则愈窒矣。

桂枝　茯苓　干姜　炙草　益智仁

> 诒按　再加入开痹之品,如杏、菀、橘、桔等,似更灵动。
>
> 忠按　案语为后人开一悟境,似宜再加瓜蒌薤白白酒汤,以增强温阳通痹之功,其效可知。治胸痹证,仲景实为开山鼻祖也。

食入,则胸背痞塞作胀,噫气不舒,此阳气不通,宜辛通之法。

草蔻仁　半夏　桂枝　茯苓　干姜　炙草

> 诒按　此证亦与胸痹证相似。
>
> 忠按　薤白头为温通胸阳之要药,似不可少。

脘腹痛门

蛔厥心痛,痛则呕吐酸水,手足厥冷,宜辛苦酸治之。

川连　桂枝　归身　延胡　乌梅　川椒　茯苓　川楝子　炮姜

诒按 此乌梅丸法也。

忠按 蛔厥证,现代医学大便检查有蛔虫卵,或既往有蛔虫病史,或肠中蛔虫缠绕成团,腹诊时扪及有包块者,始可确诊。而辛苦酸法乃治此证必由之路。方中可再增吴茱萸、半夏、煅瓦楞子,温中制酸,似更合度。

此肾厥也,心疼背胀,引及腰中,议用许学士香茸丸。
鹿茸　杞子　沙苑　大茴香　麝香

诒按 寒袭于肾,而气上逆,故用温养。胀及腰背者,督阳不用也,鹿茸,温通督脉,麝香,开泄浊阴,故以之为君。

忠按 《普济本事方》所载香茸丸有三,均和本方有异,仅以首方而言,除鹿茸、麝香相同外,余下为熟地、苁蓉、破故纸、附子、当归、沉香,由此可知,先生案语议用者,即含有加减之意,真可谓善用前人之方,又不落入旧巢。柳氏所评,开阔后学思路。

脉弦小腹痛,食后胃脘痛,上至咽嗌,肝火乘胃,宜泄厥阴和阳明。
川楝子　木通　茯苓　甘草　石斛　木瓜

诒按 拟加元胡、山栀仁。

忠按 木瓜酸温,而白芍酸寒,肝火乘胃,易之如何? 若苔黄,关脉弦,肝火更甚,可仿此法加芩、栀以清之。

心腹痛,脉弦,色青,是肝病也。
川楝子　归身　茯苓　石斛　延胡　木瓜

诒按 立方稳合。

忠按 肝脉弦,肝色青,厥阴寒也,故言肝病。若再加吴萸、郁金、青皮,则可温肝和肝,行气止痛,似更稳妥。

瘕癖门

脐下积块,扪之则热,病者自言,前后二阴,俱觉热痛,其为热结可知,况自来之病,皆出于肝邪。鄙见非泄厥阴,不能获效。

龙荟丸五十粒酒下。

忠按 脐下积块,扪之则热,可知此病,腹诊决不可少,否则怎知厥阴热结? 此方直泻肝火,宜再增鳖甲、牡蛎、土鳖虫,软坚散结以消瘕,似更周到。

络病瘀痹，左胁板实，前年用虫蚁，通血升降，开发已效，但胸脘似是有形，按之微痛，前药太峻，兹用两调气血，以缓图之。

醋炒延胡　姜黄　阿魏　桃仁　生香附　麝香　归须

为末蜜丸，每服二钱。

> 诒按　承前方来，虽曰两调气血，而仍以疏瘀为主。
>
> 忠按　左胁板实，疑为现代医学之脾脏肿大，按之而硬。而前药太峻，有二层意思，一则是虫类药破瘀力雄，一则指汤药过于峻猛，一旦急于求成，反伤正气。此病非一日形成，只能慢慢销削之。此方改为蜜丸服用，故称之缓图。

脉虚数，色白不泽，左胁有块杯大，大便小便自利，病在肝家，营血不和，此为虚中有实，补必兼通。

白术　归身　炙草　白芍　生地　茯苓　琥珀　广皮　桃仁　红花　沉香　郁金

> 诒按　方治，亲切不肤。
>
> 忠按　方中术、苓、草，健脾土，归、芍、地养肝血，琥珀、桃、红，消瘀积，沉香、郁、橘，以理气。然脉虚则正气已损，人参似可加入，而脉兼数乃虚热，宜加青蒿，脾块宜消，牡蛎、鳖甲，似不可少，不知当否？

时病食复，至今不知饥饱，大便不爽，右胁之旁，虚里、天枢，隐隐有形，此阳明胃络循行之所，多嗳气不化，并不烦渴，岂是攻消急驱实热之证耶。拟用丹溪泄木安土法。

小温中丸　如半月后有效，仍以前法。

> 诒按　此中焦湿积阻结之证。
>
> 忠按　丹溪小温中丸有二：一治黄胖，即现代医学之缺铁性贫血，方用针砂、糯米。一治胀实，方用陈皮、半夏、神曲、茯苓、白术、香附、针砂、苦参、黄连、甘草，先生用第二方，治疗湿痰留恋中州，肝火阻气不达，用以化痰以健土，泻火以疏木，乃妙手也。

左胁积块，日以益大，按之则痛，食入不安。凡痞结之处，必有阳火郁伏于中，故见烦躁口干心热等证，宜以辛苦寒药，清之开之，然非易事也。

川连　枳实　香附　川芎　神曲　茯苓　青皮　赤芍

> 诒按　胁块有形益大，则营络必窒，似宜兼通，乃效。
>
> 忠按　此案亦为脾脏肿大，且有火郁，方中宜去辛温之川芎，加山栀、丹皮、牡蛎、鳖甲、当归须，以增强泻火、通络、消积之力。

大腹右有形为聚,脉大,食入即作胀,治在六腑。

白术　茯苓　广皮　生香附汁　三棱　厚朴　草果　山楂

诒按　方以疏通气分为主。

忠按　右腹积聚有形而脉大,实证可知。六腑宜通,方中若添枳壳、木香、白蔻仁,以行气消胀之品,似更适宜。

心下高突,延及左胁有形,渐加腹胀,思正月暴寒,口鼻吸受冷气,入胃络膜原,清阳不用,浊阴凝阻,胃气重伤,有单腹之累,殊非小恙。

厚朴　草果　半夏　干姜　茯苓　荜茇

另:苏合香丸一粒化服。

诒按　寒邪闭于营络,故用温通。方中可加桂枝尖。

忠按　单腹胀即臌胀,而臌胀又可分为气臌、血臌、水臌、蛊臌。此案当为气臌兼寒,方用温阳消胀之法,然心下高突,左胁有形,不仅肝脏硬化,且脾脏亦肿大,故宜加桃仁、莪术、鳖甲、牡蛎、土鳖虫之类,以化瘀通络,软坚消癥,似更对证。

肿胀门

脉迟胃冷,腹胀,气攻胸胁,恶心少食泄泻,宜振脾胃之阳。

干姜　益智仁　半夏　厚朴　神曲　槟榔　川椒　茯苓

诒按　此温中调气法也。

忠按　腹胀气攻胸胁,颇似奔豚,方中宜加桂枝温阳暖中,平逆冲气,此仲景法也。而脾土不固而泄泻,宜加白术以健脾固土,似更熨帖。

命门阳衰,脾失温养,不克健运,食入辄胀,法当温补下焦。

肾气丸去桂,加沉香、椒目。

诒按　此补火生土之法。

忠按　丸方中宜留肉桂,不宜留丹皮,恐其碍阳。案云法当温补下焦,可谓一语中的。

湿热内陷太阴而成胀。

茅术　川柏　厚朴　陈皮　桑皮　木通　泽泻　大腹皮　草果仁

诒按　此专治脾土湿热。古方小温中丸亦可服。

忠按　太阴喜燥恶湿，此案湿热蕴脾，气机受阻，故燥湿清热，兼以行气消胀。方中妙在桑皮泻肺，以洁水之上源，兼以行气，利水以引湿下达膀胱，令人耳目一新。

脉微迟，左胁宿痞，腹渐胀大，便溏溺少，此是阴浊上攻，当与通阳。

熟附子　远志　椒目　小茴香　泽泻　茯苓

诒按　此温通治胀之正法。

忠按　宿痞者肝气久郁，浊阴凌脾，方中宜减附子、远志，加理中汤，以及郁金、大腹皮，温中理气，健脾利湿，则肝郁可舒，脾阳重展，浊阴自散。

脾气本弱，而更受木克，克则益弱矣。由是脾健失职，食入不消，遂生胀满。脾愈弱，则肝愈强，时时攻逆，上下有声。半载之疾，年逾六旬，非旦夕可图也。

人参　茯苓　川楝子　楂核　甘草　木瓜　白芍　吴萸　橘核

诒按　此肝脾两治，而偏重于肝者，以其不特胀满，而兼有攻逆之证也。

忠按　此案乃可传之作。年已花甲，阳气渐衰，方中宜加桂枝，以平其攻逆之气，如何？

脉弦中满，病在肝脾。

人参　吴萸　木瓜　厚朴　广皮　半夏

诒按　此肝脾两治之正法，立方精简可法。

忠按　肝气横逆，脾土受制，宜泄木柔肝，方中人参若易川楝子、白芍，似较妥切，乃因脉弦不虚，无须大补元气。

右关独大而搏指，知病在中焦，饮食不化，痞闷时痛，积年不愈，喉间自觉热气上冲，口干作苦，舌苔白燥，此脾家积热郁湿，当以泻黄法治之。

茅术　葛根　茯苓　石膏　藿香　木香

诒按　此痞满门中不常见之证，存之以备一格。

忠按　右关属脾，脉象独大搏指，似含有弦劲之意，木火灼土伤津，故苔白干燥。石膏乃清肺胃之火，若易山栀，直清肝火，似更确切。

脉证合参，乃气结在上，津不运行，蒸变浊痰，由无形渐变有形。徐之才谓轻可去实，非胶固阴药所宜。

白蔻　薏仁　杏仁　厚朴　枇杷叶汁　降香汁

　　诒按　此方具有轻、清、灵三字之妙。

　　忠按　阴药碍阳阻气，而为浊痰，所幸气结于上，而脉必浮濡而滑，先生采用古人轻可去实之法，可谓学富五车，信手拈来。柳氏评论，恰到好处，描绘得活灵活现。

　　劳郁交伤，营卫不和，胸中满痛，时有寒热。与六淫外感不同，治宜和养气血。
逍遥散

　　诒按　再增枳、朴等宽中之品，则更周到矣。

　　忠按　时有寒热，故用柴胡以和解，胸中满痛，拟添郁金、香附以理气，似更熨帖。药逍遥，人若不逍遥，奈何？故悦其心志，不可小觑。

　　脾以健运为职，心下痞不能食，食则满闷，脾失其职矣。但健运之品，迂缓无功，宜以补泻升降法治之。

　　人参　干姜　半夏　茯苓　川连　枳实　陈皮　生姜

　　诒按　此方仿泻心法加味。

　　忠按　方由《伤寒论》生姜泻心汤化裁而来，减黄芩、甘草、大枣，加茯苓、枳实、陈皮组成，乃寒温并用，补泻同施，辛升苦降之法，先生深得仲景之旨。

　　胁下素有痞气，时时冲逆，今见中满，气攻作痛，吞酸呕吐，能俯而不能仰，此厥阴郁滞之气，侵入太阴之分，得之多怒，且善郁也，病久气弱，不任攻达，而病气久郁，亦难补养，为掣肘耳。故以平调肝胃之剂和之，痛定食进，方许万全。

　　半夏　广皮　川楝子　橘核　茯苓　青皮　炙甘草　木瓜

　　诒按　审察病机，至为精细，立方亦周到熨帖。

　　忠按　吞酸呕吐，宜删木瓜，改用吴萸，似较妥当，冲逆宜加桂枝以平冲，再加玫瑰花、金桔叶，解郁舒气，似更周全。

　　胃阳衰惫，气阻痰凝，中脘不快，食下则胀。宜辛温之品治之。
草果仁　厚朴　茯苓　半夏　甘草　槟榔

　　诒按　此湿痰阻遏中宫之证。

　　忠按　此案中阳不足，痰湿潴留，其苔白厚腻而润，应是必有之证，甘草味甜助湿，不如易干姜、苍术、陈皮，以助阳燥湿理气，似更合拍。

　　热结气闭，腹胀便难。
厚朴　杏仁　滑石　黄芩　大腹皮　茯苓皮　木通

诒按　此运中兼泄热法。

忠按　案云热结便难，是指小便难，而非大便难，方中用黄芩而不用大黄可知，其舌苔白燥或黄腻，似在不言中。溺闭用此方，乃清热行气，消胀利尿。妙在杏仁一味以宣肺，似含提壶揭盖之意，上焦气畅，则水可直达下焦而外出矣，非老手不办。

腹胀、面浮、跗肿，食不下，欲呕。脾虚受湿，健运失常，非轻证也。

茅术　茯苓　广皮　桑皮　木通　厚朴　泽泻　半夏　猪苓

诒按　此运中利湿法也。

忠按　脾虚受湿，乃中阳虚馁，阳不足则湿难化，故方中性寒之桑皮、木通，若易桂枝、干姜之辛热以助阳，似较妥善。

面黑目黄，腹满，足肿，囊肿。湿热壅滞，从脾及肾，病深难治。

苍术　制军　厚朴　陈皮　木通　茵陈　猪苓　椒目　泽泻

诒按　邪机壅滞，正气已伤，故云难治。

忠按　目黄，腹满，足肿，是湿热壅脾；面黑，囊肿，是肾气已伤。先生明知病深难治，仍背水一战。医者仁术，尽人事耳。

卧则喘息有音，此肿胀，乃气壅于上，宜用古人开鬼门之法，以治肺通表。

麻黄　杏仁　薏仁　甘草

诒按　此兼喘逆，故专治肺。

忠按　开鬼门即透汗孔，肺主皮毛，故治肺即通表也。此方乃《金匮》麻杏苡甘汤方，原治风湿，先生用以治疗肿胀气喘，可谓深得仲景之旨。

风湿相搏，面浮腹满足肿，大小便不利。

杏仁　苏子　厚朴　陈皮　猪苓　大腹皮　姜皮　木通

诒按　此表里两通法也。

忠按　杏仁、苏子，能宣降肺气，行治节之权，此等妙用，发人深省。

肿胀之病，而二便如常，肢冷气喘。是非行气逐水之法能愈者矣，当用肾气丸，行阳化气。然亦剧病也。

肾气丸。

诒按　此病阳衰气窒，不治之证也。

忠按　此案乃真火虚衰，肾不纳气，若采用景岳右归饮加五味子，以温养下元以摄纳，或许能救人于万一。然此举乃一厢情愿而已。

头痛门

火升,头痛,耳鸣,心下痞满,饭后即发。此阳明少阳二经痰火交郁,得食气而滋甚,与阴虚火炎不同,先与清理,继以补降。

竹茹　茯苓　橘红　炙草　半夏　羚羊角　石斛　嫩钩藤勾

> 诒按　案语分析病机,极其圆到,惟立方似未恰合,阳明药少,宜加知母、枳实。
>
> 忠按　柳氏敢于明确指出此方之不足,真乃先生之挚友也。为后世读医案者,做出表率,此非贬低前贤,也未盲从名宿。

头疼偏左,耳重听,目不明,脉寸大尺小。风火在上,姑为清解。

羚羊角　生地　甘草　菊花　丹皮　石决明　连翘　薄荷

> 诒按　此内风兼外感者,故清散兼施。
>
> 忠按　薄荷如易桑叶、黄芩如何?

风热上甚,头痛不已,如鸟巢高巅,宜射而去之。

制军　犀角　川芎　细茶

> 诒按　此虽前人成法,而选药颇精简。据此则大黄当用酒炒,使之上行。
>
> 忠按　案云风热上甚,而川芎辛香温燥,上窜力宏,有煽风助火之嫌,如改用天麻、全蝎、菊花,以息风清热,似较妥。柳氏品评,大黄酒炒,引之上行,可谓点石成金。浅陋之士,岂可望其项背哉!

肢体诸痛门

风邪中于经络,从肩膊至项强痛,舌干唇紫而肿,痛处如针刺之状。此是内挟肝火,不宜过用温散,惟宜养阴熄肝火而已。

羚羊角　细生地　甘菊　黄芩　钩勾　秦芄　丹皮

> 诒按　因唇紫舌干,故知内挟肝火。方中黄芩,不若山栀为当。
>
> 忠按　柳氏选药精准。而唇紫而肿,痛如针刺,抑或挟有血瘀之象,拟再增丹参、赤芍之类,以凉血活血化瘀,似更周全。

项背痛如刀割。治宜养血通络。

桂枝　钩藤　白芍　知母　羚羊角　阿胶　炙草　生地

> 诒按　拟去知母，加归须、刺蒺藜、丝瓜络。
>
> 忠按　上案与此案用方，前者养阴泻火，后者养血通络，使人开阔眼界。柳评中肯，启迪思路，一减三加，似更合拍。

身半以上，痛引肩臂，风湿在于太阴之分，行动则气促不舒，胸肤高起，治在经络。

大活络丹。

> 诒按　拟用旋覆新绛汤送下。
>
> 忠按　肩痛入络，柳氏用方得当。而新绛一味，世面已无此药，愚者以为可用茜草代之。还可再加当归须、丝瓜络、活血藤之类以通络，似更熨帖。

脾胃寒湿下注，右膝肿痛，而色不赤，其脉当迟缓而小促，食少辄呕，中气之衰，亦已甚矣。此当以和养中气为要，肿痛姑且勿论。盖未有中气不复，而膝得愈者也。

人参　半夏　木瓜　炒粳米　茯苓　广皮　益智仁

> 诒按　议论通明。
>
> 忠按　土为万物之母，脾胃强健，则化生气血有源，是病体康复的前提。案语当以和养中气为要，可谓一语中的。若中气复而右膝肿痛未失，再遵脾肾寒湿，依法治之。

背脊为督脉所过之处，风冷乘之，脉不得通，则恶寒而痛，法宜通阳。

鹿角霜　白芍　炙草　桂枝　归身　半夏　生姜　南枣

> 诒按　方中半夏无所取义。拟再加杜仲、狗脊以通阳。
>
> 忠按　鹿角霜温养督脉最妙，乃点睛之笔。桂枝汤以和营卫，减半夏，加锁阳以增温肾通阳之功，似更切合。柳评精当，启迪后学。

身痛偏左，血不足，风乘之也。

半夏　秦艽　归身　广皮　茯苓　丹参　川断　炙草

> 诒按　案只一二句，却有简逸之致。
>
> 忠按　血不足，气必虚，风始可乘，拟再加生黄芪、防风，益气固表以祛风。方中用二陈者，中焦必有痰饮，否则用之无由也。

久咳胁痛，不能左侧。病在肝，逆在肺，得之情志，难以骤驱。治法不当求肺,而当求肝。

旋覆花　丹皮　桃仁　郁金　猩绛　甘草　牛膝　白芍

> 诒按　审证用药,巧力兼到。拟再加青皮、桑皮、紫苏、山栀、瓦楞子壳。

> 忠按　久咳不治肺,而治肝者,因郁怒伤肝,导致气滞血瘀,胁痛难以左侧。方用旋覆花汤加减,选药灵巧,猩绛可用茜草代之。久病入络,宜再添丝瓜络、当归须、橘络之类以通络,似更相宜。

胁疼遇春即发,过之即止,此肝病也。春三月,肝木司令,肝阳方张,而阴不能从,则其气有不达之处,故痛。夏秋冬,肝气就衰,与阴适胁,故不痛也。

阿胶　白芍　茯苓　丹皮　茜草　炙草　鲍鱼汤代水

> 诒按　朴实说理,绝无躲闪。方用胶、芍、鲍鱼,滋阴配阳,亦觉妥帖易施。

> 忠按　四时之气,与人体密切相关,所谓天人相应,读此案信然。方拟再加牡蛎、鳖甲以潜阳,肝阳不张,似更切当。

风气乘虚入于肾络,腰中痛引背胁。宜寄生汤补虚通络祛风。

生地　归身　黑大豆　独活　山药　白蒺藜　杜仲　炙草　桑寄生

> 诒按　立方妥帖,层折俱到。

> 忠按　腰中痛引背胁,近代如腰椎间盘突出,胸椎肥大者,亦有此证,可用上方之外,亦可用前贤王清任活血化瘀通络之法,读者宜参悟矣。

脉数、耳鸣、吐痰,天柱与腰膝痠疼,两足常冷,病属阴亏阳升,法当填补实下。

熟地　鹿角霜　菟丝子　山药　萸肉　杞子　龟板胶

> 忠按　若痰多,熟地、萸肉、龟板胶,嫌其滋腻,然此证又不能不用,拟再加化痰之品,如半夏、茯苓、鲜竹沥之类,兼治其标,标本共进,似较适合。

诸窍门

风热蓄于脑髓,发为鼻渊,五年不愈,此壅疾也,壅则宜通,不通则不治。

犀角　苍耳子　黄芩　郁金　杏仁　芦根

> 诒按　既欲其通,则辛夷、白芷,似不可少。

> 忠按　此案鼻渊,类似现代医学之肥厚性鼻炎,或鼻息肉之类,或内服,或外治,或手术;柳氏之言,胜似明灯照途也。若是鼻癌不通,多为难治或不治。

肺之络，会于耳中，肺受风火，久而不清，窍与络俱为之闭，所以鼻塞，不闻香臭，耳聋耳鸣，不闻音声也，兹当清通肺气。

苍耳子　薄荷　桔梗　连翘　辛夷　黄芩　杏仁　甘草　木通

> 诒按　语云：耳聋治肺，观此信然。
>
> 忠按　肾开窍于耳，为何治肺不治肾？乃肺之络会于耳，风火灼肺，肺络受伤，闭而不通，先生学富五车，风火向上不向下，故清肺通气，理所当然，犹如探囊取物耳。

少阳之脉，循耳外，走耳中，是经有风火，则耳脓而鸣，治宜清散。

薄荷　连翘　甘菊　芍药　黄芩　刺蒺藜　甘草　木通

> 诒按　案既老当，方亦清灵。

肾虚齿痛，入暮则发，非风非火，清散无益。

加减八味丸　每服三钱，盐花汤下。

> 诒按　立方精到。
>
> 忠按　愚意减附子之飞阳，加黄柏之坚阴。齿为肾之余，肾水不足，虚火上浮，而齿痛齿浮，妙在用盐花汤，一则坚齿，一则引药直达肾经，可谓神来之笔。

脚气门

厥阴之邪，逆攻阳明，始为肿痛，继而腹痛，胸满呕吐，此属脚气冲心，非小恙也。拟外台法治之。

犀角　槟榔　茯苓　枳实　杏仁　橘红　半夏　木通　木瓜
再诊　半夏　木瓜　广皮　芦根　枳实　茯苓　竹茹　枇杷叶

> 诒按　脚气一证，前人归入类伤寒中，必憎寒壮热，病与伤寒相似，甚则有冲心之患，故谓之重证。外台有大犀角汤及风引汤；后人有鸡鸣散等方，均为专治脚气之重剂。后时所谓脚气者，则以脚膝酸软而肿者，谓之湿脚气；不肿者，谓之干脚气。专用防己、木瓜、牛膝、薏仁等风湿之药治之，与前人所称者，大相径庭，学者不可不辨。
>
> 忠按　柳氏将脚气一证，古今融会贯通，醒人眼目。现代医学认为脚气与维生素 B_1 缺乏有关，又不可不知。

遗精门

遗精无梦,小劳即发,饥不能食,食多即胀,面白唇热,小便黄赤,此脾家湿热,流入肾中为遗精,不当徒用补涩之药,恐积热日增,致滋他疾。

萆薢　砂仁　茯苓　牡蛎　白术　黄柏　炙草　山药　生地　猪苓

> 诒按　此等证,早服补涩,每多愈服愈甚者,先生此案,可谓大声疾呼。
>
> 忠按　方案俱佳,妙!妙!妙!

再诊　服药后遗滑已止,唇热不除,脾家尚有遗热故也。

前方去砂仁、黄柏,加川连、苦参。

> 诒按　唇热属脾。
>
> 忠按　先生用药,头头是道,一丝不苟,学海中之灯塔也。

少阴为三阴之枢,内司启闭,虚则失其常矣。法宜填补少阴,或通或塞,皆非其治。

六味丸去泻,加菟丝子、沙苑、杞子。

> 诒按　此补肾之平剂,可以常服无弊。

遗精伤肾,气不收摄,入夜卧著,气冲上膈,腹胀呼吸不通,竟夕危坐,足跗浮肿清冷,小便渐少,此本实先拨,枝将败矣,难治之证也。

都气丸加牛膝、肉桂。

> 诒按　此阴阳两损,气不摄纳之重证,舍此竟无良法,然亦未能必效也。
>
> 忠按　病入膏肓,阴阳欲离之际,回生难矣。然于方中再加用黑锡丹,以潜纳肾气,或许能挽回万中之一二,亦未可知,尽人事尔。

阴亏阳动,内热梦泄。

六味丸加黄柏、砂仁。

> 诒按　六味合封髓法也,亦妥帖易施。

小便门

两尺软弱,根本不固,小便浑浊,病在肾脏,久久不愈,则成下消。

六味丸加天冬、麦冬、杞子、五味子。

> 诒按　方法稳切。
>
> 忠按　两尺软弱为肾虚，小便浑浊乃败精，不可误为湿热，读者自宜分辨。

形伟体丰，脉得小缓，凡阳气发泄之人，外似有余，内实不足，水谷之气，不得阳运，酿湿下注，而为浊病，已三四年矣。气坠，宜升阳为法，非比少壮阴火自灼之病。

菟丝子　茴香　车前子　韭子　蒺藜　茯苓　覆盆子　蛇床子
黄鱼骨捣丸

每服五钱。

> 诒按　此证当以脾土为主，但与温养下元，尚非洁源清流之道。
>
> 又按　此与相火下注者不同，故用药如是。
>
> 忠按　方中蒺藜不是刺蒺藜，应是沙苑蒺藜，与方相合。须知形胖者，乃阳虚湿盛，与体瘦者，阴虚火旺不同，后学宜细心揣摩矣。柳评得当，若慢嚼品味，必有所获。

烦劳四十余天，心阳自亢，肾水暗伤，阳坠入阴，故溲数便血，不觉管窒痛痹，实与淋证不同，其中虽不无湿热，而寝食安然，不必渗泄利湿，宜宁心阳，益肾阴，宣通肾气以和之。

熟地炭　人参　霍石斛　丹皮　泽泻　茯苓　远志　柏子仁　湖莲肉

> 诒按　此治本之方，由其论病亲切，故立方自稳。
>
> 忠按　辨证精细，丝丝入扣，读是书者，何患无益。方中熟地炭若易生地炭，泽泻易天冬，有益肾阴。

泄泻门

恼怒伤中，湿热乘之，脾气不运，水谷并趋大肠而为泄，腹中微痛，脉窒不和，治在中焦。

藿梗　川朴　神曲　泽泻　茯苓　陈皮　扁豆　木瓜

> 诒按　此方妙在木瓜一味，兼能疏肝，须知此意，乃识立方选药之妙。
>
> 又按　案中脉窒句，不甚明了。
>
> 忠按　肝木乘土而致泄泻，故用木瓜以疏肝真妙药也，醒人眼目。再说脉窒，并非不通，乃指血行不畅，故谓不和。

痢疾门

暑湿外浸经络，则为疟；内动肠脏，则为痢。而所持以攘外安内者，则在胃气，故宜和补之法，勿用攻削之剂，恐邪气乘虚，尽入于里也。

诒按　案语殊妙，惜此方之佚也。

忠按　疟属少阳，痢属阳明。疟转痢则病重，其邪入里；痢转疟则病轻，其邪出表。疟痢并作，故云和补胃气。偏于少阳可仿人参败毒散，偏于阳明可仿升阳益胃汤。愚者拙见，希高明裁夺则幸。

大便门

气郁不行，津枯不泽，饮食少，大便难，形瘦脉涩，未可概与通下，宜以养液顺气之剂治之。

生地　当归　桃仁　红花　枳壳　麻仁　甘草　杏仁

诒按　此气阻液枯之证，拟加鲜首乌。

忠按　方中桃仁、杏仁，均宜捣泥，润肠滑便，拟再加元参、麦冬，以增水行舟。

大便闭结，水液旁流，便通则液止矣。

大承气汤加甘草。

诒按　据吴鞠通之论，用调胃承气法为稳。

忠按　比案乃热结旁流之证。必有痞满燥实坚，五证俱全，始可用大承气法，否则不可浪用。

再诊　前方加当归　白芍

三诊　改用制军　加浔桂　厚朴

下血后，大便燥闭不爽，继而自利，白滑胶黏，日数十行，形衰脉沉，必因久伏水谷之湿，以温下法。

生茅术　制军　熟附子　厚朴

诒按　自利胶滑，有因燥矢不行，气迫于肠，而脂膏自下者，当专行燥矢，兼养肠液，未可概以湿论也。

忠按　寒湿之积，必下利白滑胶黏，而脉必沉，当温下通腑，兼以燥湿，先生示人以规矩，示范后学。

脾约者,津液约束不行,不饥不大便。备尝诸药,中气大困,仿古人以食治之法。

黑芝麻　杜苏子

二味煎浓汁如饴,服三五日,即服人乳一杯,燉温入姜汁二匙。

> 诒按　此无法之法也,良工心苦矣。
> 忠按　此证乃脾不能为胃以行津液,约束不行,故言脾约,古已有之,仲景有麻仁丸法。先生此案,开人悟境。若用吴鞠通之增液汤合五仁汤,滋水润肠,临证颇效,此增水行舟法也。

便血,不独责虚,亦当责湿,所以滋补无功,而疏利获益也。兹足痠无力,其湿不但在脾,又及肾矣。当作脾肾湿热成痹治之。

萆薢　薏仁　白术　石斛　牛膝　生姜

> 诒按　案语明确,方亦简当。
> 忠按　便血若属寒湿,生姜易炮姜以温摄之;若为湿热,生姜又当易黄柏,味苦燥湿,寒可清热,似较妥切。

泻痢便血,五年不愈,色黄心悸,肢体无力。此病始于脾阳不振,继而脾阴亦伤,治当阴阳两顾为佳。

人参　白术　附子　炙草　熟地　阿胶　伏龙肝　黄芩

> 诒按　此理中合黄土汤法也,方案俱切实不肤。
> 忠按　方中用黄芩,取其苦能坚阴,又可防附子辛热伤阴之弊。先生真乃妙手也。
> 又按　案语中无形寒肢冷,附子易炮姜,似更确当。

鼻痒心辣,大便下血,形瘦脉小而数,已经数年。

黄芩　阿胶　白芍　炙草

> 诒按　此阴虚而有伏热之证。方特精简。
> 忠按　方中丹皮炭、生地,亦可选用。

外疡门

肝经液聚气凝,为项间痰核。病虽在外,其本在内,切不可攻,攻之则愈甚矣。

首乌　象贝　白芍　牛膝　甘草　牡蛎粉　归身　生地　丹皮

> **诒按**　议论平和,立方清稳。牡蛎粉一味,可以化痰消坚。
>
> **忠按**　项间痰核,疑是现代医学之淋巴结核。回忆老伴生前曾对余说,她亲眼见其祖母,用火烧针,治此病有特效。即用针箍将痰核固定,再用筷子捆绑好绣花针六至八枚,通过火烧后,刺扎痰核,每回提插刺扎数次,隔二至三日再扎,直到痰核消散痊愈为止。虽是土办法,却非常有效。其中机理,值得探讨。当时她家认为是做好事,分文不取,为人低调,从不声张。这也许是民间有效的简易疗法,容易失传的原因吧。

疬证以能食为要,兹先和养胃气。

石斛　茯苓　益智仁　谷芽　木瓜　广皮

> **诒按**　案语片言居要,惟用药嫌少力量。
>
> **忠按**　方宜扶正祛邪,双管齐下,拟再加人参、白术、银花、白芷、甘草等味。

脉虚细数,阴不足也。鼠漏未愈,热在大肠。

六味丸加杞子、天冬、龟板、黄柏、知母、五味子。

> **诒按**　此肛门漏也,名为鼠漏,未知所本。脉证已属损象,故以滋补肝肾为主。
>
> **忠按**　《中国医学大辞典》云:鼠漏亦称九漏,其中包括瘰疬漏。然此案云鼠漏,即俗称为屁漏,大多与痔疮严重者有关,形成漏管,服药虽可改善症状,终不如手术根治。

妇人门

脾虚生湿,气为之滞,血为之不守,此与血热经多者不同。

白术　泽泻　白芍　广皮　炙草　茯苓　牛角鳃灰　川芎

> **诒按**　认证既的,药亦丝丝入扣。
>
> **忠按**　调经常以四物为主。观此案,当知治病宜追本穷源。

腹满、足肿、泄泻,此属胎水,得之脾虚有湿。

白术　茯苓　泽泻　广皮　厚朴　川芎　苏叶　姜皮　黄芩

> **诒按**　方案俱老当。
>
> **忠按**　川芎行血,于胎不利,若易白芍为妥。黄芩前人有保胎一说,然性苦寒,伤阳碍湿,如易砂仁,醒脾安胎,似更熨帖。

胎前喘咳肿满,是脾湿不行,上侵于肺,手足太阴病也,治在去湿下气。

茯苓　陈皮　白芍　泽泻　厚朴　当归　苏梗　杏仁

> 诒按　方颇灵动,再加紫菀、枇杷叶何如?
> 忠按　案语脾湿不行,宜加白术,健脾保胎,似更恰合。

产后恶露不行,小腹作痛,渐见足肿面浮喘咳。此血滞于先,水渍于后,宜兼治血水,如甘遂、大黄之例。

紫菀　茯苓　桃仁　牛膝　青皮　杏仁　山楂肉　小川朴　延胡

> 诒按　用其例而易其药,因原方太峻也。
> 忠按　方中宜投泽兰、桑白皮,以行血水,兼泄肺气,可否?

再诊　瘀血不下,走而上逆,急宜以法引而下之,否则冲逆成厥矣。

归身　滑石　蒲黄　通草　牛膝　瞿麦　五灵脂　赤芍

> 忠按　归身易归尾,蒲黄宜生用,如何?

三诊　膈宽而腹满,血瘀胞中,宜以缓法下之。

大黄　青皮　炙草　丹皮　桃仁　赤芍　归身

又丸方:牛膝一两　赤芍　延胡　蒲黄　五灵脂　川芎　桂心各五钱　归尾丹皮各八钱

> 诒按　迭换四方,一层深一层,次序井然,恰与病机宛转相赴。
> 忠按　首诊先生虽也指出仿甘遂、大黄例,若不是过于谨慎,则可不必费此周折矣。

胎前病子肿,产后四日即大泄,泄已一笑而厥,不省人事,及厥回神清,而左胁前后痛满,至今三月余矣。形瘦脉虚,食少,少腹满,足肿,小便不利。此脾病传心,心不受邪,即传之于肝,肝受邪,而更传之于脾也,此为五脏相贼,与六腑食气水血成胀者不同,所以攻补递进,而绝无一效也。宜泄肝和脾法治之。

白术　木瓜　广皮　椒目　茯苓　白芍

> 诒按　此等证情,非胸中有古书者,不能道只字。
> 忠按　此案百看不厌,论述病机,亲切生动,五行生克,了如指掌,若不能熟读《内经》《金匮》者,岂可达此境界。方中宜再加生薏仁、川楝子,以和脾泄肝,似更合拍。

《评选继志堂医案》

［清］ 江苏常熟　曹伯仁　　著

［清］ 江苏江阴　柳宝诒　选编

丁振忠　选按

《评选继志堂医案》(两卷)

右继志堂医案两卷,曹伯仁先生所著也。先生讳存心,字伯仁,别号乐山,系常熟之福山人。幼时读书颖悟,长老咸目为令器。顾以家道不丰,一衿不足裕衣食,遂谋习医。从薛性天先生游。薛故郡中名宿,得先生剧赏之,谓将来光吾道者必曹生也。先生居薛所十年,帏灯烨掌,上自灵素,下逮薛喻诸家,无不研求贯串,乃出应病者之求,辄奏奇效。先生尝言,医者存心,须视下无不可治之病,其不治者,皆我之心未尽耳。故其临病人也,研精覃思,直以一心贯乎病者之食息起居,而曲折无不周至。每有剧病,他人所弃而不治者,先生独能运以精思,而以数剂愈之。古人谓生死肉骨,先生诚有之焉。先生又言,每遇病机丛杂,治此碍彼,他人莫能措手者,必细心研求,或于一方中变化而损益之,或合数方为一方而融贯之,思之思之,鬼神通之,苦心所到,必有一恰合之方,投之而辄效者。以是知医者之于病,稍涉危疑,即目为不治而去之者,其不尽心之过为不少也。嗟乎!先生之言如此,即先生居心之笃厚,与艺事之精能,盖皆即是而可见矣。先生所著,有《琉球百问》《继志堂语录》《过庭录》《延陵弟子纪略》诸书。经先生之孙博泉玉年搜集锓行,杨太常滨石序之。先生之行谊,备详于许君庭诰所撰家传中。先生以医名著,继叶薛诸公而起,德被吴中,名驰海外,至今人能道之。特其所著医案,于《过庭录》《延陵弟子纪略》外,未有传本,今年夏,偶于友人处,得见其门弟子所录存者,惜中多阙误,因假归抄录,为之次第整理,删其繁乱,撷其精粹,间或赘以评语,以发明其用意之所在,抄成上下两卷,俾后人读之,犹可想见其诊病时危坐构思,旁若无人之概云。

光绪二十六年庚子八月江阴柳宝诒识

同龢按:道光五年,吾母许太夫人以呕血谒曹先生于吴门。先生切脉曰:夫人得无从高坠下乎?曰然。又曰:得无引重努力乎?曰然。是时吾母奉亲过岭,先生量药一裹,偻指计程曰:行之赣江愈矣,已而果然。昔母家居,尝左抱儿,右挈浆,下楼,颠,自初桄至不尽一级止,腰膂伤矣,而儿无恙,此呕血之因也。同龢熟闻此事,因谨识于后。

光绪三十年四月廿又一日

上卷

内伤杂病门

心营与肾水交亏,肝气挟肝阳上逆,胸中气塞,口内常干,手震舌掉,心烦不寐,即有寐时,神魂游荡,自觉身非己有,甚至便溏纳少,脾胃亦衰,脉形细小无神,而有歇止之象。逐证施治,似乎应接不暇。因思精神魂魄,必令各安其所,庶得生机勃勃,否则悠悠忽忽,恐难卜其旋元吉,拟许学士真珠母丸法。

石决明盐水煅一两　人参一钱　归身钱半　犀角五分　龙齿三钱　茯神三钱
生地四钱　麦冬二钱　枣仁二钱　炙草三分　淮药三钱　沉香磨冲三分

另:珠粉四分先服。

诒按　此方于肝气一层,嫌少理会,愚意去山药、甘草,加木香、陈皮,则胸中之气塞亦平矣。

忠按　虚损之证,调治时勿忘脾胃,况此案便溏纳少,似宜加白术、茯苓,健土利湿,能不顾及乎?

又接服方:生地　白芍　人参　丹皮　橘红　茯神　枣仁　石决明　龙齿
秫米　佛手

忠按　此方看似平淡,却隐含胜机。

再诊　脉之歇止向和,便之溏泄不作,气塞稍平,手震亦定。但寤多寐少,内藏之魂魄未安;胸痞脘闷,上壅之浊痰未降。容将通阳镇逆法,参入前方,冀相与有成耳。

真珠母丸真珠母、熟地、当归、人参、枣仁、柏子仁、茯神、犀角、龙齿、沉香　去柏子仁、当归,加旋覆花一钱五分、代赭石三钱、陈皮七分、冬术七钱、炙草五分、白芍二钱、麦冬三钱,甘澜水煎,竹沥一两冲服。

诒按　案云通阳镇逆,方中用旋赭镇逆,而术、芍、麦、草,则未可谓之通阳也。
忠按　方中熟地、麦冬,滋腻碍痰阻阳,若易桂枝,通心阳以安神志,似更有益。

三诊　夜半得寐,心肾已交,肺魄肝魂,自能各安其脏,无如心易烦动,神反疲乏，气犹短促，胸还痞闷，脉仍细小，两足不安。脉虚证虚，是谓重虚，而兼有湿痰从之为患。夫痰即有形之火，火即无形之痰也。法当固本为主，消痰佐之。

人参固本丸　加龟板五钱，炙　茯神三钱　枣仁二钱　白芍三钱　淮麦三钱
陈皮一钱　旋覆花一钱五分　柏子仁一钱五分去油　冬术钱半

另珠粉二分，竹油二十匙，鸡子黄一枚和服。

> 诒按　于痰病重投冬、地，得无嫌其滋腻否？
>
> 忠按　案中诸般风波，皆因重虚，而忽视痰火之治也。

四诊　风火痰三者之有余，留滞肝经，以致卧血归肝，魂不能与之俱归，筋惕肉瞤而醒，前次气短等证，莫不因此。而又起于有年病后，气血两亏，何堪磨耐，所治之方，不出许学士法加减，现在脉息细小带弦，虽无止歇之形，尚有不静之意，究属难免风波，未可以能食为足恃也。

石决明盐水煅三钱　麦冬二钱　犀角五分　柏子仁三钱　龙齿三钱
枣仁盐水炒三钱　归身七分　大熟地浮石粉伴炒六钱　羚羊角一钱　冬术一钱五分
白芍三钱　陈皮一钱　人参二钱　茯神三钱　银花一钱　薄荷五分

另金箔二张　竹沥一两　真珠粉三分　姜汁一匙冲服。

> 诒按　方用银花、薄荷两味，不识其意何居？
>
> 忠按　案云：风火痰有余，却未见下功夫，仅在虚字上做文章。古人云，急则治标，缓则治本。不知先生为何未能醒悟也。

五诊　前夜熟睡，昨又变为少寐，寐之时，适在子时之后，肝胆两经，尚有余邪可知，更兼痰火阻气，时逆时平，其气逆时，必面赤心悸，甚则肉瞤筋惕，烦热不安，脉亦随之变异，所谓心火一动，相火随之是也，调治之外，必须静养，俾心火凝然不动，方可渐入坦途。

人参　丹参　麦冬　元参各二钱　旋覆花　冬术各一钱五分　橘红一钱
小麦五钱　枣仁川连煎汁拌炒　茯神　川贝各三钱　炙草四分　枇杷叶
竹茹各三钱　珠粉冲三分

> 诒按　相火属少阳，即胆火也。方中川连、竹茹，恰合病机。
>
> 忠按　此案先生已注意到痰火不除难以奏效，故方中清火化痰，开始加大力度，而能小效，但仍不忘扶正滋阴，因而病不易除。

六诊　所患小恙，无一不除，盖以清之、化之、补之、养之，无微不至，而得以小效耳。所嫌者，寐非其肘，寤非其时，心阳太旺，神气外驰，是卫气独行于

阳,阳跷脉满,满则不入于阴,阴分之虚明矣。将滋阴之品,参入前方,未识能弋获否?

前方加大生地五钱、陈胆星五分。

另真珠母丸、朱砂安神丸各五十粒。

诒按　此证不寐,乃肝胆有痰火所致。案中引内经阳脉满之文,本属强为牵合;至以经言阴虚,指为阴血之虚,尤非经文本旨。

忠按　案已六诊,未离阴虚立法,且处处顾之,而效不显,先生乃名宿,尚且如此,况其下乎?方中已用陈胆星,从温胆汤立法,着手痰火实不易也!

七诊　人可以参天地之干者,莫贵于饮食如常。今食能知味,眠则未安,昨夜忽寐忽醒,醒则不爽,寐则不安,以昭卫气不得入于阴,独留行于阳之意。

按:案语牵合支离,总由误认经文阴字,故说来总不入理。是阳跷脉满,营血不能充足,肌肉不能润泽,苟非阳生阴长,阴足恋阳,何以渐入佳境?然营中之血,既不生之于心,乌能藏之于肝,统之于脾,而欲藉草木之无情,俾血肉之有情者,以生以长,谈何容易。况当此痰火易烦,得食暂安,以及虚风内动,筋惕肉眴,支体牵摇,大便难通之候,更难为力矣。急宜加意调理。

前方去元参、旋覆、珠粉、丹参,加黄芪一钱、远志三分、归身一钱、半夏一钱五分猪胆汁炒、木香三分、圆眼肉三枚。

另真珠母丸四十粒、朱砂安神丸三十粒。

诒按　黄芪与此证不甚合,胆汁炒半夏思路颇新。

忠按　案至此仍不以痰火为重,先生乃高人,竟被虚字所惑,可见行医之难也。

八诊　彻夜好眠,神魂已定,是佳兆也。但脉形细小而兼滑数,数为有火,滑为有痰,细属阴虚,小属气弱,虚弱之中,兼有痰火,有时面红,有时咳嗽,有时气痞而短,有时烦热不安,更兼大便燥而小便短,筋惕肉眴,肢体动摇,神情困倦,语言无力等证。均未平复,还宜谨慎小心。

前方加柏子仁三钱

另:朱砂安神丸三十粒、真珠母丸四十粒。

诒按　此好眠,是痰蒙所致,未必定是佳兆。

忠按　柳氏评论,可谓慧眼,一语中的,真乃明医也。此案虚中挟实,若三分虚七分实,先治其实;反之,七分虚三分实,宜先治虚,或虚实并治。案语论脉详细,实可嘉惠后学。

九诊　脏之为言,藏也。心之神,肝之魂,肺之魄,脾之意,肾之志,无不各得其藏。五脏和矣，即有不和，因藏真不足，盖有待也。而与脏相表里者为腑，腑以通为补，与脏之以塞为补者有间。因思胃主下行，肠主津液，津液不充，下行失令，故大便燥结而难通。此际不以滋养营阴，俾得施润泽，非计也。目前之治如此，将来或痰、或火、或感、或伤，偶有违和，事难逆料，断无预定之理，随时斟酌为嘱。

麻仁　郁李仁　柏子仁　松子仁各三钱　桃仁七分　陈皮　人参
苏子各二钱

另：朝服膏滋药，晚服丸药。

> 诒按　此王江泾，王姓病也。是人素有肝火上升之病，想热病之后，必有余邪余火，留于肝胆，乘虚窃发，气塞而不能起卧者，中有实痰，加于短气不足以息之体，神魂摇荡，身非己有，虚之甚矣。用真珠母丸法，先以犀角治实火，参、地补气血，俾相火得清而莫安。第二方，即参入陈皮、竹油、赭石、旋覆花，挟补挟化。第三方，人参固本，入龟板、芪、芍、鸡黄。第四方，加入羚羊、银花，清药与补药，俱加倍用之。第五、六方，竟是十味温胆，吃重痰火一层，用药心细手和，既沉着，亦灵敏，洵可法可师之作。
>
> 忠按　综观全案，虽气血双亏，然饱受痰火困扰，先生惑其虚，于痰火一层，着力不深，至末诊仍未悟及，依然认为阴虚肠枯，而用五仁汤加味，似未考虑痰火亦可液伤津涸，无水而舟停矣。不难看出，王姓此案，从头至尾，未能走出"虚"字怪圈。先生乃杏林名宿，尚且觉察欠周，由此可见，临证之不易也。世上无十全十美之人，医者亦然，故对前贤，切勿苛求。若能于此案中，吸取其不足之因，以免重蹈覆辙。

阳络重伤，咳无虚日，而于五更为甚，口干盗汗，溺赤便溏，脉数而身热，欲成损证也。咽中已痛，虑其加喘生变，权以清热存阴。

黄芩汤合猪肤汤加牡蛎。

> 忠按　湿热蕴土，中焦失衡，肺失润养，先生予以清热养阴，乃高明之举。方中拟再加元参、知母、川贝以清润之，防其肺损，似更有益。

再诊　所见病情，与前无异，喜食藕汁，咽中干痛稍轻，大便溏泄更甚，虽属肺热下移大肠，而实则中气已虚，失其所守也。

六味丸，加牡蛎、川贝、元参、淡芩。

> 诒按　大便溏泄，虚证中所最忌者。此证始终大便不坚，故再三反复，终不复原也。
> 忠按　六味虽能滋阴，然于脾湿不利，不可不慎。中气既虚，宜当补土，方为上策。方中宜减地黄、萸肉、丹皮、炒芩，加冬术、芡实、薏仁、莲子肉，培补中气，又不碍湿伤阴，似较妥切。

三诊　溏泄已止,咳嗽未除,咽痛盗汗,脉数,肺经尚有热邪。

补肺阿胶散加白芍、生地、淡芩、元参、山药。

忠按　方中宜加地枯罗、浮小麦,以利咽止汗。

四诊　便泄稀,身热轻,咽喉干痛,亦渐向愈;而咳嗽腹鸣,神疲纳少,脉小带数,想是风热递减,气阴两亏,而脾中之湿,又从而和之为患。补三阴,通三阳之外,更以崇土化湿佐之。

六味丸,加牡蛎、淡芩、於术、防风、陈皮、炙草。

诒按　阴虚而挟脾湿,阳虚而挟肺火,邪实正虚,彼此相碍。凡治此等证,总须权其轻重缓急,又须心灵手敏,方能奏效。若稍涉呆滞,则效未见而弊先滋,如此证屡用六味,虽于证情亦合,究嫌落笔太重,少灵动之机括也。

忠按　脾肺两病,当以补土益脾为要着,况且脾为肺母,土能生金,此乃一箭双雕之法。柳氏语重心长,所言宜细心玩味,必有助于临床实践。

五诊　气阴得补渐和,不意又有燥风外感,袭入湿痰之中,微有寒热,咽痛咳嗽不止。权以清养法。

六味丸去萸,加桑叶、杏仁、陈皮、川贝、炙草。

忠按　案云湿痰,六味终非所宜。

六诊　发热恶风汗多,是属伤风之象。但伤于壮者,气行则已;伤于怯者,难免不着而为患也。大为棘手。

六味丸合玉屏风散,加桑叶、玄参、川贝、橘红、甘草。

忠按　急则治标,缓则治本,此内经大法;表急治表,表解治里,此仲景之旨。先生何以死抱六味不放,令人费解。

七诊　多汗恶风之象渐轻,新风解矣。而咳嗽咽痛,大便溏,饮食少,仍是脾肺肾三脏皆虚之候。幸未气喘。

玉竹饮子玉竹、茯苓、甘草、桔梗、陈皮、川贝、紫菀、姜,合猪肤汤、玉屏风散,加麦冬、山药。

忠按　案云脾肺肾三脏皆虚,而治疗仅从肺入手,收效颇难。

八诊　脾虚则便溏,肺虚则咳嗽,肾虚则虚火上炎,咽喉干痛,脉弱无力,元气伤矣。急宜补气育阴。

人参　二冬　二地　黄芪　陈皮　阿胶　杏仁　百合　甘草

> 诒按　此方究非便溏所宜。
>
> 忠按　此方滋补肺肾，而脾虚无着，阳气不升，怎可取效？

九诊　精生于谷，肾之精气皆赖谷食以生之，而谷食之化，又赖脾土以运之。今便溏纳少，脾失运矣。急宜补脾为要。

都气丸合四君子汤、百花膏。

另：八仙长寿丸参汤下。

> 诒按　此方亦嫌少灵活之致。
>
> 又按　此证前后方案九则，议论颇有精当处，惟用药未能面面照顾，总缘阴虚而兼便溏，彼此相碍，难以安置妥帖也。
>
> 忠按　损证原不易治，至九诊先生始云急宜补脾为要，实属不易。然方仍不尽相合，虽也补脾，而着力不够，依然受阴虚所困，故用药难以周到。此证本不易治，滋阴则助湿，燥湿易伤阴，首尾两难，故不可苛求于前贤。

先生之病，素禀湿热，又挟阴虚之病也。湿者何？地之气也；热者何？天之气也。天地郁蒸，湿热生矣。湿热禀于先天者，与元气混为一家，较之内伤外感之湿热，属在后天者，岂可同日而语哉。设使薄滋味，远房帏，不过生疡出血而已。乃从事膏粱，更多嗜欲，斯湿热外增，阴精内耗，脏腑营卫，但有春夏之发，而无秋冬之藏，无怪乎风火相煽，而耳为之苦鸣也。当斯时也，静以养之，犹可相安无事，何又喜功生事，火上添油，致陡然头晕面赤，其一派炎炎之势，盖无非肝经之火，督脉之阳，上冒为患。近闻用引火归原之法，以为甘温能除大热，嗟乎？未闻道也。夫甘温除大热者，良以下极阴寒，真阳上越，引其火，归其原，则坎离交媾，太极自安；若阴虚湿热，蒸动于上，投以清滋，尚难对待，况敢以火济火，明犯一误再误之戒乎！逮后，清已有法，滋亦频投，饮食能增，身体能胖，而坐立独不能久者，明是外盛中空，下虚上实，用药殊难。尝见东垣之清燥汤，丹溪之虎潜丸，润燥兼施，刚柔并进，张氏每赞此两方，谓必互用，始克有济，何故而不宗此耶。然犹有进于此者，治病必资药力，而所以载行药力者，胃气也。胃中湿热熏蒸，致吐血痰嗽，鼻塞噫气，二便失调，所谓九窍不和，都属胃病也。然则欲安内脏，先清外腑，又为第一要着矣。至秋末冬初病甚者，十月坤卦纯阴，天已静矣；而湿热反动，肾欲藏矣，而湿热仍露，能勿令病之加剧乎？附方谨复。

青盐四两　甘草八两　荸荠一斤　海蛇二斤　萆薢一两　饴糖八两
刺猬皮一两五钱　霞天曲一两五钱　十大功劳叶一斤　橘叶五两

共为末，竹沥和水为丸，每朝四钱，服完后，合虎潜丸全料，同合常服。

柳按　方中海蛇、荸荠、饴糖，不能作丸，此必有误，愚意用东垣清燥汤合青盐以下数味为末，而用荸荠、海蛇煮汁和饴糖、竹沥泛丸乃合。

原注　起手提清湿热之病，阴虚之体，发明先天素禀湿热之故。第二段一折，折出嗜欲膏粱，因此更加阴虚。第三段再折，折出动火伤阴。第四段，直辟用热之谬，下乃归到治病先治胃。通篇说理既精，笔力道老，饶有古文笔意。

诒按　推论病原，指陈治法，言言切实，绝无模糊影响之谈，最后推出先清胃腑一层，尤为洞中窾要，深合机宜。凡治阴虚湿热者，于此可悟出法门矣。

忠按　议论宏大，于阴虚湿热，分先天与后天之论，闻所未闻，启人思路，非深研古书者，不能道只字。方后原注，亦不可草草放过。然饴糖虽可建中，却有助湿碍热之嫌，似宜删之乃妥。

身热，手心热，少力神倦，澼利脉濡。此脾阳下陷，阴火上乘，甘温能除大热，正为此等证设也。

补中益气汤加鳖甲。

诒按　此脾虚内热证也。用东垣法最合。

忠按　方中加鳖甲一味颇妙，有滋阴敛火之功，此乃先生高明处，并非死守前人之方，而不知变动也。

劳倦而招风湿，右脉濡小，左脉浮弦，舌苔薄白，溺赤便溏，肢体痠楚，神倦嗜卧，少纳口干。

升阳益胃汤参、术、芪、草、夏、陈、苓、泽、羌、独、防、柴、连、芍、姜、枣，加川朴、青皮。

诒按　此与前证略同，故用药亦相似。

忠按　少阳无邪，柴胡可删；苔白便溏，乃脾虚寒湿，黄连苦寒，伤阳不宜；左脉浮弦之"弦"字，可作"紧"字看，与风湿外侵方应，方中宜再加薏仁、车前子，以增强益脾利湿之功。

胃虚则纳食无味，脾虚则运化无常。

六君子汤合治中汤，加熟地、益智仁、粳米。

诒按　脾喜温升，宜香燥，胃喜清降，宜柔润。脾阳健则能运，胃阴充则能纳。凡脾胃同治者，用药须识此意。愚意去熟地加石斛，似与胃虚者更宜。

忠按　脾为阴土，得阳则健，胃为阳土，得阴则和。柳评精辟，可谓先得我心，用药老到，减熟地而加石斛，颇为灵妙，前者滋肾液，后者养胃津，真先生之挚友也。

五脏六腑,皆有营卫,营卫不调,则寒热分争。此病分争之后,肌肉暗消,因思脾主肌肉,肌肉暗消,正所以昭脾之营卫虚也。无怪乎脘痞纳少,力乏嗜卧,脉形软弱,有种种脾虚见象。于法当健脾为主,而八八已过之年,阳气必衰,又宜兼壮元阳,使火土合德,尤为要务。

乌龙丸合香砂六君丸,加首乌、当归。

忠按　年逾花甲,阳气多衰,寒热分争,肌肉消削,脾气虚也。仲景曰:能食者为中风,不能食者为中寒,案云法当健脾为主,兼壮元阳,一言中的。

心脉宜大者反小,肾脉宜沉者反浮,浮则为伤,小则为虚,想是读书攻苦,心肾不交,失其封藏之职。夫心肾即婴儿姹女,欲其交者,须得黄婆为之媒合。黄属中央,脾土所主,舍补中宫之外,皆属徒然。

归脾汤。

诒按　借丹诀以谈医理,原一贯也。此案说理颇精,惜未能指列病状。

忠按　心肾不交乃读书攻苦,肾水暗耗不能上济于心,而心火妄动不能下交于肾,然中焦亦虚,脾阴不足,纳少不寐,舌淡无苔,脉象浮小,似在情理之中,故用归脾法以补脾之营阴,若再加熟地以滋肾水,黄连以泻心火,水火互济共融,似更熨帖。

昼为阳,阳旺应不恶寒,夜为阴,阴旺应不发热。兹乃日间恶寒,夜间发热,何以阴阳相反若是耶? 此无他,阳虚则恶寒于日,阴虚则发热于夜。阴阳之正气既虚,所有疟后余邪,无处不可为患,足为之浮,腹为之满,溺为之短,一饮一食,脾为之不运;生饮生痰,肺为之咳嗽。脉从内变,而为细弦,夫形瘦色黄舌白,阳分比阴分更亏,极易致喘。

桂枝加厚朴杏仁汤,加附子、干姜、冬术、半夏、橘红。

原注　案则一线穿成,药则理中去参,以理其本,桂枝以和其标,二陈、朴、杏以化其邪,乃丝丝入扣之方。

忠按　方中用桂枝以调和营卫,用附子、干姜、冬术以温阳健脾,厚朴、杏仁、半夏、橘红以理气化痰,若足浮溺短,宜加茯苓、泽泻,以利水消肿,似更周密。

脾为阴土,胃为阳土。阳土病则见呕恶,阴土病则见泄泻,二者互相为患,此平则彼发,令人接应不暇。现在呕止而泄,似脾病而胃不病。不知脾胃属土,木必乘之,不乘胃土而呕,必乘脾土而泄。治病必求其本,本在木,当先平木,必使阳土阴土,皆不受所乘,方为正治。

理中汤　乌梅丸　吴仙散吴萸、茯苓　加白芍

> 诒按　推究病机，既能融会贯彻；斟酌治法，自然入殻。
>
> 忠按　说理透彻，一层深似一层，脾胃之病，落实肝木，有点睛之妙。方中宜加木瓜以柔肝，木不克土，则脾病自愈。

舌乃心之苗，舌上之苔，剥落不生者久矣，是心阴不足，心阳有余也。

黄连阿胶汤去芩，加大生地。

> 诒按　胃阴枯涸者，每有此病。心阴不足之说，亦可备一法也。
>
> 忠按　苔剥落不生者，光舌之谓。舌心光者，胃阴涸；舌尖光者，心阴虚；舌根光者，肾阴亏。除此尚须观察舌质之颜色，如淡红舌属胃，红绛色属心，紫绛色属肝肾，不可不辨。
>
> 又按　叶天士养胃阴之说，诚为经验之谈，发前人之未备，有益后学。

中风门

类中之余，足不任身，手难举物，尺脉无力。阴阳并弱，用河间地黄饮子法。

熟地　苁蓉　川椒　牛膝　石斛　远志　巴戟　甘菊

> 忠按　类中一证，与现代医学之出血性中风，或缺血性中风类似。案云尺脉无力，而不是弦劲有力，疑是缺血性中风，谓之脑梗死，由于阴阳俱弱，故用地黄饮子法。但验之临床，往往兼有风痰脂瘀，可随证治之。

再诊　手之举动稍和，足之步履如旧，盖缘阳气难于充足耳。

六君子汤，加熟地、巴戟、白芍、川附、虎骨。

又膏方：归芍六君子丸　加虎骨　巴戟　菟丝　苁蓉　首乌　杜仲萆薢

> 忠按　虎骨不可得，不知能用何药代之，希高明指正。

三诊　足部有力，步履不艰，补方得力可知，仍以前方。

地黄饮子地、巴、苁、萸、麦、斛、菖、苓、远、薄、味、附、桂。去麦、味、菖，合异功散，加当归、芍药、蝎尾、竹油。

> 诒按　此病之由乎虚者，故用药专以补养收功。从前并未用疏风化痰之药，案中亦无见证；至末方诸恙就瘥，而忽加蝎尾、竹油二味，想必另有风痰见证也。
>
> 忠按　据此案情，患者似有形体肥胖，口窜肢麻或风痱等类中之证，先生选用蝎尾、竹油，以息风消痰，而完美收官。

怒则气上，痰即随之，陡然语言謇涩，口角流涎，月余不愈，所谓中痰中气也。然痰气为标，阳虚为本，所以脉息迟弦，小水甚多，肢麻无力，法宜扶阳为主，运中化痰佐之。

六君子汤，加川附、白芍、麦冬、竹油、蝎梢。

> 诒按　立方虚实兼到，所谓看似寻常，最奇特也，勿以平易忽之。
>
> 忠按　怒则气上，肝风内动，肝阳上亢，扶阳不宜，川附若易牡蛎潜阳，似较妥善。

左肢痿而不用，口歪流涎，舌苔起腻，便溏溺少，脉形弦迟，以中虚湿胜之体，易于生痰动风，内风既动，未有不招外风者也。

牵正散白附、蝎梢，合二陈汤，加川附、桂枝、白芍、制蚕。

> 忠按　中虚湿胜，苔腻脉迟，故以二陈燥湿化痰，牵正散息风，桂枝、白芍以和营卫，制蚕以消风痰。川附大热助阳，似与内风不宜，若易茯苓，利湿健脾以固土，土实则木不摇，不治肝风而风宁自静，似更合拍。

再诊　肢体稍和，流涎略减，仍以前方增减。

前方去芍，加首乌、川断、竹油。

> 诒按　方案均切实不浮。

痿痹门

膝骨日大，上下渐形细小，是鹤膝风证。乃风寒湿三气，合而为痹，病之最重者也。三气既痹，又挟肺金之痰以痹肘，所谓肺有邪，其气留于两肘，肘之痹，偏于左，属血属阴。阴血久亏，无怪乎腰脊突出，接踵而来。至于咳嗽，鼻流清涕，小水色黄，肌肉暗削，行步无力，脉形细小，左关独见弦数，是日久正虚，风、寒、湿三气渐见化热之象。拟用痹门羚羊角散加减。

羚羊角　归身　白芍　杏仁　羌活　知母　桂枝　薏米　秦艽　制蚕　茯苓　竹沥　桑枝

诒按　由膝而肘而脊，病情渐引渐深。方中于膝肘之邪，已能兼治，于脊突一层，未能兼顾及之，拟再加鹿角霜、川怀牛膝等味。

忠按　鹤膝风与附骨疽、贴骨痰相类似，亦似现代医学之骨结核之类，多属虚寒，可用阳和汤，温阳散寒，常能获效。肠结核病，腹中隐痛，喜温喜按，症属虚寒，亦可用之，余曾治愈一例，证明病虽不同，病机相同，即可用之，所谓异病同治之理。

素患鼻衄，入夏又发，下体痿软无力，咳嗽口干，溺黄肤热。想是鼻衄屡发，上焦阴液久耗，而胃中湿热之邪，熏蒸于肺，肺热叶焦，则生痿躄也。

清燥汤参、芪、草、术、归、橘、柴、麻、羌、地、连、猪、茯、麦、味、苍、柏、泻，去术、升、柴，加白芍、茅花、枇杷叶。

诒按　此证自当滋清营液为主，东垣清燥汤立法未纯，前人颇有议之者，用者当审之。案语阐发病情，极为熨帖。

忠按　此案说理透彻，然下肢痿软无力，脾阴亦伤也。除先生用药加减外，方中术、橘、麻、羌、猪、苍、泻，皆属伤阴之品，均宜删之，拟再加黄精、玉竹、石斛、山药、知母、川贝、北沙参等味，以补脾肺之阴，似更妥当。

人年四十，阴气自半，从古至今如是，惟尊体独异者，盖以湿热素多，阳事早痿耳。近又患臂痛之证，此非医书所载之夜卧臂在被外，招风而确。乃因久卧竹榻，寒凉之气，渐入筋骨，较之被外感寒，偶伤经络者，更进一层。所以阳气不宣，屈伸不利，痛无虚日，喜热恶寒。仲景曰：一臂不举为痹，载在中风门中，实非真中，而为类中之机，岂容忽视。现在治法，首重补阳，兼养阴血，寓之于祛寒，加之以化痰，再通其经络，而一方中之制度，自有君臣佐使也。

熟地八两　当归四两　白芍二两　虎掌一对　阿胶三两　半夏四两
橘红二两　枳壳二两　沉香五钱　党参四两　於术四两　茯苓八两　熟附一两
炙草一两　风化硝一两　桂枝一两　羌活一两　绵芪二两　姜黄一两
海桐皮一两

共为末，用竹沥、姜汁，和蜜水泛丸。

诒按　立方清沏周到，可师可法。

忠按　案语首重补阳，方中宜加干姜为四逆汤，可扶正助阳以驱寒；余下则以八珍、黄芪五物汤大补气血；二陈化痰；羌活、姜黄、海桐皮以祛风通络。可谓面面俱到，启人心扉。虎乃珍稀保护动物，虎掌不知用何药代之？

神志门

神识不清,自言自语,起坐无常,寤寐失度,脉形小滑,舌苔白腻。此痰热内郁心包,无路可出,而作心风也。久久归入癫痫,毋忽。

导痰汤苓、夏、枳、星、梅、橘、姜、草,加菖蒲、远志。

另白金丸。

> 诒按 病情已属癫证,再加犀角、龙、牡等清镇之品,似更得力。
>
> 忠按 舌苔白腻,似有湿痰,宜加苍术、陈皮、薏仁,以增燥湿化痰之力,乌梅酸敛,宜删。柳氏加味甚精,似不可少,后学宜细心琢磨矣。

阳明之脉,环于唇,唇起红筋,即发牵动而厥,厥醒吐沫,咳血鼻衄,二便失调,脉弦滑数。显系胃有积热,动血生痰,又被肝火所冲激,乃痫证之根,毋忽。

六味丸,加川贝、石决明。

另虎睛丸虎睛一对、制军一两、远志五钱、犀角一两、黑栀一两,蜜丸。每服二十一粒。

> 诒按 既曰胃有积热,似非六味所能胜任。且方中如萸肉之酸温,亦宜避去。
>
> 又按 积热者,蓄积之热也,与积滞之积不同。虎睛丸中大黄、黑栀,即为泄热而设。
>
> 忠按 案云厥醒吐沫,乃羊痫风。肝火冲激乃肾水不足所致,故用六味丸滋肾柔肝。
>
> 又按 虎及犀牛,现代已列为一类保护动物,药源匮竭。犀角目前有用水牛角替代,然用量宜大;虎睛尚不知代用品,希高明裁夺乃幸。

痫证之因,未有不由乎龙雷之火上升,此则更有湿热之痰,从而和之为患。
六味丸,加龙齿、石决明、橘红、黑栀、川贝、川连、竹茹。

> 诒按 连读痫证数案,皆以六味丸为主。查六味为通补三阴之方,先生习以内经,重阴者癫一语,谓痫证必挟龙雷之火,而以滋水柔木为主,故用药如此。其实痫证有因于胎惊者,有因于先天阴虚者,亦有因于惊痰内扰者,当随所因而治之,初非可执一端以论也。
>
> 忠按 余长女八九岁时,在某小学上课时,曾突然自觉右眼闪蓝光,初时仅视力减退,并未在意。至十四五岁时,在家突发昏厥,人事不知,口吐白沫,时逢下大雪,马路上已无车行,当时和贤妻两人,用自行车在雪地艰难推到某大医院,经脑电图检查,无异常

发现,后自醒如常人,临床拟断为癫痫,俗称羊痫风,给予西药丙戊酸钠,该药久服会引起牙龈外凸,时或溢血,显系有伤阴之弊,为救其弊,余则配以中药六味地黄丸,先后服用十年之久,痫证从未再发过,牙龈与常人无异,亦未溢血,至今已三十余年,工作如常。以上简述,不仅证明六味地黄丸可以改善甚至消除丙戊酸钠之副作用,同时亦可协同丙戊酸钠,提高疗效,根治痫证。说明中西药合用,优势互补,取得双赢的结果,值得研究。从而证实先生,治痫证用六味丸,并非空穴来风,而是经验之谈。今录之备忘,供读者参考。

又按　方中川贝若易浙贝更为合拍,乃因川贝润肺、浙贝清金故也。

惊则气乱,神出舍空,痰涎袭入,此心悸形呆,善忘不语,所由来也。至月事不至,血从内进,用药亦须兼及。

茯苓　香附　沉香　半夏　橘红　远志　胆星　牛膝

另:惊气丸白花蛇、蝎、蚕、脑、麝、辰砂、白附、麻黄、天麻、橘红、南星、苏子。

诒按　拟加丹参、琥珀、归须等,兼顾血分,乃与案语相合。

忠按　案语须兼血分,方则温胆汤法加惊气丸,化痰定惊,柳氏补之,使方法完备,真乃先生之挚友也。

心悸,初从惊恐得之。后来习以为常,经年不愈,手振舌糙,脉芤带滑,不耐烦劳。此系心血本虚,痰涎袭入也。

人参　元参　丹参　枣仁　天冬　麦冬　菖蒲　茯苓　茯神　当归
远志　五味　桔梗　半夏　生地　橘红　枳壳　柏仁　炙草　竹茹

原注　此天王补心丹合十味温胆法也。心血本亏,补心丹主之;痰涎袭入,十味温胆汤主之。

忠按　原注简明扼要。

湿热生痰,留于手足少阳之腑,累及心包,心惊胆怯,性急善忘,多虑多思,舌苔浊腻带黄,胸脘内热。清化为宜。

黄连温胆汤,加洋参、枇杷叶。

原注　舌苔浊腻带黄,加入黄连一味,苦燥化湿,再加洋参补阴,枇杷叶清肺,想必火旺之体,肺液必亏,且以救二陈之过燥也。

忠按　案云舌苔浊腻带黄,乃湿热之征,加枇杷叶清肺则可,与西洋参补阴生津,有助湿留邪之弊,不可轻投,宜慎用,若易大贝,清热化痰,似较妥善。

神蒙善忘,包络之病为多,然左寸脉息上浮,关部独带弦数,右寸与关,小而带弦,白苔满布,大便久溏,肢体无力,倦怠嗜卧。脾经之湿痰,被肝火所冲激,累及心包也。

藿梗　党参　於术　半夏　陈皮　香附　砂仁　木香　沉香　远志　枳壳　葛根　菖蒲　竹油

> 诒按　此必兼有胀满之候,故方中多香燥和脾之品,用葛根、藿梗,乃兼清暑湿之意。
>
> 忠按　白苔满布,湿蕴中宫,大便久溏,脾虚失运,而腹痛或胀满,乃言外之意。关部独带弦数,乃肝火冲激所致,宜加牡蛎、丹皮,始方顾及。

再诊　痰因湿酿,湿自脾生,脾若健运,则无湿以生痰,所患善忘等证,自可化为乌有。然则健脾一法,在所必需矣。

香砂六君子汤,加沙苑、远志、谷芽。

> 原注　苔白便溏,乏力嗜卧,皆脾倦见证,故用健脾化湿法。
>
> 忠按　善忘乃痰作祟,而痰乃脾湿生,故健脾实为治本之法。若见证治证者,读此案当有所醒悟也。

痰火门

胃为贮痰之器,上逆心包,轻则胸闷,重则神蒙。

导痰汤合温胆汤。

另白金丸。

> 诒按　此治痰蒙之正法也。在此证尚属轻剂。
>
> 忠按　神蒙是痰浊所致,宜加入菖蒲、远志、郁金之类,芳香化浊以开窍,似更有力。
>
> 又按　前人尚有肺为贮痰之器一说,与胃为贮痰之器并存可也。

曾经失血,现在内热吐痰,夜来大魇,脉来滑数,阴虚挟痰所致。

十味温胆汤,加麦冬、归身。

> 诒按　阴虚挟痰之证,用药最难恰好。十味温胆汤,即温胆汤去竹茹,加参、地、枣仁、远志、五味,治寒涎沃胆,胆寒肝热,心悸不寐。
>
> 忠按　案语脉来滑数,明示痰火扰神,方中麦冬、参、地、五味,若易元参、山栀、天竺黄、珍珠母,似较相宜。

痰饮门

积饮成囊。

平陈汤。

另丸方　茅术一斤　芝麻半斤　枣肉丸

如便血山栀汤下。

> 诒按　此病不易除根。煎丸两方，极为熨帖，特未识能奏肤功否？
>
> 忠按　此案即囊肿也，现代医学之肝囊肿、肾囊肿，皆属此类。若身体壮实者，不妨用甘遂甘草汤，或十枣汤，或控涎丹之类以逐饮，或可收效。

鼻血遗精，肺肾俱病，寒热盗汗，营卫并伤，必须大补为是。

无如脉息细弦，舌苔满布，二便失调，饮食不舒，脾家又有湿痰为患，先宜化湿健脾，再商补剂。

枳砂二陈汤，加乌梅、生姜。

> 诒按　方中乌梅一味，似不入格。查《医通》载二陈汤古方，本有乌梅，取敛护胃阴之意。先生用此，其意或在是乎。
>
> 忠按　若脾虚不运，则投补无门，治虚损者，必扶后天。

动则气喘，言则亦然，是下虚也，宜其俯仰不适矣。至于脘中拒按，隐隐作疼，筑筑而跳，脉息中部太弦，必有湿热痰浊交阻于胃，失下行为顺之常，未便独以虚治。

川贝　陈皮　茯苓　白芍　牛膝　海蜇　荸荠

另：水泛资生丸。

> 诒按　此必挟有痰饮，阻于中脘，宜从饮门用意。
>
> 忠按　脉息中部太弦，即关脉弦劲之谓，乃肝火旺盛，木横克土，痰热蕴中，故用药如是。察其苔必黄腻，方中川贝易大贝、再加瓜蒌皮、枇杷叶、黄芩、山栀之类，俟火降痰化，再补元纳气可也。

再诊　俯仰自如，渐通之兆。所见言动之气喘，脘腹之拒按，已日轻一日，大妙事也。动气攻筑，独不能除，且兼气坠少腹，卧则可安，此则非胃气之能降，而实脾气之不升也。

香砂六君丸合雪羹，加神曲。

诒按　立论精当明了。惟用药尚不甚得力。

忠按　动气攻筑，乃肾元虚亏，肝气横逆，亦似奔豚，所异者，气不上冲，而反下坠，宜用东垣补中益气法，加熟地、山萸肉、五味子、山药、巴戟天，川楝子等味，以脾肾双治，兼以泄肝，似更周到。

咳喘门

年逾古稀，肾气下虚，生痰犯肺，咳喘脉微，当与峻补。

金水六君煎麦、地、橘、夏、苓、草，合生脉散，加桃肉。

另：八仙长寿丸、肾气丸。

原注　补命门之火以生土，清其生痰之原，则肺之咳喘自宁。煎方金水六君煎以治脾肾，生脉以养肺，桃肉以补命门，其奠安下焦之剂，另用丸药常服，斟酌可谓尽善矣。

忠按　肾为水火之脏，八仙长寿丸以补肾阴，金匮肾气丸以补肾阳，此善后之法。

气喘痰升，胸痞足冷，是中下阳虚，气不纳而水泛也。已进肾气汤，可以通镇之法继之。

旋覆代赭汤去姜、枣，合苏子降气汤去桂、前、姜、枣，加薤白、车前、茯苓、枳壳。

诒按　于肾气后续进此方，更加旋、赭以镇逆，薤白以通阳，用意极为周到。

忠按　肾气汤中宜加五味子、蛤蚧尾以纳气归元，则更得力，此治本之法。继用之方，乃因痰升水泛，故改换为治标之法也。

交冬咳嗽，素惯者也。今春未罢，延及夏间。当春已见跗肿，入夏更增腹满，口燥舌剥，火升气逆，右脉濡数，左脉浮弦。风邪湿热，由上而及下，由下而及中，即经所云：久咳不已，三焦受之，三焦咳状，咳而腹满是也。际此天之热气下行，小便更短，足部尚冷，其中宫本有痞象，亦从而和之为患，用药大为棘手。姑拟质重开下法，佐以和胃泄肝之品。

猪苓　鸡金　白术　石膏　寒水石　雪羹　肉桂　枇杷叶

原注　风邪归并于肺，脾气素虚者，由肺而陷入于脾，尚是一线，加以口燥舌剥，阴虚有火之证，方则极妙，未识效否？

诒按　病情纷错，实难着手，以桂苓法增减出之，已属苦心经营，特于痞满一层，尚恐与两石有碍,方中茯苓、滑石,似不可少。

忠按　案云和胃泄肝,似宜加川楝子、青皮、陈皮黄精煮水制;而口燥舌剥,即光苔无津也,宜加石斛、知母,以制肉桂之热,否则肉桂助火伤阴,不相宜也。

寒热后,咳嗽痰浓,头痛口渴,舌红脉数,大便溏泄,冬温之邪郁于肺分,而从燥化,当泄之清之。

葳蕤汤葳蕤、石膏、青木香、薇、麻、芎、葛、羌、草、杏。

原注　此冬温咳嗽也,麻杏开泄外罩之凉风,羌活、葛根佐之,石膏清内伏之温热,白薇、玉竹佐之。冬温必头痛便泄,青木香治便泄之药也,病比伤寒多一温字,方比麻黄去桂枝一味,加入石膏以治热。有因方成珪,遇圆为璧之妙。

诒按　此病既见痰浓口渴,则已有邪郁化热之征。方中羌、防、葛根,似宜酌用。

忠按　舌红脉数,已显露冬温化燥之象,辛温伤阴之品,皆不宜用。叶天士、薛生白、吴鞠通、王孟英等温病大家,已言之在先,若勤学诸家学说,则可了然于胸矣。

又按　冬温便泄,乃热邪有外出之机,切不可止。方中麻黄、羌活,辛温之品,若易大贝、桑皮以清泄,似较妥切。

寒必伤营,亦必化热,咳嗽不止,呕吐紫血,咽中干痛,苔白边青,脉紧而数,近更咳甚则呕,气息短促,肺胃两经,皆失其清降也。郁咳成劳,最为可怕。

荆芥　杏仁　紫菀　桑皮　地骨皮　苏子　麦冬　金沸草　玉竹

忠按　案语呕吐紫血,似宜止血化瘀,加丹皮炭、三七、乌贼骨之类,更合病情。

再诊　白苔已薄,舌边仍青,痰出虽稀,咳逆未止,观其喘急呕逆,多见于咳甚之时,正所谓肺咳之状,咳而喘;胃咳之状,咳而呕也。

桑皮　骨皮　知母　川贝　淡芩　浮石　桔梗　甘草　紫菀　麦冬
芦根　莱菔汁

原注　风寒之邪,郁于肺胃,久而化火,遂至见血,先用金沸草散、泻白散以搜剔其邪。第二案,即加入芦根、知母,清营中之热,用法转换,层次碧清。

诒按　此证先曾吐瘀,加之舌边色青,似有瘀血郁阻,方案中何以并不理会及此。

忠按　原注云:清营中之热,其营字当为气字,显系笔误。否则加芦根、知母,乃清气分之热,不合拍也。仲景白虎法早有明训。而舌边青乃肝寒而瘀,黄芩易炮姜如何?

伤风不醒,咳嗽呕恶,所见之痰,或薄或浓,或带血色,左关脉独见浮弦且数,小有寒热。此损证之根也,千金法治之。

苏叶　党参　川连　乌梅　橘红　川贝　柴胡　杏仁　桑皮　地骨皮

> 原注　用柴前连梅煎意，千金法也。咳嗽由来十八般，只因邪气入于肝，即是此方之歌诀。此方效，转方加竹茹一味。
>
> 诒按　弦数独见于左关，故知其病专在肝。
>
> 忠按　伤风不醒易成劳，关脉弦数，小有寒热，故用古方柴前连梅煎法，然乌梅虽能柔肝，性却收敛，外邪清者方可用之。苏叶辛温走肺，若易桑叶辛凉入肝，似更合拍。

咳嗽吐出青黄之痰，项强恶风音烁，寒热分争，是名劳风。服秦艽鳖甲而更甚者，当进一层治之。

柴前连梅煎柴胡、前胡、黄连、乌梅、薤白、猪胆汁、童便、猪脊髓。

附：秦艽鳖甲煎秦艽、鳖甲、地骨皮、柴胡、青蒿、归身、知母、乌梅。

再诊　进前方咳嗽大减，所出之痰，仍见青黄之色，身热虽轻，咽中苦痛，脉形弦细数。风邪未尽，中下两虚，制小前方之外，参入猪肤法，一治身热，一治咽痛。

柴前连梅煎合猪肤汤，加党参、花粉。

> 忠按　青黄之痰乃劳风之的证，而柴前连梅煎是治劳风的效方。读此案能不信乎？

咳嗽时盛时衰，粉红痰后，变为青黄，劳风之根也。

柴胡　前胡　乌梅　川连　薤白　童便　猪胆汁　猪脊筋

> 诒按　童便易秋石甚妙。
>
> 忠按　猪脊筋即猪脊髓。此方即柴前连梅煎原方，一味都没有变动，治劳风有特效，已被临床实践，一再证明，并非空谈。难怪前人云，效不更方也。

再诊　进劳风法，咳嗽大减，红痰亦无，但痰色尚带青黄，左关脉息弦硬不和，肝胆留邪，容易犯胃俞也。毋忽。

麦冬　沙参　淡芩　炙草　白芍　川贝　青黛　广皮

> 原注　此方极玲珑，先生用之每灵。大约风喜伤肝，风郁于肝，久而不出，必有青黄之痰，所谓劳风是也。
>
> 诒按　先生案中，治劳风一证，必用柴前连梅煎，自云法本《千金》，用之神效。查《千金方》所载劳风治法，及所叙病原，与此不同。即所用之柴前连梅煎，仅见于吴鹤皋《医方考》，《千金方》中并无此方，先生偶误记耳。
>
> 忠按　柳氏执医，作风严谨，一丝不苟，指出柴前连梅煎出自医方考，而不是千金万，真乃后学楷模。不因先生系杏林高人，而随波逐流矣。

右脉弦滑而数,滑为痰,弦为风,风郁为热,热郁为痰,阻之于肺,清肃不行,咳嗽自作。

金沸草　前胡　半夏　荆芥　甘草　赤苓　川芎　枳壳　紫菀　杏仁
桑白皮　蒌皮　竹沥

> 原注　方中芎枳二味,是升降法也。必有一团寒风化热,郁闭于肺,用芎之升,枳之降,以挑松其火。若火重者不可用,有阴火者更不可用,恐火升则血易动耳。
>
> 诒按　此金沸草散去麻、芍,加芎、枳以挑动之,菀、杏以宣泄之,桑、蒌以清降之。细玩其加减,可识其心思之细密,用意之周到矣。案语亦简练老洁。
>
> 忠按　川芎乃血中气药,能上行至巅顶,故谓之升,枳壳乃苦温行气,能下行至脘腹,故谓之降。仅风寒郁肺化热,乃寒包火,用此二药以升降,则寒开而火亦易消灭。原注与柳评,不可不看,细心揣摩,必有收获。

晨起咳嗽,劳倦伤脾,积湿生痰所致。久而不已,气喘畏风,金水因此而虚,补中寓化,一定章程,现在身热口干苔白,脉息细弦而紧,紧则为寒,寒风新感,必须先治新邪,权以疏化法。

香苏饮合二陈,加枳壳、桔梗、杏仁、通草。

又接服方:麦门冬合二陈,加旋覆、冬术、牛膝。

> 诒按　此即六君加麦冬、旋覆、牛膝也。恰合脾虚有湿痰,而伤及金水者之治。
>
> 忠按　急则治其标,缓则治其本。案云新感风寒,当以发散为先,新邪解后,方可接治其虚,仲景早有明训。先生先治新邪,继则补中寓化,符合常理。

《内经》云:秋伤于湿,冬生咳嗽。喻氏改作秋伤于燥,冬生咳嗽。岂知初秋之湿,本从夏令而来,原为正气,若论其燥,则在中秋以后,其气亦为正令,二者相因,理所固然,势所必至。仲景早已立方,独被飞畴看破,今人之用功不如古人上远矣。

麦冬　半夏　甘草　玉竹　紫菀　泻白散

> 原注　此麦门冬汤也。先生以肺燥胃湿四字提之,故此案以燥、湿二字为言。
>
> 忠按　初秋多湿,中秋多燥,时令使然。方中泻白散,由地骨皮、桑白皮、甘草三味组成,乃泻热保金之品,而半夏性燥,不如易川贝润肺为妥,乃因时令由湿转燥故也。

去冬咳嗽,今春寒热,至秋令而咳嗽或轻或重,惟喉痒则一,所谓火逆上气,咽喉不利,此等证是也,最易成劳,未可以脉未促,气未喘,为足持。

麦门冬汤合泻白散,加橘红、茯苓、甘草、玉竹。

再诊　内热已除,咳嗽亦减,气火之逆上者,渐有下降之意,静养为佳。前方加枇杷叶。

> 原注　此病必有舌苔,而不夜咳,所以与四阴煎证有异。
>
> 忠按　案语火逆上气而喉痹,橘红易土牛膝,既可利咽,又能引逆下行,似较允当。

肺经咳嗽,嗽则喘息有音,甚则吐血,血已止,咳未除,右寸脉息浮弦,弦者痰饮也,良以饮食入胃,游溢精气,上输于脾,脾气散精,上归于肺;而肺气虚者,不能通调水道,下输膀胱,聚液为痰,积湿为饮,一俟诵读烦劳,咳而且嗽,自然作矣。补肺健脾,以绝生痰之源,以清贮痰之器。

麦门冬汤合异功散,加薏仁、百合。

> 原注　此曲曲写出痰饮之所由来。用二陈以化痰,佐以薏仁,用麦冬以养肺,佐以百合,用白术以健脾,佐以党参,味味切当熨帖。看似寻常,实是功夫纯熟之候。
>
> 诒按　以上数案,均是麦门冬汤证,乃燥湿互用之法。
>
> 忠按　案语运用《内经》旨意,出神入化,治法亦炉火纯青。

附录 咳嗽证治括要

咳者,和谐声也。其音开口而出,仿佛亥字之音,故有声无痰为咳;嗽则如水之灌漱,然有物在喉,漾漾欲出,故从口从敕,后人遂以有痰为嗽。然则咳嗽之病,胡从生也,曰:病有万变,要不出内伤外感两端。请先明外感,外感者,风、寒、暑、湿、燥、火,六者尽之。论其常,则各主一时为病;论其变,则四时皆可以受六淫之邪,今则即风寒论,感风者,鼻塞、身重、恶风、清涕,此证也;左脉浮弦,此脉也。感寒者,恶寒、体痛、发热、脉紧,此寒之证与脉也。而风之中,又有辨,春则为温风,肝木用事,受风者,必伤肝,而又有中血中气之别,风伤卫,则芎苏饮;夏则为热,热伤心包,而亦有凉热之别,凉风、香薷饮,热风、鸡苏散;秋为凉风,伤肺,败毒散,金沸草散;冬为寒风,伤膀胱,桂枝厚朴杏仁汤,麻黄汤;倘冬时天热而感寒风,则当用葳蕤汤,阳旦汤(见后文小字忠按),此冬温之邪也。惟秋分以后少暑湿,春夏无燥气。他如先伤风,而后伤热,为热包寒,葳蕤汤;肺素热而感寒风,为寒包热,金沸草散;一嗽而痰出稠黏者,脾湿胜,二陈之类,连嗽无痰者,肺燥甚,清燥救肺汤,此皆外感咳也。言风一端,而六气可类推矣。

若夫内伤,大法惟痰饮、津伤两种。痰饮多阳虚,津伤多阴虚。其阳虚痰饮尚浅者,六安二陈之类;有火者,温胆汤;夹阴虚者,金水六君煎;阳虚甚,兼夹痰火不可攻者,玉竹饮子,咸降法;喘者,降气汤、贞元饮,此阳虚痰饮一端也。他如阴虚者,阴火易于上升,胃气不清者,麦门冬汤;曾见血者,四阴煎;痰多而浓,无胃气者,六君子汤;痰少而嗌干,胃气未绝者,六味丸、都气丸、八仙长寿丸;此粗举内伤之一端也。此外又有劳风一门,咳吐浊涕青黄之痰,由劳碌伤风,恋而不化,最为难治,浅者,秦艽鳖甲,表虚多汗者,黄芪鳖甲,深则柴前连梅煎,千金法(忠按:柳氏考证此方为《医方考》方,以知源头,而非出自千金。言先生误记)也,此皆劳风之治也。至于芎、枳二味,以治寒郁化火之咳,合二母以泻肺之母,泻白散,以清泄肺脏;四物桔梗汤,以引清血分皆在所常用也。似某证某方,条分缕析,须平日有格致功夫。观先生临证之方,似乎夹杂,合之病人之证,则无一味可以增减。先生尝曰:吾门之病,如时文,割截、隔章、隔节之题,他人无处下手,左支右绌,余能以心思灵空,贯串合凑一方,令病安稳,此无他,外感多与内伤同,病内伤,每因外感而发,更遇杂药乱投之医,治丝而棼,愈难就绪,治此者,不能不兼采众方,就中另出一方,其立方之意,在案中宣露明白，噫！执此意，以寻先生之门径，思过半矣。

> 忠按　阳旦，成无己云：桂枝汤之别名也，此说有误，《伤寒杂病论》(桂林古本)没有阳旦汤，只谈阳旦证，其方有二：一是地黄半夏牡蛎酸枣仁汤，一是竹叶石膏黄芩泽泻半夏甘草汤。可见千百年来的误传，得到了纠正，从而还原仲景方的真面目。
>
> 又按　外感内伤之咳嗽，论治不外如此，若初学者，循此门径，自能登堂入室也。

失血门

饮食入胃，游溢精气，上输于脾，脾气散精，上归于肺，通调水道，下输膀胱，水精四布，五经并行，合于四时五脏，阴阳揆度，以为常也。此乃饮归于肺，失其通调之用，饮食之饮，变而为痰饮之饮。痰饮之贮于肺也，已非一日。今当火令，又值天符相火加临，两火相烁，金病更甚于前。然则痰之或带血，或兼臭，鼻之或干无涕，口之或口且燥，小水之不多，大便之血沫，何一非痰火为患乎？

旋覆花　桑皮　川贝　橘红　浮石　炙草　沙参　茯苓　麦冬　竹叶
丝瓜络

> 诒按　此证乃素有浊痰郁热，壅结熏蒸于内，再受时令火邪，熏灼肺胃所致。如此立论，似亦直截了当，何必用饮食入胃，及天符相火，如许大议论耶？可参用苇茎汤。
>
> 忠按　柳评精当，先获我心。

再诊　接阅手书，知咳血、梦遗、畏火三者，更甚于前，因思天符之火，行于夏时，可谓火之淫矣。即使肺金无病者，亦必暗受其伤，而况痰火久踞，肺金久伤，再受其外来之火，而欲清肃下降也，难矣。肺不下降，则不能生肾水，肾水不生，则相火上炎，此咳逆梦遗之由来也。至于畏火一条，《内经》载在阳明脉解篇中，是肝火乘胃之故。法宜泻肝清火，不但咳血、梦遗、畏火等证之急者，可以速平，而且所患二便不通，亦可从此而愈。悬而拟之，未识效否？

鲜生地　蛤壳　青黛　桑皮　龙胆草　川贝　地骨皮　黑栀　竹叶
大黄盐水炒

> 忠按　案语泻肝清火，方中之桑皮易丹皮，似更恰合。

三诊　阳明中土，万物所归，现在肝经湿热之邪，大半归于阳明，以著顺乘之意，而逆克于肺者，犹未尽平。所以睡醒之余，每吐青黄绿痰，或带血点，其色非紫即红,右胁隐隐作痛,脉形滑数,独见肺胃两部,宜从此立方。

小生地　桑皮　羚羊角　阿胶　冬瓜子　薏仁　蛤壳　川贝　杏仁
忍冬藤　青黛　功劳露　芦根　丝瓜络

> 原注　肝经久病,克于土者,为顺乘,犯于肺者,为逆克。
>
> 诒按　前方实做,不若此方之空灵活泼也。
>
> 忠按　根据五行学说,肝属木,脾属土,木克土为顺;肺属金,金当克木,反被木所制,故而为逆。案云滑数脉独见肺胃两部者,乃指右寸及关而言,后学须知。

四诊　痰即有形之火,火即无形之痰,痰色渐和,血点渐少,知痰火暗消,大可望其病愈,不料悲伤于内,暑加于外,内外交迫,肺金又伤,伤则未尽之痰火,攻逆经络,右偏隐隐作疼,旁及左胁,上及于肩,似乎病势有加无已,细思此病,暑从外来,悲自内生,七情外感,萃于一生,不得不用分头而治之法,庶一举而两得焉!

桑皮　骨皮　知母　川贝　阿胶　枳壳　金针菜　姜黄　绿豆衣　藕汁
佛手

> 原注　痰带血点,鼻干口燥,小水不多,大便血沫,总属痰火为患。第一方用清金化痰不效。第二方案加咳血梦遗畏火三证,归于肝火,一派清肝,略加养胃。第三方从肺胃立方,略佐清肝之意。第四方全以轻淡之笔,清暑化痰。
>
> 诒按　统观前后四案,议病用药,均能层层熨帖,面面周到,于此道中自属老手。惟所长者,在乎周到稳实;而所短者,在乎空灵活泼,此则囿于天分,非人力所能勉强矣。第一方就病敷衍,毫无思路。第二方清泄肝火,力量颇大。第三、四方用药空灵不滞,是深得香岩师心法者。
>
> 忠按　纵观四案,乃痰热内蕴,木火焚扰,肺金被灼,兼有肝郁,故用药如是。柳氏谓先生深得天士之心法,今查阅叶案,则知其言之有据,体现出学者风范。

咳嗽而见臭痰络血,或夜不得眠,或卧难着枕,大便干结,白苔满布,时轻时重,已病半年有余。所谓热在上焦者,因咳为肺痿是也。左寸脉数而小,正合脉虚数者为肺痿之训。而右关一部,不惟数疾,而且独大独弦独滑,阳明胃经,必有湿生痰,痰生热,熏蒸于肺,母病及子,不独肺金自病,此所进之药,所以始效而终不效也。夫肺金属虚,胃病属实,一身而兼此虚实两途之病,苟非按部就班,循循调治,必无问愈之期。

紫菀一钱　麦冬二钱　桑皮半钱　地骨皮半钱　阿胶一钱　薏仁五钱
忍冬藤一两　川贝半钱　蛤壳一两　橘红一钱　茯苓三钱　炙草三分

诒按　论病选药，俱极精到。此方亦从苇茎汤套出，可加芦根。

忠按　肺痿有寒热之别，肺痿吐涎沫属寒者，用《金匮》甘草干姜汤；而咳吐臭痰属热者，则用《千金》苇茎汤，治分两途。

又按　咳嗽臭痰，肺叶败腐，可加羊乳以清金化腐，似更有力(此羊乳，又名四叶参、山海螺，并非母羊之乳也)亦可用鱼腥草或金荞麦治之。

前方加水飞青黛三分。

三诊　右关之大脉已除，弦滑未化，数之一字，与寸相同，湿热痰三者，尚有熏蒸之意，肺必难于自振。

前方加大生地蛤粉炒，三钱，沙参三钱，蜜陈皮一钱。

四诊　迭进张氏法，肺金熏蒸，日轻一日，金性渐刚，颇为佳兆。然须振作，以著本来之清肃乃可。

前方去薏仁，加麻仁。

五诊　夜来之咳嗽，尚未了了，必得肺胃渐通乃愈。

前方去蛤壳、茯苓，加川斛、百合。

六诊　肺虚则则易招风，偶然咳嗽加剧，而今愈矣。脉数右寸空大，阴气必虚，自当养阴为主，然阳明胃经，湿热熏蒸之气，不能不兼理之。

前方去百合，加知母。

忠按　阳明湿热，不知用何药理之？知母若易黄芩、生白术，似更恰当。

七诊　右脉小中带数，肺阴不足，肺热有余，其所以致此者，仍由胃中湿热熏蒸也。

前方加丝瓜络、冬瓜仁、苇茎。

忠按　先生明知此证乃胃中湿热熏蒸，为何不对证下药？令人惑而不解。

八诊　肺属金，金之母土也。胃土湿热未清，上焦肺部焉得不受其熏蒸，所谓母病及子也。肺用在右，右胸当咳作疼，未便徒补，必使其清肃乃可。

前方加薏仁、杏仁。

九诊　来示已悉，因思动则生火，火刑于金则咳逆，火入于营则吐血，此十七日以后之病，失于清化，以致毛窍又开，风邪又感，咳嗽大作，欲呕清痰，血络重伤也。事难逆料，信然，悬拟以复。

桑皮　地骨皮　杏仁　甘草　淡芩　茅根　知母　川贝　苇茎　忍冬藤

两剂后去淡芩，加麦冬、沙参、生地。

又丸方　大生地　白芍　丹皮　泽泻　沙参　茯苓　山药　麦冬　阿

胶,用忍冬藤十斤煮膏蜜丸。

> 原注　此病道理,尽具于第一案中,先生平日所言,起手立定根脚,以下递如破竹。大约此病,拈定胃火熏蒸四字,方中得力,尤在忍冬藤一味。
>
> 忠按　案至此,先生始悟欲清火非黄芩不可,其所以迟迟难下笔者,受肺阴不足所困惑,故两剂后仍减黄芩,加养阴之品,足可证明。倘若火未清者,芩宜继用,麦冬等味,不可遽投,以防湿中有火,病不易解。

宿积黑血,从吐而出,胸之痞塞少和,肺之咳嗽略减,是瘀血也。从上出者为逆,究非善状。

瘀热汤旋、降、葱、草、枇叶,参三七磨冲。

> 诒按　可加酒炙大黄炭数分,研末冲服,以导血下行。
>
> 忠按　柳氏加味极妙。

再诊　所瘀之血,从下而行,尚属顺证,因势导之,原是一定章程。

当归　丹参　桃仁　灵脂　蒲黄　茯神　远志

> 诒按　仍宜加牛膝、三七等导下之品。
>
> 忠按　方中蒲黄宜炒炭,止血化瘀尤好,若用生者,则活血行瘀矣,后学须知。
>
> 又按　方药既效,大都效不更方,不知先生为何不用,而另辟曲径?

昨日所溢之血,盈盈成块而来,无怪乎其厥矣。幸得厥而即醒,夜半得寐,其气稍平。今日仍然上吐,脉来芤数,火升颧红,咳逆时作,大便不爽而黑。阳明胃腑必有伏热。防其再冒再厥。

犀角地黄汤,加三七、牡蛎、龟板、枇杷露。

> 诒按　此与下条,皆木火亢盛,阴血沸腾之证。
>
> 忠按　论治血证,仲景为开山鼻祖,其治实热吐血,用泻心汤;虚寒吐血,用黄土汤。先生却选《千金》犀角地黄汤,乃因脉来芤数,阴虚火升之象,故用凉血滋阴以泻火,灵动之至,可谓择其善而从之。后学者宜从中领悟也。
>
> 又按　犀牛是世界珍稀保护动物,犀角已不可得,可用大剂量水牛角代之。

久嗽失血,鲜而且多,脉数左弦,苔黄心嘈,金受火刑,木寡于畏,以致阳络被伤也,防冒。

犀角地黄汤,加二母、侧柏叶。

另归脾丸。

原注　吴鹤皋曰：心、火也，肺、金也，火为金之畏，心移热于肺乃咳嗽，甚则吐血面赤，名曰贼邪。是方也，犀角能解心热，生地能凉心血，丹皮、芍药性寒而酸，寒则胜热，酸则入肝。用之者，以木能生火，故使二物入肝而泻肝，此拔本塞源之治。

忠按　脉数左弦，则示肝火旺盛，血热妄行，汤方中宜加焦栀、黄芩，似更熨帖。而丸方用归脾以温摄，犹如火上加薪。不如易六味地黄丸滋水以涵木，似较妥善。

阳络频伤，胸前窒塞，咳逆不爽，舌红苔黄，脉形弦数。此系瘀血内阻，郁而为热，肺胃受伤，极易成损，慎之。

旋覆　猩降　葱管　芦根　枇杷叶　忍冬藤　苏子　桑皮　川贝　知母　广郁金　参三七　竹油　地骨皮

原注　前五味名瘀热汤，是先生自制之方，治瘀血内阻，化火刑金而咳，不去其瘀，病终不愈，此为先生独得之秘。

诒按　合二母泻白以清肺，佐苏、郁、三七以通痹，立方周到之至。

忠按　先生深得仲景用药之旨，慧眼独识《金匮》旋覆花汤以化瘀通气，加芦根、枇杷叶以兼清肺热，一变而为瘀热汤，可师可法。案语阳络频伤，方中尚可再加丝瓜络、归须，以活血通络，似更贴切。猩降已不可得，拙意可用茜草代之。

脘胁痞结作痛，形寒如疟，苔浊不纳，渴欲热饮，神情惫之。此血络凝泣，湿邪附之欲化热，而未能透出也。

瘀热汤，加香附、川连、归须、青皮、白芍、橘络。

忠按　案语苔浊不纳，渴欲热饮，不仅中焦有湿，且已寒化，故方中川连易炮姜，则血络寒凝，始可松动，更何况其形寒乎。

瘀血先阻于中，一经补味，胸中遂痞，紫黑之血，从此而来。

瘀热汤，加郁金汁。

原注　此方大效。

诒按　再加三七磨冲，更妙。

忠按　贫者可用童便，或迴龙汤（自己小便）【上述均须弃头斩尾，采取中段尿】，止血化瘀，亦有神效，真乃妙法也。

虚损门

痧子之后，咳嗽四月，颈旁疬串，咳甚则呕，纳少形瘦，肤热脉细。想是余邪内恋，阴分大虚，欲成损证也。

四物汤　加香附　川贝　元参　牡蛎　麦冬　苏子一本作苏叶

> 诒按　方中元参、牡蛎为项疬而设，无此证者可减也。
>
> 忠按　此方之芎、归，若易青蒿、竹茹如何？

温邪发痧之后，咳嗽失血，血止而咳嗽不减，所吐之痰，或黄或白，或稠或稀，舌质深红，其苔满白，喉痒嗌干，脉弦带数，渐作痧劳之象。

四物汤　加紫菀　桑皮　地骨皮　川贝　知母　前胡　淡芩

> 原注　此痧后余邪，留恋营分，而成咳也。先生尝云：余自制两方，一为痧热汤，一为此汤，尚未立名，以治痧后咳嗽极效。盖四物是血分引经之药，将温散化痰之品，纳入其中，引入营血中，散邪清热，每用必灵。此可悟用四物之法。
>
> 忠按　舌质深红，脉弦带数，显系木火灼营，治宜清营凉血，川芎、当归、紫菀，皆温性之品，与脉证不合，若易元参、银花、丹皮，似更合拍。

咳嗽五月有余，黄昏为甚，肌肉暗削，肢体无力，容易伤风，或头胀，或溺黄。总由阴分下虚，浮火挟痰上扰所致。

四物桔梗汤四物加桔、柏　加桑皮　地骨皮　川贝　知母　甘草　青黛
蛤壳　枇杷叶

> 原注　此方之眼，在咳嗽黄昏为甚，毕竟风邪陷入阴分为剧，余目睹效者甚多。
>
> 诒按　此四物合泻白，加二母、蛤、黛法也。
>
> 忠按　案云容易伤风，揣测其言是指正气已虚，并非真已伤风，故无须疏散。再说咳嗽黄昏为甚，乃指邪已由阳入阴，治宜四物入阴作引，更加二皮、二母、黛、蛤、桔、甘等味，以清金化痰。先生乃杏林中之佼佼者，非浅学者能道其只字。

金能克木，木火太旺，仅侮肺金，金脏尚受木克，则其吸取肾水，疏泄肾精，更属易易。此梦遗咳嗽之所由作也。

天冬　生地　党参　黄柏　甘草　砂仁　白芍　龙胆草

原注　此三才封髓丹加白芍、龙胆也。其人面必黑瘦，有一团阴火炽甚，克肺伤肾，用之极效。

诒按　此方以清泄肝火为主，竟不兼用肺药，所谓治病必求其本也。

忠按　有梦而遗，每多相火扰精；无梦而泄，则属精关不固，二者有虚实之别。此方清泄相火，虽未言其实证，而意却在其中。

子后咳嗽，天明而缓，脉形弦数，声音不扬，肝胆之火未清，金受其刑，水必暗亏也。

补肺阿胶汤合四阴煎泻白散，加川贝、青黛、海浮石、橘红、竹茹。

诒按　此与前案，均属木火刑金之证。前方治肝而绝不及肺，想因咳势不甚，而下注遗泄之证却急，故用药如彼。此证则咳甚音低，肺金受损已深，故于清火之中，偏重补肺，观乎此，而临证用药之权衡可识矣。

忠按　夜半之后咳嗽，而脉弦数，明系肝火灼肺，肺金亏损，故于方中清火以抑肝，滋阴以补肺，肝肺同治，法极完备。

咳嗽失血，音烁咽干，近来小有寒热，头痛喉疼，脉浮促而数。肺阴久伤，又兼燥气加临，补肺之中，当参以辛散。

补肺阿胶汤，加桑叶、枇杷叶。

忠按　案云当参以辛散，所加桑叶甘苦寒、枇杷叶苦平，何以辛散？若易薄荷、桔梗以辛散，似较合拍。

再诊　头痛咽疼已，寒热亦轻，新受之燥邪，渐得清散。无如金水两虚，失血久嗽，音烁嗌干等证，仍如损象，即使静养，犹恐不及。

四阴煎合泻白散，加川贝、杏仁、阿胶、茯苓、石决明。

原注　此病肺脏已损，再受燥邪，小有寒热，头痛咽疼，是其的据。先用补肺阿胶汤，以其中有牛子、杏仁、加桑叶、枇杷叶，去其燥邪外证，后用四阴煎加味，以图其本。

忠按　案云金水两虚，方中用石决明，不知何意？

阳络频伤之后，咳嗽痰浓，内热嗌干，脉芤数，左关独弦，此肝火刑金，金气不清之候，容易成损，慎之。

四阴煎，加二母、羚羊。

另琼玉膏地、冬、参、蜜、沉香、珀。

> 原注　肝火刑金，于左关独弦见之，所以四阴更加羚羊。
> 忠按　欲平肝火，丹皮、焦栀之类，似可考虑。

失血后，咳嗽梦遗，脉数左关弦急。必有肝火在里，既犯肺金，又泄肾气也。久延势必成劳。

四阴煎，加陈皮、川贝、海浮石、青黛、龙胆草、六味汤。

> 原注　肝火上下交征，故加龙胆以泄之。
> 诒按　六味汤，想系转方增入者，但其中有萸肉之酸温，专补肝阳，尚宜酌用。
> 忠按　脉数左关弦急，肝火旺盛，上灼肺金，下耗肾水，故陈皮之燥，萸肉之温，用之不宜，若易元参、生牡蛎降火潜阳，较为适合。
> 又按　前数案中之四阴煎，经查阅，皆引用于《景岳全书》新方八阵之补阵，方由生地、麦冬、白芍、百合、沙参、生甘草、茯苓七味组成，为保肺清金之剂。今说明，使后学者，知其来龙去脉。

失血久咳，阴分必虚，虚则不耐热蒸，食西瓜而稍退，脉数左弦，唇干苔白，色滞溺黄，加以咽痛，久而不愈，想是水不涵木，阴火上冲，胃气不清也。势欲成劳，早为静养，以冀气不加喘，脉不加促，庶几可图。

生地　白芍　茯苓　泽泻　丹皮　花粉　元参　甘草　猪肤　青蒿露
枇杷叶露

> 忠按　苔虽白而舌必红，方为阴虚火旺之凭据，而脉数左弦，木火嚣张，更可作的证。

再诊　浊痰虽少，咳逆仍然，阴分之火上冲于肺，肺属金，金受火刑，水之生源绝矣。能不虑其脉促气喘乎？知命者，自能静以养之。

八仙长寿丸　加元参　阿胶　陈皮　甘草　枇杷叶露

> 忠按　失血久咳，阴分已伤，陈皮性燥，不可不慎。非用不可者，宜仿《慎柔五书》虚损秘诀："煎去头煎不用，止服第二煎第三煎，此为养脾阴秘法也。"又曰："盖煮去头煎，则燥气尽，遂成甘淡之味，淡养胃气，微甘养脾阴。"由此可见，陈皮辛苦之味，若采用养脾阴之黄精煎水煮之后，润去燥气，加入上方，头煎不用，二煎则燥气尽，仅剩平淡微甘之味，既养胃气，又养脾阴，三煎亦然。周氏之虚损秘诀真乃妙法，实乃传人之真谛。

三诊　咳嗽夜来，有或重或轻之象，想是阴火，静躁不同耳。
前方加洋参　龟板　杏仁

> 忠按　咳嗽夜作,阴火作祟,治当滋阴降火,若采用四阴煎生地、麦冬、白芍、百合、沙参、生甘草、茯苓。加二母、元参、桑皮、黛蛤散之类,不知能应手否? 仅供参考。

四诊　所进饮食,不化为津液,而变为痰涎,一俟水中火发,咳嗽作焉,权以化法。

玉竹饮子玉竹、苓、草、桔、橘、苑、贝、姜,合麦门冬汤加百合、款冬。

> 原注　前两方,六味加减法也。脉数左弦,咽痛,水不涵木,阴火上冲。惟苔白二字,为胃气不清之证。此病头绪甚繁,方中一一还他的对之药。
>
> 诒按　此等证,本无必效之方,似此斟酌妥帖,即使难期必效,亦觉心苦为分明矣。
>
> 忠按　此证已为虚损,原不易治,若能平素注意摄养,亦可带病延年。

脉形细数,细属阴亏,数为有火,火上刑金,水即绝其生源,未可以咳嗽小恙目之。幸而气息未喘,脉象未促,如能静养,犹可以作完人。

生地　麦冬　沙参　石决明　地骨皮　桑皮　阿胶　枇杷叶露

> 诒按　此清滋金水两脏之平剂。但患阴虚而不挟别项邪机者,可仿此调之。
>
> 忠按　案云脉象细数,则示阴虚火旺,阴火灼金而咳嗽,故投滋水清金之方,拟再加玉竹、元参之类,似更得力。若兼有时邪者,断不可用,以防闭门捉盗,而病难愈。

下卷

呕哕门

上焦吐者从乎气,气属阳,是阳气病也。胸为阳位,阳位之阳既病,则其阴分之阳更属大虚,不言而喻。恐增汗喘。

吴萸　干姜　人参　川附　茯苓　半夏　木香　丁香　炙草　饴糖　食盐　陈皮

再诊　进温养法,四日不吐,今晨又作。想是阳气大虚,浊阴上泛。究属膈证之根,不能不虑其喘汗。

前方去干姜,加当归、生姜。

原注　阳气大虚,浊阴上泛,此病之枢纽也。吴茱萸汤补胃阳,佐以熟附、丁香,温之至矣;辅以二陈燥其痰,饴糖去其垢,更加炙草以和中,食盐以润下,用意极其周密。

食则右胁下痛,痰自上升,升则得吐而安,右脉弦滑,左关坚急,寸部独小。此心气下郁于肝经,脾弱生痰为膈。放开怀抱,第一要义。

旋覆代赭汤去姜　加生於术　白芥子　炙草　广皮　竹油

另丸方六君子汤　加当归　白芍　生地　苁蓉　沉香　白芥子　竹油

姜汁泛丸

原注　心气下郁,脾弱生痰,方中於术、干姜、二陈、竹油,补脾化痰之药也;更有白芥子消膜外之痰,旋覆花开心气之结,赭石镇肝气之逆,用意层层都到。

忠按　右胁疼痛,是肝郁失疏,左关坚急,已示其端倪。赭石镇肝而不能疏肝,若易郁金,似更贴切。

食则噎痛,吐去浊痰而止,胸前常闷,脉象弦滑,舌苔满白,肌肉瘦削之人,阴血本亏,今阳气又结,阴液与痰浊交阻上焦,是以胃脘狭窄也。久则防膈。

干姜　薤白　炙草　杵头糠　神曲　丁香　木香　熟地　白蔻仁　归身　白芍　沉香　牛黄　竹油

再诊　胸前所结之邪，原有化意，无如阴之亏，阳之结，尚与前日相等，非一两剂所能奏效。

干姜　薤白　炙草　茯苓　丁香　木香　陈皮　麻仁　旋覆花　代赭石　归身　白芍　杞子　牛黄　竹油

> 诒按　此气结痰阻之证，用药极周到。
>
> 忠按　此案先生意识到胃脘狭窄，与现代医学之食管癌，极为相似，由于当时没有先进设备检查，实属不易。先生虽苦心经营，却很难收效。前贤徐灵胎云，年过五十不治，可谓经验之谈。近代在对证治疗的基础上，再加活血化瘀，消癥抗癌之药，如白花蛇舌草、桃仁、红花、三棱、莪术、半枝莲、喜树等，有可能提高疗效。

嗜酒中虚，湿热生痰，痰阻膈间，食下不舒，时欲上泛，年已甲外，营血内枯，气火交结，与痰相并，欲其不成膈也，难矣。

七圣散　加归身　白芍　薤白　代赭石　藕汁　红花

> 原注　嗜酒者必多湿热，须用竹茹、连、蔻，又易挟瘀，参入藕汁、红花、薤白，辛而兼滑又是一格。绝去温热刚燥之品。先生曰：惟善用温药者，不轻用温药，信然。

向患偏枯矜左，左属血，血主濡之。此偏枯者，既无血以濡经络，且无气以调营卫，营卫就枯，久病成膈，然一饮一食，所吐之中，更有浊痰紫血，此所谓病偏枯者，原从血痹而来，初非实在枯槁也。勉拟方。

每日服人乳两三次　间日服鹅血一二次

> 诒按　偏枯已属难治，更加以膈，愈难措手矣。方只寥寥两味，而润液化瘀，通痹开结，面面俱到。此非见理真切，而又达于通变者，不能有此切实灵动之方。愚意再增韭汁一味，似乎更觉亲切。
>
> 忠按　偏枯与膈证，置于一身，已进入险境，求生极难。医者仁术，病虽入膏肓，先生仍勉方，以尽人力耳。
>
> 又按　热鹅血饮之，开膈有效，然终不能根除。

脉形细涩，得食则噎，胸前隐隐作痛。瘀血内阻，胃络不通，此膈证之根。

归须　白芍　白蜜　芦根　瓦楞子醋煅　韭汁　人参　桃仁

> 诒按　此瘀血膈也，脉证均合，用药亦专注在此。

瘀血挟痰,阻于胸膈,食则作痛,痛则呕吐,右脉涩数,惟左关独大且弦。是痰瘀之外,更有肝经之气火,从而和之为患,乃膈证重候,慎之。

归身　白芍　芦根　瓦楞子　红花　丝瓜络　橘络　竹油　白蜜

> 原注　以上三病,皆瘀膈也。第一证,从偏枯中想出血痹,用人乳以润其枯燥,鹅血以动其瘀血,此证非特刚剂不受,并柔补之药,亦不可投,万不得已,而为此法,仍是润液化瘀之意,柔和得体。第二证,从胸前隐痛,而知其瘀阻胃络,用桃仁、醋煅瓦楞子以化其瘀。此证血瘀液涸,无论干姜不可用,即薤白辛温通气,亦与此膈膜。然非辛不能通,计惟用濡润之韭汁以通之,蜜、芦、归、芍莫安营分,以其液涸也。此病不见痰,所以纯从濡润去瘀之法。第三证,见痰,所以瓦楞子、红花外,又加竹油一味。

> 忠按　凡是膈证,皆可能是现代医学之食道癌,疗之不易。余早年曾用《衷中参西录》张锡纯氏自制参赭培气汤(党参、天冬、生赭石、清半夏、淡苁蓉、知母、当归,煎服后,再噙化柿霜饼)加三棱、莪术、旋覆花等味,治疗膈食,经 X 线摄片证实,食管狭窄处已增宽,那时余尚年轻,知识贫乏,不知有抗癌药,其后患者癌细胞转移,殊为可惜。

湿热生痰,阻于胃脘,得食则噎,噎甚则吐,此膈之根也。

半夏　陈皮　川连　竹茹　白蔻　生姜　鸡距子　枇杷叶　楂炭

> 原注　指为湿热,想因苔带黄色也。用七圣散者,中有橘皮竹茹汤,又有温胆汤,两方在内,更加枇杷叶泄肺,楂炭消瘀,鸡距子消酒积,总不外湿热二字,此犹是膈之浅者。

食已即吐,脉弦苔白,便溏溺清,湿痰内胜,被肝经淫气所冲。

旋覆花　代赭石　陈皮　半夏　莱菔子　生姜　茯苓　雪羹汤

> 忠按　食已即吐,乃肝寒不能疏土所致,何以知之? 脉弦苔白故也。方中宜再加吴茱萸,以温肝止吐,似更切当。
> 又按　此证食则不噎,无梗塞难咽,不可误为膈证。

再诊　吐逆大减,胸前尚痞,嗳气不舒。

旋覆花汤　雪羹汤

> 诒按　此证阴液未曾大伤,通阳开结,专理其痰,痰降而呕逆自减,尚非证之重者。
> 忠按　肝寒若消,阳气自展,亦有可能不会再现胸痞嗳气。

咽中介介,如有炙脔,痰气交阻为患。

苏叶　半夏　川朴　茯苓　竹茹　陈皮　石决明　牛膝

> 原注 此咽膈也。痰结于肺，用四七汤以理其气，合温胆汤以化其痰，去枳实换牛膝者，欲其达下焦也。
>
> 忠按 此证即梅核气，多与情志不悦有关，除用药外，尤须豁达畅怀。方中牛膝若易土牛膝，不仅能直达下焦，还可利咽，似更合拍。

得食多哕，许氏法主之。

丁香　陈皮　川朴　半夏　茯苓　甘草　枇杷叶　茅根

> 原注 此枇杷叶散去香薷一味也。此另是一种暑邪，挟寒饮内停，或食瓜果，致中气不调而呕哕者，不当深求之理也；去香薷者，无表证也。

食已即吐，本属胃病，宜用温通。然口虽干，苔反白，将吐之时，其味先酸。此必有肝火郁于胃腑，似与胃家本病有间。

左金丸合温胆汤　雪羹汤

> 诒按 辨证精细，用药妥切。
>
> 忠按 此案肝胃同治。

湿病门

脾阳不足，湿浊有余，少纳多胀，舌白脉迟。

茅术理中汤合四七汤

> 诒按 此湿滞而兼气郁之证。
>
> 忠按 案语简明，药用温通，辨证要点是苔白脉迟。

痹气门

胸痛彻背，是名胸痹。痹者，胸阳不旷，痰浊有余也。此病不惟痰浊，且有瘀血，交阻膈间，所以得食梗痛，口燥不欲饮，便坚且黑，脉形细涩，昨日紫血从上吐出，究非顺境，必得下行为妥。

全瓜蒌　薤白　旋覆花　桃仁　红花　瓦楞子　元明粉　合二陈汤

诒按　方法周到，不蔓不支。拟加参三七磨冲。胸痹证，前人无有指为瘀血者。如此证，纳食梗痛，瘀血阻于胃口，当归入噎膈证内论治矣。

忠按　此证极有可能是胸痹与膈食合二为一，故治疗两面兼顾。方中拟加韭汁、童便以化瘀，似更有益。

心痛彻背，是名胸痹，久而不化，适值燥气加临，更增咳嗽咽干，痰中带红，脉形细小，治之不易。

瓜蒌　薤白　枳壳　橘红　杏仁　桑叶　枇杷叶

诒按　既因燥气加临，似当参用清润，如喻氏法。拟加旋覆花、南沙参、麦冬、桑皮。

忠按　燥气伤肺，津液受损，先生前案中，曾用四阴煎，以清金润肺，不知为何此证却不见踪影？

脘腹痛门

心痛有九，痰食气居其三。三者交阻于胃，时痛时止，或重或轻，中脘拒按，饮食失常，痞闷难开，大便不通，病之常也。即有厥证，总不离乎痛极之时。兹乃反是，其厥也，不发于痛极之时，而每于小便之余，徒然而作，作则手足牵动，头项强直，口目歪斜，似有厥而不返之形；及其返也，时有短长，如是者三矣，此名痫厥。良以精夺于前，痛伤于后，龙雷之火，挟痰涎乘势上升，一身而兼痫厥两病。右脉不畅，左脉太弦，盖弦则则木乘土位而痛，又挟阴火上冲而厥。必当平木为主，兼理中下次之。盖恐厥之愈发愈勤，痛之不肯全平耳。

川椒七粒　乌梅三分　青盐一分　龙齿三钱　楂炭三钱　神曲三钱
莱菔子三钱　延胡钱半　川楝子钱半　青皮七分　橘叶一钱　竹油一两

诒按　厥发于小解之时，其厥之关乎肾气可知矣，用药似宜兼顾。立方选药，熨帖周到。

忠按　案云左脉太弦一句，应引起足够重视，此明示相火上升，风阳内动。方中尤其妙在龙齿一味，可重镇潜阳，又安神醒脑，以制其肝，此治病之吃紧处。此方宜加白芍以柔肝，石决明以镇肝，焦栀、丹皮以清肝，龙雷之火不得妄动而潜藏，何厥之有？

再诊　据述厥已全平，痛犹未止，便黑溺黄，右脉反弦。想诸邪都合于胃也，胃为腑，以通为补。悬拟方。

芍药　青皮　陈皮　黑栀　川贝　丹皮　楂肉　竹油　莱菔子　青盐
延胡

诒按　诸邪都合于胃,从右脉之弦看出,是病机紧要处。

三诊　痛厥已平,尚有背部隐疼之候,腰部亦疼,气逆咳呛,脉形细数。想肝肾阴虚,气滞火升,肺俞络脉,因之俱受其伤也。

四物汤　旋覆花汤　二母　雪羹汤

忠按　案云肝肾阴虚,气滞火升,伤及肺络,若改投魏玉璜之一贯煎(即北沙参、麦冬、当归、生地、枸杞子、川楝子)加川贝、瓜蒌皮、丹皮、白芍、橘络等味,似更合理。

四诊　腰脊尚疼,咳嗽不止,苔白底红,脉形细弦,是阴虚而加湿热也。

豆卷　蒺藜　黑栀　川芎　归身　麦冬　沙参　甘草　雪羹汤　半夏

原注　此素有痰积,又肾虚而相火上冲于胃,胃中痰饮阻滞窍隧,痛厥见焉。第一方,用泄肝和胃法,以化其阻滞,合金铃子散以清肝火,加楂曲以消食,菔子、竹油以化痰。厥平而痛未愈,故第二方用景岳化肝煎,以代金铃子散,兼以化痰。第三方通其络。第四方,仿白蒺藜丸,专于治痰。

诒按　此证得力,全在前两方,疏肝化痰,丝丝入扣。

忠按　苔白底红,示此证仍有痰火未清,方中麦冬、沙参不如易茯苓、丹皮、生姜汁少许,似更适宜。

脾气素虚,湿郁难化,而木之郁于内者,更不能伸,所以酸水酸味,虽有减时,而灰白之苔,终无化日,无怪乎脉小左弦,脘胁胀痛也,此臌胀之根,毋忽。

附子理中汤合二陈汤　加川朴　香附　川芎　神曲

诒按　似可参用柴、芍辈,于土中泄木。

忠按　苔灰白而脉小左弦,肝寒气郁,方中宜加吴茱萸、煅瓦楞子、川楝子之类,温肝泄木以制酸。

病分气血,不病于气,即病于血,然气血亦有同病者。即如此病,胃脘当心而痛,起于受饥,得食则缓,岂非气分病乎? 如独气分为病,理其气即可向安,而此痛虽得食而缓,午后则剧,黄昏则甚,属于阳中之阴,阴中之阴之候,其为血病无疑。况但头汗出,便下紫血,脉形弦细而数,更属血病见证。但此血又非气虚不能摄血之血,乃痛后所瘀者,瘀者宜消,虚则宜补,消补兼施,庶几各得其所。

治中汤合失笑散。

另红花、元明粉为末和匀每痛时服二钱。

> 原注　分明两病，一是脾虚，气分不能畅达而痛，得食则缓，宜补可知。然人每疑痛无补法者，以痛必有痰气凝滞也。先生用理中以补脾，即加青皮、陈皮以通气；至便紫、脉弦数，肝家之血必有瘀于胃脘者，此时不去其有形之瘀滞，痛必不除，病根不拔也。此种病，世医不能治，往往以为痼疾，不知不去瘀则补无力，徒去瘀则脾胃更伤。先生则双管齐下，立案清沏，度尽金针，非名家恶能如是。
>
> 忠按　胃脘出血，即现代医学之上消化道出血，若随大便而出，其色必紫而黯如酱，甚则黑如柏油状，仲景谓之远血，黄土汤可疗，宜再加乌贼骨、参三七、炮姜之类。先生用红花、元明粉为末治疗脘痛伴瘀者，可谓匠心独运。

胃脘当心而痛，少腹气升，呕吐酸苦痰涎，脉形弦数。显系寒热错杂之邪，郁于中焦，肝属木，木乘土位，所有积液，从此冲逆而上，病已年余，当以和法。

附子理中汤　加川连姜汁炒　川椒　黄柏　归身　细辛　半夏　桂枝
乌梅肉

> 原注　此连理汤合乌梅丸。吐涎酸苦，是胃中错杂之邪，用姜、连、半夏以化之，逆冲而上之肝气，用乌梅法以和之。
>
> 诒按　半夏反附子，在古方多有同用者，然可避则避之，亦不必故犯也。
>
> 忠按　半夏反附子，余临床曾同用过，虽未见不良反应，然毕竟二味相反，用之宜慎，切勿莽撞，柳氏所言极是。

胃脘当心而痛，脉形弦数，舌绛苔黄，口干苦，小便赤。一派火热之象，气从少腹上冲于心，岂非上升之气自肝而出，中挟相火乎。

化肝煎芍、青、栀、泽、丹、陈、贝。

> 忠按　从胃脘痛，脉弦数，舌绛苔黄而言，不仅相火旺盛，而胃火亦甚矣。方中宜合泻心汤，似乎更为合拍。而贝母易川楝子泄肝止痛，则较适宜。

脘痛下及于脐，旁及于胁，口干心悸，便栗溺黄，脉弦而数，此郁气化火也。
化肝煎合雪羹。

> 原注　此景岳化肝煎也，必肝有实火者可用。口干、脉数、溺黄，是其的证也。
>
> 忠按　此证除肝郁化火，尚伴有阳明腑实，腹痛、便栗，已显其象，雪羹易调胃承气，似更妥帖。

中焦失治为痛，以治中汤为法，是正治也。不知中焦属土，土既虚不能升木，木即郁于土中，亦能作痛，以逍遥散佐之，更属相宜。

治中汤　逍遥散　雪羹

> 诒按　此木郁土中之病，立方妥帖易施。

瘀血腹痛，法宜消化，然为日已久，脾营暗伤，又当兼补脾阴为妥。

归脾汤去芪术　加丹参　延胡

> 诒按　此病用补，是专在痛久上着眼。
>
> 忠按　前贤有补脾气用补中益气，补脾营用养血归脾之说，可谓不传之秘。此证乃日久脾血暗伤，血不归元，故用归脾法以摄之，兼以和营止痛。

当脐胀痛，按之则轻，得食则减，脉形细小而数，舌上之苔，左黄右剥，其质深红，中虚伏热使然。

治中汤　加川连　雪羹

> 诒按　此等证不多见，立方亦甚难，须看其用药的当处。
>
> 忠按　治中汤是王肯堂方，载于《证治准绳》，方由理中汤加橘红、青皮而成，治霍乱吐泻，食滞，泄泻。先生善于用前贤成果，现移治脘腹疼痛，观前数案自明。然此证用干姜宜轻，黄连宜重，乃因脉虽细小，但有数意，而且舌质深红，此为中虚伏热之的证，不可不知。

少腹久痛未痊，手足挛急而疼，舌苔灰浊，面色不华，脉象弦急。此寒湿与痰，内壅于肝经，而外攻于经络也。现在四肢厥冷，宜以当归四逆汤加减。

当归小茴香炒　白芍肉桂炒　木通　半夏　薏仁　防风　茯苓　橘红

> 诒按　寒湿入于肝经，病与疝气相似，治法亦同。
>
> 忠按　此案用仲景当归四逆汤，减桂枝、细辛，乃脉不微弱而弦急，无须温通，去甘草、大枣，是舌苔灰浊，防其助痰；加薏仁、防风以祛湿，二陈以化痰。一减一加，显示先生深厚功力，又不墨守成规。后学者若能用心揣摩，对临床必有帮助。

再诊　少腹之痛已止，惟手冷挛急未愈，专理上焦。

蠲痹汤防、羌、姜黄、归、芪、草、赤芍去防，合指迷茯苓丸。

> 忠按　寒湿留恋经络，气血不和，故转方，益气和血，化痰通痹。

少腹作痛，甚则呕吐，脉右弦左紧俱兼数，舌苔浊腻，口中干苦，头胀溺赤。此湿热之邪,内犯肝经,挟痰浊上升所致。泄之化之,得无厥逆之虞为幸。

旋覆花汤　三子养亲汤苏子、白芥子、莱菔子　金铃子散

另乌梅丸。

> 诒按　旋覆、金铃以止痛,三子以除痰,更用乌梅丸以泄肝,所以面面都到也。
>
> 忠按　胸中若无点墨,诸方岂能信手拈来。先生此案,为后学者作一示范。

再诊　呕吐已减,白苔稍化,头胀身热已缓,惟腹之作痛,便之下利,脉之紧数,以及口中之干苦,小水之短赤,尚不肯平。肝经寒热错杂之邪,又挟食滞痰浊为患也。仍宜小心。

葛根黄芩黄连汤　加延胡　楂炭　赤苓　陈皮　莱菔子

另乌梅丸。

> 诒按　想因下利较甚,故用药如此转换。
>
> 忠按　湿热下利故选仲景葛根芩连汤加味。乌梅丸虽可疗肝经寒热错杂,然乌梅涩肠,湿热下利,恐有留邪之弊,不可不慎。

三诊　余邪流入下焦,少腹气坠于肛门,大便泄,小便短,舌苔未净,更兼痔痛。

四苓散合四逆散　加黄芩　黄柏　木香

> 诒按　至此而内伏之湿热,从两便而外泄矣。
>
> 忠按　余邪下陷,乃因用乌梅涩肠而气坠于肛,用《伤寒论》四逆散合木香以舒肝理气,四苓散合黄芩、黄柏以清利湿热,以救其偏。此先生聪明之处。
>
> 又按　《伤寒论》少阴病四逆散方为柴胡芍药枳实甘草四味,实为《伤寒杂病论》(桂林古本)少阳篇之柴胡芍药枳实甘草汤方,乃王叔和移花接木,留下了千古之谜(可参阅余之拙著《伤寒杂病论诠释》一书)。

肝脉布于两胁,抵于少腹,同时作痛,肝病无疑。肝旺必乘土,土中之痰浊湿热,从而和之为患,势所必然。

逍遥散柴、荷、苓、术、归、芍、草加栀、丹　合化肝煎

> 诒按　此治肝气胁痛,诚然合剂,案所云湿热痰浊,虽能兼顾,嫌未着力。

气结于左,自下而盘之于上,胀而且疼,发则有形,解则无迹,甚则脉形弦数,口舌干燥,更属气有余便是火之见证,急须化肝。

化肝煎。

> 诒按　凡肝气上逆者，多挟木火为病，故化肝煎为要方。
>
> 忠按　化肝煎是《景岳全书》新方八阵之寒阵中方，治怒气伤肝，因而气逆动火，致为烦热、胁痛、胀满、动血等证。而此案正是气逆动火，先生遍尝前贤诸书，故用方犹如探囊取物，出手即得。

中脘属胃，两胁属肝，痛在于此，忽来忽去，肝胃之气显然。已历二十余年，愈发愈虚，愈虚愈痛。气分固滞，血亦因之干涩也。推气为主，逍遥散佐之。

肉桂　枳壳　片姜黄　延胡　炙草　逍遥散

> 忠按　久病入络，宜再加丝瓜络、橘络、归须以活血通络，似更熨帖。

再诊　病势不增不减，诊得左脉细涩，右部小弱。气血久虚，致使营卫失流行之象，非大建其中不可。

肉桂　归身　白芍　川椒　饴糖　干姜　陈皮　炙草　砂仁

> 原注　前方严氏推气散也。先生谓左胁作痛，是肝火，用抑青即左金以泻心平木；右胁作痛，是痰气，用推气法以理气化痰。按姜黄入脾，能治血中之气；蓬术入肝，能治气中之血；郁金入心，专治心胞之血；三物形状相近，而功用各有相宜。
>
> 诒按　久病中虚，故转方用大建中法。

腹左气攻胀痛，上至于脘，下及少腹，久而不愈，疝瘕之累也。痛极之时，手足厥冷，呕逆，当从肝治。

当归四逆汤归、桂、芍、草、辛、通、姜、枣　合二陈汤、吴仙散吴萸　茯苓

> 诒按　病偏于左，更加支厥，此肝病确据也。
>
> 忠按　先生汇通经方和时方，熔于一炉，已达炉火纯青之境，若非精研《伤寒论》及后世诸家学说者不办。

再诊　痛势已缓，尚有时上时下之形，邪未尽也。

吴仙散合良附丸、二陈汤去甘草，加当归小茴香炒、白芍肉桂炒。

疝气门

狐疝，卧则入腹，立则出也。

补中益气汤。

另金匮肾气丸合小安肾丸香附、川乌、茴香、椒目、川楝、熟地

> 原注　疝气一证,论具本末,有不由气虚而湿浊随之下陷者,故以补中益气汤为主方,俾脾之清气,得以上升,则小肠膀胱之浊气,自然下降。又有挟劳倦外感而发者,方中柴胡借用亦妙,寒加温药,湿火甚加知、柏。
>
> 诒按　此因下坠过甚,故用补中以升清气,其实亦非治疝正法也。
>
> 忠按　狐疝,即现代医学之腹股沟斜疝,外科手术可根治。

脾宜升主健,胃宜降主和。此病气升而呕,胃不降也;疝气下坠,脾不升也。而所以升降不调者,由脾虚下陷,湿痰中结,而冲逆于胃脘也。理其中阳,则上下自调。

六君子汤　加干姜　青皮　小茴香　萆薢　九香虫

> 诒按　此因呕吐有上逆之势,故不用补中,而变法治之。
>
> 又按　此证若用乌梅丸,则上下均在治中,缘痛呕,疝气,均由肝病故也。
>
> 忠按　此案百看不厌,宜细细玩味,不仅文章锦绣,言病机亦恰如其分。

再诊　治中胃气已和,疝气仍然下坠,拟于补脾之外,佐以补肾,使其火土合德,则阳旺于中,不升自升矣。

香砂六君丸合金匮肾气丸。

> 诒按　此证从肝经着意,似较灵动,专补脾胃,犹恐涉于呆实。
>
> 忠按　木喜条达,肝宜顺气,此证若再加柴胡、川楝子、青皮、炒小茴、荔枝核之类,煎汤送服丸方,似更熨帖。

狐疝,原属肝经之湿,随气下陷,脾阳必衰。而今夏多食冷物,阳气又被所遏,苔白不干,指冷脉小,右睾丸胀大,当以温散。

大顺散干姜、肉桂、杏仁、甘草,加当归、木香、荔枝核。

> 诒按　此因生冷伤中,故用大顺,亦非治疝正法。
>
> 忠按　寒疝投以温散有效,吴茱萸、炒小茴,似宜参入。

痕癖门

寒气客于肠外,与血沫相搏,脐下结痕,胀大下坠,不时作痛,痛则气升自汗,脉形弦涩,此为鼓胀之根。毋忽。

吴萸　茯苓　当归　川楝子　橘红　乌药　香附　楂肉

> 诒按　既因于寒，似可再加温通之品；既与血沫相搏，似宜兼和营血。
>
> 忠按　脉形弦涩，弦当紧意，是寒气内侵，涩者不畅，是血少行滞，故方中似宜再加葱白、桂枝、赤芍、姜黄之类。

瘕聚脘中，久而不化，变为攻痛升逆，妨食便坚，理之不易。

川楝子　延胡　当归　白芍　陈皮　鳖甲　红花　血余　茯苓　牛膝
丹皮

> 诒按　此病之偏于血分者，故方中兼用疏瘀之品。特所叙病情，尚无瘀血的据。
>
> 忠按　瘕属气聚，瘕为血结，用药有气血之分。想必此案脉有涩象，舌有瘀斑，瘕聚于脘，必兼有刺痛，才会如此用方。牛膝疑是川牛膝、而非怀牛膝。

最虚之处，便是容邪之处。肝络本虚，隐癖久踞，中宫又弱，隐癖潜入其间。欲治此病，培补肝脾为主，和化次之。

归芍六君子汤　加鸡内金

另：小温中丸。

> 诒按　此亦虚实兼治之法，然而收效甚难。
>
> 忠按　隐癖，疑是现代医学之肝硬化，隐癖久踞，潜入中宫，极有可能形成肝硬化腹水，即为臌胀，疗之颇难。若肝实脾虚，寒凝气滞，拟方实脾饮加减，以温阳逐寒，健脾化湿，理气利水。而肝硬化者，不妨在前方中，加用柔肝化瘕、活血散瘀之品，可选白芍、木瓜、莪术、丹参、土鳖虫、牡蛎、鳖甲、桃仁、青皮、水蛭等味，虚实并进，也许有所助益。

脉来细而附骨者，积也。已经半载，不过气行作响而已。而其偏于胁下者，牢不可破，是寒食挟痰，阻结于气分也。此等见证，每为胀病之根。

理中汤　加神曲　茯苓　半夏　陈皮　麦芽　旋覆花　枳壳　归身

再诊　胁下隐癖，牢不可破，其气或逆或攻，必温化以绝胀病之根。

理中汤合二陈汤，加川朴、枳壳、神曲、旋覆花、白芥子。

> 诒按　议论则见微知著，用药则思患豫防，此为高识。
>
> 忠按　胁下隐癖，疑为现代医学之肝肿大或脾肿大，方中似宜再加丹参、鳖甲、牡蛎、土鳖虫之类，似更的当。

食入而痛，是有积也。积非一端，就脉弦数，二便黄热，干咳不爽，面黄苔白言之，必有湿热痰食，互相阻滞，经年累月，无路可出，无力以消。

茅术　川芎　楂炭　神曲　川贝　山栀　赤苓　枇杷叶　露杏仁

> 诒按　此越鞠丸加味也。愚意再加白芍、枳实。
>
> 忠按　脉象弦数，似是肝郁化热之征，拟再加川楝子、郁金、黄芩、丹皮，以增泄肝解郁清热，似更合拍。

寒热后，脘左隐癖作疼，脉形弦细，舌苔浊厚，湿热痰食，交相为患。

二陈汤去甘草，合鸡金散砂、沉、陈、鸡、香橼，加苏梗、楂肉、青皮。

> 诒按　此尚是初起实证，故用攻消法取效，立方亦极平稳。

再诊　脘左之隐癖渐消，舌上之浊苔渐化，仍宗前法，参入补脾之品。

前方去苏梗，加於术、炙草。

另服水泛资生丸。

> 忠按　此案寒热之后，余邪留恋中宫，与痰湿食积互阻，舌苔浊厚，即是明证。故用二陈去甘草以燥湿化痰，鸡金散合苏梗、楂肉、青皮以消导而又疏理气机，致以胁癖渐消，浊苔渐化。二诊时参入补脾，乃善后之法。

隐癖踞于胁下，肝经病也。

化肝煎。

> 诒按　此亦初起之病，想由肝郁而起，故专从泄肝立方，但恐药轻不能奏效耳。
>
> 原注　前证湿热居多，此证肝火为重，相机而治，各有条理。
>
> 忠按　景岳化肝煎由生地黄、熟地黄、牛膝、猪苓、泽泻、生黄柏、生知母、绿豆、龙胆草、车前子十味组成。此案无证状，无苔脉，仅能依据其方推测，必见胁痛，苔黄舌绛，脉象弦数，一派肝郁化火之象，始能药证相符。然隐癖宜消，须增软坚散结解郁之品。

疟久，邪深入络，结为疟母，疟母在左，自下攻逆。加以右胁结癖，上下升降俱窒，无怪乎中宫渐满，理之不易。

鸡金散　加枳壳　姜黄　白芥子　竹油

另：鳖甲煎丸。

> 原注　左属血属肝，疟邪滞于血中，主以鳖甲煎丸；右属气属胃，或痰或食，主以鸡金推气，加竹油、白芥子。
>
> 诒按　此两层兼治之法。
>
> 忠按　左胁疟母，右胁结癖，类似现代医学之左胁脾肿大，右胁肝肿大。由于气机不畅，升降受阻，中焦痞满，故用药如是。

肿胀门

营血本亏,肝火本旺,责在先天,乃后天脾气不健,肝木乘之。所进饮食,生痰生湿,贮之于胃,尚可从呕而出,相安无事;迟之又久,渗入膜外,气道不清,胀乃作焉。脾为生痰之源,胃为贮痰之器。若非运化中宫,兼透膜外,则病势有加无已,成为臌病,亦属易易。夫脾统血,肝藏血,病久血更衰少,不得不佐以和养。古人之燥湿互用,正为此等证设也。

归芍六君子汤,去参、草,加白芥子、莱菔子、车前子、川朴、苏子、腹皮、竹油、雪羹。

> 诒按　用药虚实兼到,亲切不浮。
>
> 忠按　说理精辟,方药亦当,若案中再有苔脉,则更为周全。

诸腹胀大,皆属于热;诸湿肿满,皆属于脾。脾经湿热,交阻于中,先满后见肿胀,肤热微汗,口渴面红,理之不易。

防己　茯苓　石膏　腹皮　陈皮

再诊　湿热满三焦,每多肿胀之患,如邪势偏于下焦,小便必少,前人之质重开下者,原为此等证而设。然此病已久,尚盛于中上二焦,胡以中上两焦法施之？诸恙不减,或者病重药轻之故。将前方制大其剂。

竹叶　石膏　鲜生地　麦冬　知母　半夏　五皮饮

> 原注　此十二岁女子,腹暴胀大,面跗俱肿,面红口渴,小便黄,此证属热,所见甚少。
>
> 诒按　此等方治胀病,非有卓见者,不能存之,为临证者增一见解。
>
> 忠按　《内经》曰:"诸腹胀大,皆属于热。"读此案,可知古人不欺后生也。先生可谓高举明灯以照途,使后学者不至于在黑暗中迷茫也。

脘腹膨胀,二便失调,经络痠痛,四肢无力,脉形弦细,舌苔白腻而厚,此湿邪内郁,当用苦辛宣泄。

茅术　川芎　香附　黑栀　神曲　腹皮　川朴　赤苓　泽泻　蒌皮

> 诒按　此亦湿郁而化热者,故兼用栀蒌清泄之品。
>
> 忠按　苔白腻厚,一般认为寒湿者居多,何以辨别为湿热呢？当从二便失调着眼,其大便硬,溺黄赤,应为言外之意,方中山栀、蒌皮、赤苓,已示端倪。

再诊　诸恙向安,肢体无力,健脾为主。

香砂六君子汤。

> 原注　此越鞠改方，而加胃苓之半，本方治湿郁，其眼在舌苔白腻而厚，在所必效。余每借以治黄疸亦效。挟痰头项痛亦效。
>
> 忠按　此原注从本方治湿郁以下，应置于首诊下方妥。二诊之治，乃善后之方。

脾主湿，湿因脾虚而郁，郁蒸为热，所以隐癖，僭逆中宫，大腹胀满，纳少便溏，面黄溺赤，咳嗽，身热时作，脉息弦细，极易成臌。

越鞠丸附、苍、芎、曲、栀　鸡金散　加赤苓、青蒿、黄芩、川朴。

> 原注　此越鞠丸证，而兼隐癖，湿化热者，故合鸡金消癖，苓、蒿化热。
>
> 原注　以上越鞠丸证，大约越鞠治无形湿热之痞，从泻心化出；鸡金治有形食积之癖，从陷胸化出。且如脘痛门中，郁痰作痛，脉数多渴者，用清中蠲痛汤山栀姜汁炒、干姜、川芎童便炒、黄连姜汁炒、苍术童便浸切麻油炒、香附醋炒、神曲姜汁炒、橘红、姜、枣。治中晚火郁作痛，发即寒热。中以寒热为主，即越鞠加姜、连、橘、枣。可知此方治气火湿食血五者之郁，信极妙矣。说者以栀主火，术主湿，香附主气，芎主血，曲主食，分为五郁，似可不必，正如五音必合奏而始相和也。
>
> 忠按　隐癖一证，与现代医学之肝硬化极为相似，大腹胀满，疑是肝硬化腹水之体征。先生点出极易成臌，可谓慧眼，用越鞠丸合鸡金散，亦无法之法也，欲想取效颇难。若能于方中再参入柔肝软坚、破瘀散结之品，或许有所助益。

大腹胀满，已经四十余日，近来气更急促，足跗浮肿，溺黄口干，脉形弦数。湿热之邪，因气而阻，因食而剧，理之不易。

廓清饮廓清饮用芥陈朴，枳泽茯苓同大腹，菔子生研壅滞通，气逆胀满均堪服，去芥、枳，加黑栀、猪苓、苏梗、川连、香附。

> 原注　温药留手处，在口干溺黄四字。
>
> 忠按　溺黄口干，脉形弦数，乃肝郁化热之象，故用栀、连，泄肝清热，颇为的当。

脾虚则湿热内郁，为臌。从去郁陈莝例治之。

廓清饮去芥，加苏叶、香附、冬术。

另小温中丸朝暮各钱半。

> 诒按　腹满由于脾之不运，其所以不能运者，痰也、湿也、浊也、气也、瘀也。故方中多用疏气化痰，清利湿热之品。
>
> 忠按　臌证，古人无法知晓是因肝硬化腹水所引起，而柳氏一语道破除痰、湿、食、气之外，还由于瘀，见解可谓精辟，为后学者治疗此证，犹似指路明灯。

大腹主脾，腹大而至脐突，属脾无疑，然胀无虚日，痛又间作，舌苔薄白，脉息沉弦，见于经期落后之体，显系血虚不能敛气，气郁于中，寒加于外，而脾经之湿，因而不消。

逍遥散合鸡金散，加香附。

> 诒按　沉弦与沉细不同，沉细色萎则理中证。此证拈住郁字，故用逍遥。
> 忠按　案语气郁于中，寒加于外，臌属里证，故脉沉弦，用此法理虽通，而收效难佳。因肝脏之瘕结，血脉不通，以致水湿无下行之机，而滞留聚踞于中焦，故腹大脐突。由此可见，肝瘕是本，脾湿是标，标本兼治，似为必由之路。

单腹胀，脾气固虚，久则肾气亦虚，大便溏者，气更散而不收矣。所用之药，比之寻常温补脾肾者，当更进一层，然用之已晚，惜乎。

附桂理中汤，加肉果、当归、牡蛎、木瓜、茯苓、生脉散。

> 诒按　案云较之寻常温补，更进一层，观方中所加肉果、当归，是启峻法也。
> 忠按　单腹胀，即肝硬化腹水，原本难治，况其晚期乎？

大腹胀满，便溏，舌苔冷白，干喜热饮，肤热脉数。脾阳大虚，无力运化湿浊，而成臌也。理之棘手。

附桂治中汤，加木瓜、草果、当归。

> 忠按　舌冷苔白，不独脾阳大虚，而且心阳亦虚，故用桂、附、姜、草、人参，以扶脾阳，温心阳，火能厚土，可谓良法。

再诊　进温补四剂，腹胀渐和，其邪从下焦而泄，所以大便作泻，肤热未退，小便未长，干欲热饮，胃不思谷，白苔已薄，舌质转红。中阳稍振，湿热未清。

胃苓汤。

> 原注　舌苔冷白，是桂附把柄。四剂而能便泄，邪从下出，中阳尚好，脾气尚未衰尽，更以舌质转红，知湿热壅甚，所以转方减去附桂。参术已足扶脾，外加四苓，驱湿而已。
> 忠按　舌质转红，则阳气渐振；干欲热饮，中宫仍寒；小便未长，脾虚湿甚，故宜用理中以温中健脾，四苓以淡渗水湿，双管齐下，借以收功。

大便作泻，小水又长，肝脾肾三经即有阴邪，亦可从此而消。何以隐癖尚踞其中，腹胀不和，是阳虚也。

四君子汤　加黄芪　当归　桂枝　附子　陈皮　肉果　沉香　干姜
牡蛎　鳖甲　鸡内金

> 原注　此启峻汤也。附子理中加黄芪、当归、肉果，比附子理中更进一层。

太阴腹满，寒湿有余，真阳不足，脉弦，下体不温，干不欲饮，妨食气短，其势颇险。拟以温通化湿法。

附子茅术治中汤　加川朴　半夏

> 诒按　此亦通补兼施之法。
> 忠按　太阴腹满而脉弦，肝寒失疏，拟再加木瓜、吴萸，以温肝条达，似更切合。

温补元阳，浮肿胀满，有增无减，阳之衰也，极矣。脐平脉迟之候，非温不可，非补亦不可，然温补亦不见长，盖下泄者，肾更伤耳。

附子理中汤合四神丸、来复丹。

> 诒按　此法较肾气丸更进一层。
> 忠按　此案四神丸似引《证治准绳》之方，药用肉豆蔻、五味子、补骨脂、吴茱萸，研为末，姜、枣煮汤和末为丸。治脾肾虚寒，五更泄泻。而来复丹则引自《和剂局方》，药用硝石、硫黄、玄精石、五灵脂、青皮、陈皮，研为末，醋煮米糊和丸。治上盛下虚，泄泻如水。今特录之，以知其源。

太阴腹满，寒湿使然，阳若不旺，势必成臌。

附子理中汤　加川朴　大腹皮　泽泻　猪苓

> 诒按　此脾阳不振，寒湿停滞之证，故用温化法。
> 忠按　此案补阳以祛寒，利水以化湿，然腹满乃因气滞不畅，故加用川朴、大腹皮，以理气消满。

中满者，泻之于内，其始非不遽消，其后攻之不消矣，其后再攻之如铁石矣。此病虽不至如铁石，而正气久伤，终非易事也。

治中汤　五苓散

> 原注　以上皆理中加减法也。因记当年侍先生时，问理中之变换如何？曰：理中是足太阴极妙之方，如以中宫之阳气不舒，用干姜者取其散；少腹之阳气下陷，用炮姜者取其守；其变换在大便之溏与不溏。湿甚而无汗者用茅术，湿轻而中虚者用冬术；其变换在舌苔之浊与不浊，此本方之变换也。设脾家当用理中，而胃家有火，则古人早定连理

一方矣；设气机塞滞，古人早定治中一方矣。设脾家当中理中，而其人真阴亏者，景岳早有理阴煎矣；其肾中真阳衰者，加附子固然矣；其衰之甚者，古人又有启峻一方矣。此外加木瓜，则名和中，必兼肝病；加枳实、茯苓，治胃虚挟实。古人成方，苟能方方如此用法，何患不成名医哉。因附录之，以为理中之法。

> 忠按　原注乃云先生理中变换用药之心传，深得仲景之旨，可师可法。

诸湿肿满，皆属于脾，因劳倦所伤，内湿与外湿合而为一，郁于土中，致太阴气化不行。治病必求其本，先以实脾法。

川附　於术　茯苓　陈皮　草果　大腹皮　乌药　木瓜　泽泻

> 诒按　案云实脾，而方中乃属温通之品，此非实脾正法也。
> 忠按　此方由《济生方》实脾饮化裁而来，减原方之厚朴、木香、干姜、甘草，加陈皮、乌药、木瓜、泽泻，大腹子易大腹皮。故而不称实脾饮而称实脾法，即参照其意之云耳。

初起痞满，继增腹胀，脐突筋露，足跗浮肿，大便溏泄。此湿热内壅，中虚不化，势从下走也。用药最为棘手，且从口苦，舌红，小便短赤立方。

桂心　茯苓　猪苓　白术　泽泻　石膏　寒水石　滑石

> 诒按　此河间甘露饮也。用五苓以降湿，三石以清热。
> 忠按　腹胀脐突筋露，乃臌胀之的证。而口苦舌红，小便短赤，则显阴分大伤。阴虚臌胀，治疗最为棘手，利湿消胀则伤阴，滋养阴液则碍阳，良医执法，也只能尽人力而已。先生用药，乃治标不治本，难以取效。

咳而腹满，经所谓三焦咳也。苔黄干苦，卧难着枕，肢冷阳缩，股痛囊肿，便溏溺短。种种见证，都属风邪湿热，满布三焦，无路可出，是实证也，未可与虚满者同日而语。

桑皮　骨皮　苓皮　蒌皮　大腹皮　姜皮　防己　杏仁　苏子　葶苈子
车前子

> 诒按　湿热壅盛，脾不输运，肺不肃降，故立方专用疏化，仿五皮五子法。
> 忠按　案云肢冷阳缩，容易误诊为少阴阴寒，其鉴别要点在于苔黄干苦，显示湿热内蕴，阳气难布之故。先生明察秋毫，故选方用药，亦头头是道。

中阳不足，寒湿有余，脘痞纳少，舌白便溏，脉细小。法当温化，即平为妙。

茅术理苓汤　加大腹皮　鸡内金　葛花　川朴

再诊　温化不足以消胀满，阳之虚也甚矣。重其制以济之。

茅术钱半　川附钱半　干姜钱半　党参三钱　肉桂七分　防风二钱　茯苓三钱

> 诒按　茅术改於术，想重浊之白苔已化也。此证纯以温化得效，所谓阳运则湿自化也。

> 忠按　此案平淡即是神奇，堪可效法。首案方中有葛花，提示患者是酒客，而二案中之肉桂宜慎用，防其吐血，仲景早有明训。

隐癖日久，散而为臌，所以左胁有形作痛，大腹渐满，便出红色垢积。更兼脘中因食而痛，久吐痰涎带瘀。元气益虚，竟有不克支持之象。收散两难，洵属棘手。

香圆皮　人中白　桃仁泥　鸡内金　炙鳖甲　射干　牡蛎　川贝母
陈皮　砂仁　雪羹

> 诒按　别录谓：射干治老血作痛。

再诊　大便之红积已除，胃中之痰涎仍泛，大腹之胀满如此，何堪磨耐。
前方去陈贝，加瓦楞子、延胡、丹参、鲜藕。

> 原注　此癖散成臌，上下见血，分明有瘀，消瘀消癖，一定之理。无如此证元气大亏，不任攻消，又不可补，乃组织此化瘀化癖，不甚克伐之方，病虽减半，究属难瘥。

> 忠按　此案隐癖，似现代医学之肝硬化腹水，肝瘀积聚而渗液为水，停留中宫而为臌胀，日久正气虚弱，消补两难，十分棘手。原注称病减半，实属不易。然痰涎仍泛，转方减陈皮、川贝，不知何故？方中似宜加鳖甲、牡蛎、地鳖虫之类，以软坚散结破瘀消癖，背水一战，置之死地而后生也。

素有隐癖，肝脾不调可知。去年血痢于下，瘀结于中，久未向愈，大腹胀满，溺赤舌黄，脉形弦细而数。湿热内聚，脾虚元力以消，极易成臌，毋忽。

归芍异功散，加川连、川朴、木香。
另：枳实消痞丸　小温中丸

> 诒按　立方稳实。惟归芍异功，似嫌补多消少。

> 忠按　枳实消痞丸有黄连、厚朴，方中加此二味，有重复之嫌。癖臌原不易治，上述疗法，难以收功。

胀者，皆在脏腑之外，此病之胀，不从腹起，自足跗先肿，而后至腹，是由下以及上。因脾虚不能运湿，湿趋于下，尚在本经，肿胀及中，又属犯本也；肿胀之处，按之如石。阳气大伤，理之棘手。

附桂治中汤,加肉果、当归、防己、牛膝。

另肾气丸。

> 诒按　方中防己外,无治湿之品,据证情论,似当兼参渗利。
>
> 忠按　《徐大椿医书全集》胀满曰:"内先胀而肿外为实,外先肿而内胀为虚。"由此可见,先生从脾肾着眼,补虚助阳,湿自化也。

隐癖僭逆中宫,脐虽未突,青筋渐露,势欲散而为臌。况大便时溏时结,脾气久虚,更属棘手。拟以攻补兼施法。

枳实消痞丸枳、连、朴、术、夏、苓、参、姜、麦芽、草,加鸡内金、当归、鳖甲、白芍、牡蛎。

> 诒按　此已成胀病矣。而中宫先虚,又难攻克。此等证最费经营,而又最难得效。
>
> 忠按　隐癖坚而为臌,似是现代医学之肝硬化腹水,腹部青筋渐露,乃静脉阻塞不畅,渗液为水肿,是其证。方中宜加地鳖虫,若身体壮实者,仲景下瘀血汤,亦可运用。近代文献报道,认为消除腹水是治疗臌胀的重要环节,首选攻下逐水,其中以臌胀丸(生甘遂180 g,黄芩、砂仁、广木香各30 g),每次7.5～10.5 g,排便6～10次,泻水量可达5 000 mL,效果最佳。若非身体稍壮者,用之宜慎。今录之以供参考。

头痛门

头痛,取少阳阳明主治,是为正法。即有前后之别,不过分手足而已。

石膏　竹叶　生地　知母　甘菊　丹皮　黑栀　橘红　赤苓　桑叶　蔓荆子　天麻

> 诒按　此头痛之偏于风火者,故用药专重清泄一面。
>
> 忠按　此案苔黄舌红,脉象呈现浮弦而数,乃必有之征,病涉肺肝二经,故用此等方药。

脉弦数大,苔厚中黄,头痛及旁,阳明湿热,挟胆经风阳上逆也。

大川芎汤川芎、天麻。合茶酒调散芷、草、羌、荆、芎、辛、防、薄。

二陈汤,加首乌、归身、白芍。

诒按　此亦少阳阳明两经之病。但风阳既已上逆，似当参用清息之意，乃合芎、辛、羌、芷，未免偏于升动矣。

忠按　案云胆经风阳上逆，宜潜阳熄风，兼以清化，辛温不宜，方拟改投羚羊角、钩藤、桑叶、生地、炒芩、菊花、丹皮、焦栀、泽泻、石决明、蔓荆子、白蒺藜、女贞子之类，不知可否？敬请明家教正。

高巅之上，唯风可到，到则百会肿疼且热，良以阴虚之体，阴中阳气每易随之上越耳。

生地　归身　白芍　羚羊角　石决明　煨天麻　甘菊　黑栀　丹皮
刺蒺藜

诒按　此阴虚而风阳上越者，故用药以滋息为主。

忠按　百会肿疼且热，小心生疔，方中宜加土牛膝、炒芩、紫花地丁、白芷、蒲公英、银花之类，清热消肿解毒，乃防患于未然。

肢体痛门

肝居入左，左胁不时攻痛，甚则厥逆，左关沉小带弦，是肝气郁而不伸也。右脉弦滑，舌苔薄白，喜饮热汤，又有湿痰内阻，当兼治之。

推气散合二陈汤

诒按　用推气散以疏肝郁，合二陈汤以治痰湿，竟如两扇题作法。

忠按　推气散出自《济生方》，方为片姜黄、枳壳麸炒、桂心不见火各五钱，炙甘草二钱。研为细末，每服二钱。治右胁疼痛，胀满不食。今录之，使后学者，以知其源。

又按　近贤锡纯氏认为：肝在右而行气于左，并详细阐明其理（可参阅《衷中参西录》），纠正前人之误，有益于杏林。再说，肝郁是寒是火，须察舌质红绛与否，若不红绛此方可用，若舌红绛，则宜丹栀逍遥丸以清泄解郁。

脉沉弦滑，腿骱刺痛，腰部痠疼，背脊作响，诸节亦然，舌苔白浊。风湿痰三者着于肝肾之络也。

肝着汤合肾著汤苓、术、姜、草，桂枝汤。

> 诒按 此证病在于络，当从经络着意。
>
> 忠按 近代文献报导，有人认为此病其本在肾，而又久痛入络，主张治本宜补肾壮肾，治标宜虫类药活血通络，选用益肾蠲痹丸熟地、当归、淫羊藿、鹿衔草、全蝎、蜈蚣、乌梢蛇、蜂房、地鳖虫、僵蚕、炙蜣螂虫、生地、鸡血藤、老鹳草、寻骨风、虎杖等，效果较为满意。拙意上方治本不足，治标有余，况且未兼顾湿痰，拟再加茯苓、防己、薏仁、陈皮、半夏等味，兼祛痰湿，乃因舌苔白浊，用之似更周到。

遗精门

肾者主蛰，封藏之本，精之处也。精之所以能安其处者，全在肾气充足封藏乃不失其职。虚者反是，增出胫痠、体倦、口苦、耳鸣、便坚等证，亦势所必然。然左尺之脉浮而不静、固由肾气下虚，而关部独弦独大独数，舌苔黄燥，厥阴肝脏又有湿热助其相火，火动乎中，必摇其精，所谓肝主疏泄也。虚则补之，未始不美；而实则泻之，亦此证最要之义。

天冬　生地　党参　黄柏　炙草　砂仁　龙胆草　山栀　柴胡

> 诒按 此三才封髓丹加胆、栀、柴胡，方与案若合符节。

再诊　大便畅行，口中干苦亦愈，左关之脉大者亦小。惟弦数依然，尺亦未静。可以前方增损。

三才封髓丹　加茯神　龙胆草　柏子仁

三诊　久积之湿热，下从大便而泄。然久病之体，脾肾元气内亏，又不宜再泻，当以守中法。

异功散，加白芍、荷叶蒂、秫米。

> 忠按 一二诊皆为虚实之证，故补泻并施，然首诊重点在泻，次诊重点在补。三诊意欲善后，但邪势虽衰，须防死灰复燃，叶天士有句名言："炉烟虽熄，灰中有火"，即是此意。湿中有热，每多缠绵难解，故而黄芩、龙胆草之类，仍须小其制继用，以防炉灰蒙火。

四诊　大便已和，脉形弦数，数为有火，弦主乎肝。肝经既有伏火，不但顺乘阳明，而且容易摇精。精虽四日未动，究须小心。

三才封髓丹，加陈皮、白芍。

另：猪肚丸苦参、白术、牡蛎、猪肚。

原注　此证拈定左关独大、独弦、独数，所以重用胆草、黑栀，直折其肝家郁火，俾湿热之邪从大便而出。

忠按　脉形弦数，肝经之火未息，而清泄之品仍不可少。

金本制木，今木火太旺，反侮肺金，肺金尚受其克，则其吸取肾水，疏泄肾精，更属易易。此梦泄、咳嗽之所由来也。

三才封髓丹，加白芍、龙胆草。

再诊　接来札，知所言梦遗者，有梦而遗者也，比之无梦者，大有分别。无梦为虚，有梦为实。就左脉弦数而论，弦主肝，数主热，热伏肝家，动而不静，势必摇精。盖肾之封藏不固，由肝之疏泄太过耳。

三才封髓丹，加牡蛎，龙胆草、青盐。

忠按　患者可能是杏林中人，人未来诊，先生何以知其左脉弦数？若不是病人来信言及脉象，怎可能隔空搭脉乎？

三诊　叠进封髓秘元，而仍不主蛰，细诊脉息，左关独见沉弦且数，肝经之疏泄显然。

萆薢分清饮菖、薢、草、乌药、益智、青盐　去菖，合三才封髓丹加龙胆草。

忠按　梦遗一直未见显效，患者只好上门就诊，先生方能细诊其脉，左关除弦数主肝火，而沉脉似亦主湿，故此选用萆薢、龙胆草以兼理火中之湿。

四诊　病已大减，仍守原法。

前方加白芍。

原注　病得萆薢、瞿麦而大减，是湿重于火也。

诒按　首案遗泄咳嗽并提，方凡四易，而未曾有一味顾及咳嗽，想以肝火为本，治其本而标病可置之耳。

忠按　患者若不亲自就诊，怎能取得大效哉。由此可见，临床须诊视病人，是必不可少的一环。读此案，信然。

又按　柳氏云及此案咳嗽，四诊未用一药，以为标病，可置一旁。拙者粗识，乃肝火灼金所致，清泄肝火，肝火一息，无火灼金，虽未治咳而咳嗽自止，不知可当否？

梦中遗泄，久而无梦亦遗，加之溺后漏精，近日无精，而小水之淋漓而下者，亦如漏精之状。始而气虚不能摄精，继而精虚不能化气。

三才封髓丹，加蛤粉、芡实、金樱子。

诒按　此肾中精气两损之证,再合肾气聚精等法,较似周密。

忠按　若有湿热见证,则不可骤用固涩。

曾经失血,现在遗精,精血暗伤,当脐之动气攻筑,漫无愈期,肢体从此脱力,语言从此轻微,饮食从此减少,无怪乎脉息芤而无神也。病情如此,虚已甚矣。而舌苔浊腻,中宫又有湿邪,治须兼理。

杞子　熟地　芡实　楂炭　石莲子　当归　茯苓　金樱子　莲须

另:清暑益气汤去术、泻、草。

原注　此九龙丹也,吴鹤皋云:主治精浊。

忠按　《本草从新》谚云:离家千里,勿食枸杞,以其色赤属火,补精壮阳耳。是谓杞子助阳动精,故遗精者,用之不宜,欲补肝肾,若改投首乌,似无此弊,乃其性涩故也。

再诊　前方小效,小变其制。

九龙丹,加於术、半夏、茯苓、陈皮、五倍子。

煎送威喜丸。

诒按　阴虚而挟湿邪,最难用药,须看其两面照顾处。

忠按　威喜丸出自《和剂局方》,方为黄蜡、白茯苓各四两(去皮,切块,用猪苓二钱五分,同于瓷器内,煮二十余沸日干,不用猪苓),茯苓研为末,熔黄蜡和丸,如弹子大,每服一丸。忌米醋气怒劳力。治元气虚惫,精气不固,余沥常流,小便白浊,梦寐频泄,妇人血海久冷,白带、白漏、白淫,下部常湿,小便如米泔。今录之,以知其源。

又按　此案滋阴助湿,燥湿伤阴,难怪柳氏云最难用药,可谓迷津指点矣,此处宜着力探幽也。

白浊久而不痊,以致肾失封藏,梦遗更甚,少寐少纳,面痿脉小。

九龙丹合天王补心丹。

另:猪肚丸。

原注　膏淋有便浊、精浊两种。便浊是胃中湿热渗入膀胱,与肾绝无相干。精浊牵丝黏腻,不溺亦有,是肾虚淫火易动,精离其位,渐渍而出,治宜滋肾清心、健脾固脱。九龙丹方中杞地归,滋阴以制阳,樱莲芡涩以固脱,石莲子苦寒清心,心清则火不炽,白茯苓甘平益土,以制肾邪,尤妙在山楂一味,能消阴分之障。前一案气虚挟湿热,故合清暑益气;后一案心火挟湿热,故合补心猪肚。

忠按　门人能领会先生治病用药之意,见识亦是高超,所谓名师出高徒,一点不假。

气虚不能摄精,精虚不能化气,所进饮食,徒增痰湿。

六君子汤,加菟丝饼、炮姜炭、韭菜子。

> 原注　纯从脾脏气虚立案。
>
> 诒按　案语简洁老当,方亦周到。
>
> 忠按　遗精门首案下元不固,此案中焦气虚。故有治肾与治脾之别。后学者若能细心觉悟,自能得其要领。

小便门

阴虚之体,心火下郁于小肠,传入膀胱之腑,尿中带血,时作时止,左脉沉数,小水不利。

生地　木通　甘草　竹叶　火府丹

另:大补阴丸。

> 诒按　此用导赤散合火府丹以清心火,即用大补阴丸以滋阴,虚实兼到。
>
> 忠按　火府丹出自《类证普济本事方》,方为生地黄二两,木通三两,黄芩一两。共研细末,炼蜜为丸,如梧桐子大,每服三五十丸,木通煎汤送下。治心经蕴热,小便赤少,五淋涩痛。而大补阴丸,则出自《丹溪心法》,方为黄柏(盐酒拌,新瓦上炒褐色),知母(去皮,酒拌湿炒)各四两,熟地黄(酒洗焙干),龟板(酥炙黄)各六两。共研细末,猪脊髓加炼蜜和丸,如梧桐子大,每服五十丸,空腹时姜盐汤或淡盐送下。有降阴火,益肾水之功。上述丹、丸,今录之,以知其源。柳氏评论,一目了然,犹似明灯指途也。

经曰:胞移热于膀胱,则癃溺血。又曰:水液浑浊,皆属于热。又曰:小肠有热者,其人必痔。具此三病于一身,若不以凉血之品,急清其热,迁延日久,必有性命之忧。

导赤散合火府丹　加灯心

又丸方,固本丸合大补阴丸、猪脊髓丸,加萆薢。

> 诒按　火甚者,阴必伤,火清之后随进丸药,以滋其阴。
>
> 忠按　先生精研《内经》,其选方用药,自然瓜熟蒂落。而固本丸出自《张氏医通》,方为生地黄、熟地黄(俱用竹刀切)、麦门冬(去心,淡酒浸一日,盐汤浸二日)、天门冬(去心,醇酒浸三日)各八两,人参(刮去皮,饭锅上蒸极熟)四两。甘泉水于砂锅煎至味尽,去渣,慢火熬成膏,和入薯蓣粉搅丸,如梧桐子大,或晒干研末,炼蜜为丸亦可。每服五七十丸,每晨淡盐汤或清酒送下。治上消、下消,老人津血俱亏,咳逆便秘。今录之,以知其源。

膏淋血淋同病，未有不因乎虚，亦未有不因乎热者。热如化尽，则膏淋之物必且下而不痛，始可独责乎虚。

大补阴丸　加瓜蒌　瞿麦　牛膝　血余

> 诒按　议论隽爽，方亦切实。
>
> 忠按　膏淋颇似现代医学之血丝虫病，余曾用民间验方水蜈蚣一两、飞廉一两，煎水服，有奇效。

再诊　所下之淋，薄且少矣，而当便之时，尚属不利，既便之后，反觉隐痛，肢膝不温，脉小弦，唇红嗌干，热未全消，虚已渐著。

瓜蒌瞿麦去附汤　加麦冬　萆薢　黑栀　猪脊筋

> 诒按　便后隐痛，膝冷咽干，皆虚象也，似当兼用滋养。
>
> 忠按　唇红嗌干是阴虚营热，肢膝不温乃阳气不展，宜滋阴和阳，方中再加生地、淡苁蓉，下元得润，阳气自展，而小便亦必自利也。

曾患淋证，小便本难，近来变为癃闭，少腹硬满，小便肿胀，苔白不渴，脉小而沉，下焦湿热，被外寒所遏，膀胱气化不行，最为急证，恐其喘汗。

肉桂五苓散　加木香　乌药　枳壳

另：葱一把　麝香三厘　捣饼贴脐

> 诒按　此温通法也。惟由淋变癃，气分必虚，补中益气等法，亦可随宜佐用。
>
> 忠按　癃闭外治贴脐甚妙。余同窗蒋某患肾癌晚期，小便癃闭，痛楚异常，匆忙之间，嘱其家属，用葱一把，切碎捣烂敷脐，且用热水盐布包外熨，继而小便自通，取其通阳化气之功。

泄泻门

飧泄不由乎胃滞，即系乎阳弱，此乃兼而有之，脉迟嗳腐脘痛。

附子理中汤合二陈汤　加川朴　吴萸　防风

> 诒按　嗳腐脘痛，食滞颇重，拟去二陈加神曲、砂仁、楂子。
>
> 忠按　柳氏一减一加，更为熨帖。飧泄必由于湿，方中用防风颇妙，乃因风胜湿也。

下利转泻，肾病传脾，脾因虚而受邪，温化为宜。

理中汤合四苓散　加陈皮　防风　伏龙肝

诒按　由利转泻,或有因湿邪未净者,方中用四苓、伏龙肝,即此意否?

忠按　下利转泻,乃火衰难以厚土,此方极为妥善。

发热之余,腹痛便溏,表邪下陷也。

小柴胡汤加白芍、木香、茯苓、泽泻。

诒按　此时邪下陷之证。

忠按　用小柴胡汤以期领邪从里外达,方中木香须煨用为宜,去油以防滑肠也。

大便门

脾虚不能化泾,焉能统血,血杂于水湿之中,下注不止。

茅术　地榆炭　槐花炭　郁金

再诊　无毒治病,不必愈半而不取也,仍服原方可耳。

原注　此茅术地榆汤。其人便血,挟水而下,已及半载,人不因惫而面黄,大约湿热有余之体。此病两帖愈半,四帖痊愈。

诒按　审证的确,用药精当,有以匙勘钥之妙。

忠按　用药少而精,有仲景遗风,故而效不更方,一举中鹄。

肠澼便血,时重时轻,或痛或否,脉形细小,饮食少,此虚也,恐增浮喘。

归脾汤,加荠菜花、荷叶、粳米。

诒按　此补脾摄血之正法也。稍加和胃之品,如广皮、砂仁辈,更为周密。

忠按　案云或痛或否,脉形细小,乃血虚之故,用归脾法引血归元,腹痛可不再作矣。方中生姜若易炮姜,似更熨帖。

便血之前,先见盗汗,盗汗之来,由于寒热,寒热虽已,而盗汗便血之证不除,脉小而数,气阴两虚之病也。

归脾汤去桂圆,加丹皮、山栀、地榆、桑叶。

诒按　此证营分中必有留热,宜于清营一边着意。但顾其虚,犹未周到。

忠按　营血有热,乃阴虚也,故去性温之桂圆。方中宜加生地、元参、凉血滋阴以降火,似更着力。糯稻根、浮小麦、煅牡蛎似可参与,以除其盗汗,防其再伤阴也。

阴络伤则血内溢,为日已久,阴分固伤,阳分亦弱。而身中素有之湿热,仍未清楚,恐增浮喘。

　　大熟地　伏龙肝　阿胶　白术　赤小豆　附子　黄芩　炙草　当归地榆炭　乌梅肉

> 诒按　此金匮黄土汤加味,阴阳并治,而兼清湿热,立方颇为周到。
>
> 忠按　附子大辛大热之品,刚性走窜而助阳,然亦易伤阴动血,阴伤血溢者,用之宜慎;若易炮姜性温而守,无附子之弊,又可防溢血,似较稳妥。

　　湿热伤营,腹臟便血,久而不愈,左脉细涩,右芤,寸大尺小,加以浮肿,气分亦虚,不但不能摄血,而且不能清化湿热。防喘。

　　黄土汤草、地、术、附、胶、芩、土　加大腹皮　桑皮　五加皮　党参　槐花

> 原注　原方之妙,附子扶脾之母,黄芩清肝之热,熟地滋肾之阴,白术培脾之本,阿胶凉血之热,各脏照顾,非仲景不能作也。
>
> 诒按　增入之药,亦能与病机恰当。
>
> 忠按　案云气虚不能摄血,黄芪似不可少,且宜重用为当。

　　红白痢变为便血,当时血色尚鲜,后又转为紫黑,或带血水而不了结。暑湿深入营中,气虚无力以化,降而不升也。

　　驻车丸连、胶、姜、归　加广木香　党参　甘草　伏龙肝　荠菜花

> 诒按　此证血分中有留邪,尚宜参用和血之品。

再诊　血虽渐止,气犹降不升。

补中益气丸去陈皮合驻车丸,加赤芍、伏龙肝。

> 忠按　案云气犹降不升,宜补气,去陈皮者,恐其破气。治疗先后有序,堪可效法。

　　痔疾、下痢、脏毒,三者皆属下焦湿热为患。

　　地榆散合三奇散芪、防、枳壳　加广木香

> 诒按　立方精到。拟再增银花、丹皮。
>
> 忠按　地榆散出自《苏沈良方》,方为地榆、赤芍、黄连(去须)、青皮(去白),各等分。研为末,每服三钱,清水煎服。可治血痢。除此还载有一方,仅地榆研为细末,每服二钱,可治血痔。此外,还出自《沈氏尊生书》,方为地榆、卷柏各五钱,盛砂瓶中,清水煮十余沸,温服。可治肠风。今录之,以供参考。余曾用桂圆肉包鸦胆子仁七粒,吞服,治血痢有特效。

大小便易位而出，名曰交肠，骤然气乱于中，多属暴病，此症乃久病，良由瘀血内阻，新血不生，肠胃之气，无所附而失治，故所食之水谷，悉从前阴而出。所谓幽门者，不司泌别清浊，而辟为坦途，比之交肠证，有似是而实非者。此时论治，主以化瘀润肠，必大肠之故道复通，乃可拨乱而返之正。

旋覆花　猩绛　葱管　归须　首乌　柏子仁　荠菜花

原注　纱帽一发漆胶粘而成，其亦取通瘀之意耶。

诒按　论证用药，均有巧思，特未知效否何如？意喻西昌《寓意草》中，所载姜宜人交肠病，与此相似，特病原有虚实之异耳，学者当参观之。

忠按　此案交肠病之治，乃别出心裁，用仲景旋覆花汤加味，以化瘀通络、润肠通下，不知故道能否复通？20世纪60年代中期，曾报道，此证系下焦湿热，而用清化湿热之法，今录之，以广见识。余粗浅认为此证，乃大肠阴道瘘，外科手术可根治。

虫病门

阳络曾伤，阴气素虚，更有湿热郁于营分，日久生虫，扰乱于上中下三焦，以致咳嗽喉痹，恶闻食臭，起卧不安，肛部不适，舌质深红，其苔黄浊。即仲景所谓狐惑病是也。久延不愈，即入劳怯之途。

川连三分　犀角三分　乌梅五分　人中白一钱　百部一钱　丹皮一钱半
甘草三分

诒按　读《金匮》狐惑病一节，此证之原委乃明。

忠按　《金匮》曰："蚀于喉为惑，蚀于阴为狐。"由此可见，狐惑病表现出咽喉二阴有糜烂之证。仲景用甘草泻心汤，与此方有异，若能悉心揣摩，必有所得。

脘腹作疼，满腹苦热，初起得食则痛，继而不食亦痛，此肝胃不和，湿热生虫之状。

乌梅丸　加青皮　白芍　金铃子

诒按　初起得食即痛，得无兼有食积否。

再诊　服前方，脘腹之痛而苦热者，时作时止，止则右胁下必有一块攻筑。是属蛔未安也。

旋覆花汤合金铃子散　加杏仁　雷丸　榧子

诒按　蛔未安者,似宜仍用乌梅丸,此则右胁攻筑,故用金铃子散以泄肝耳。

忠按　若确诊蛔虫病,须用现代医学之大便检查有无蛔虫卵。次诊方中乌梅似不可少,虫得酸则伏,右胁攻筑则自已。

湿热挟风,生虫作痒,有似攻注之形,无处不至,难治之证也。

獭肝一钱,磨　开水冲服。

再诊　攻注有形,而不攻注时无迹。湿热风虫,踞于痰中所致。

推气散枳壳、桂心、姜黄、草　加白芥子　橘红　羌活　獭肝　竹油

另:医通浓香化气丸大黄、黄芩、沉香、六曲、辰砂、参、术、竹油、姜汁。

诒按　獭肝治虫,法本千金。惟案中所云:攻注有形,无处不到,究竟或在肢体,或在腹里,均未叙明,无从揣测也。

忠按　湿热风痰,亦会作痒,疑在皮肤而不在腹内,故用方清化湿热,兼理风痰。而此方宜去桂心、羌活、辰砂、参、术,增入茯苓、地肤子、白鲜皮、江蚕、薄荷之类,似较合拍。故大胆猜测此案并非虫病。

人之涎下者,何气使然?曰:胃中有热则虫动,虫动则胃缓,胃缓则廉泉开,故涎下。

黄连丸连、荑、木香、诃子、龙骨　合乌梅丸

诒按　方案俱高简稳实。

忠按　《内经》曰:"胃中有热……故涎下。"但常伴有口舌破溃,舌红苔黄,溺赤便秘等实热之证,方宜用东垣清胃散升麻、生地、当归、川连、丹皮;或钱乙泻黄散(藿香、黑栀仁、甘草、石膏、防风)加减。若大便化验查出虫卵者,可加用乌梅丸或使君子散(《证治准绳》方)使君子、甘草、白芜荑、苦楝子,以安蛔或驱蛔。

《评选环溪草堂医案》

［清］ 江苏无锡　王旭高　　著
［清］ 江苏江阴　柳宝诒　选编
　　　　　　　　丁振忠　选按

《评选环溪草堂医案》（三卷）

　　《环溪草堂医案》三卷，梁溪王旭高先生所著也。先生名泰林，字旭高，世为无锡人。嘉道间有以疡医驰名江浙者，曰高锦亭先生，著有《外科心得集》《景岳方歌括》等书行世，即旭高先生之舅氏也。高先生殁后，先生传其业，其始先以疡医行，迨后求治者日益多，浸及内科，无不应手而效，于是遂以内科行。门下士习业者，每年以十数计。先生读书，上自轩岐，下迄国朝诸家，无不精心贯串。于古书则研求故训，于后人书则必分别疑似。所著有《西溪书屋夜话录》《医方歌括串解》及《环溪草堂医案》诸书，均未梓行。其医案为门弟子随时抄录，未经分别去取，不免繁复者多。余所得见者，盖有五六本，详略互异。因属及门诸子删其繁乱，重为抄辑。最后得王家桥顾君莲卿本，系先生晚年之作。又得方君耕霞新刊本，案甚繁富，颇有方案足取而为他本所未载者，一并补录，简其精粹，分为三卷。间有未尽之意，随加按语以阐明之，阅一年而竣事。先生居锡城，去余家不百里，余弱冠时，犹及见之。吾乡有疑难证，无不求治于先生者，先生必沉思渺虑，疏方与之，厥后或效或否，或有无力再往者，先生必访悉之，令其再诊，以竟厥功。故其所存方案，无不光坚响切，无模糊影响之谈。盖较近贤之专以灵变取巧者，不啻上下床之别矣。先生博极群书，所用诸法，如治小儿喘嗽之药枣，从葛可久之白凤丹化出；治上热下寒之八味丸，用紫雪为衣，从喻西昌之论悟出。若此之类，不胜枚举，是皆因古法而变化出之。彼胸无古书者，每读之而猝难领会，余于此等处，均为一一指出，学者苟能即是而得读书用古之法焉，则庶乎不负先生之苦心也夫。

　　　　　　　　　　　　　　　光绪二十六年重阳日江阴柳宝诒谨识

上卷

内伤杂病门

病将一载，肝气横逆而不平，中气久虚而不振。惟肝逆，故胸脘阻塞而攻冲；惟中虚，故营卫不和而寒热。凡大便溏、饮食少、右脉细、左脉弦，是其证也；四君子合逍遥加左金，是其治也。

党参　冬术　陈皮　茯苓　归身　神曲　白芍　柴胡盐水炒　香附盐水炒　川连吴萸炒　谷芽　玫瑰花

> 诒按　案语爽朗，方亦得当，拟再加沉香、郁金。
>
> 忠按　土虚木贼之案，惟中虚营卫不和而寒热，拟再加桂枝，以调和营卫，似较合宜。

再诊　阳虚恶寒，阴虚发热，脾虚则便溏而乏力，木旺则脘痞而气塞。前方补中泄木，肝气已平，合以益火生土，气血双补。

党参　冬术　苁蓉　鹿角霜　杞子　木香　菟丝子　归身　白芍　陈皮　茯苓　杜仲　砂仁　玫瑰花

> 诒按　肝气平后，续用培补，是一定层次。惟既有寒热见证，似可参用桂枝建中之意以和之。
>
> 忠按　脾虚便溏，苁蓉、归身润能滑肠，似不宜用。案云益火生土，投以干姜、补骨脂如何？

三焦相火，挟肝阳而上升，每日侵晨，则气自脐左而上冲，心胸痞塞，自觉胸中热，舌尖辣，面色红，过午则气渐下降，至夜则安，而火降则下或遗泄，此皆无形之火为患也。推其原，始由乎阴虚，今则相火妄行，蒸炼胃液成痰，所以吐痰黏腻灰黑，而咽嗌胃管之间，常觉不流利也。法当清相火，导虚阳而下归窟宅，更佐以化痰镇逆。病来已久，难期速效。

黄柏盐水炒一钱二分　桂心三分　砂仁炒三分　蛤壳一两　甘草三分　知母盐水炒一钱二分　川连盐水炒四分　茯苓三钱　元精石三钱

长流水煎。

> 诒按　此方取交济封髓之法，用意极为周到。惟病因肝肾不摄，虚阳浮递，拟再加牡蛎、龟板以摄下，旋覆、竹茹以清上，似于病情更为周匝。
>
> 忠按　黄连、肉桂曰交济，黄柏、砂仁曰封髓，柳氏所言极是，其加味亦足以启人心扉，举一反三可也。方中用盐水炒之诸药，皆为直达肾经，而引龙雷之火归故窟而蛰伏之故。

痰之标在肺胃，痰之本在脾肾，肾虚则水泛，脾虚则湿聚，二者均酿痰之本也。经曰：脾恶湿，肾恶燥。脾肾两虚，法当滋燥兼行；而痰恋肺胃，又宜标本同治。

熟地　茅术芝麻炒　陈皮　川贝　茯苓　半夏　紫菀

> 诒按　案语斟酌病机，切实不泛，用药亦丝丝入扣。用黑地黄法，以两补脾肾，合二陈以和胃，菀贝以利肺。药品无多，而层层都到，非有简炼工夫，不能作此。
>
> 忠按　熟地、茅术，一滋一燥，互用则利，且各制其弊。可谓慧人心目，不愧为大家。

凡藏邪，惟虚则受之，而实则不受；惟实者能传，而虚则不传。仲景云：肝病实脾，治肝邪之盛也；内经云：肝痹缓中，治肝体之虚也。此证肝气有余，肝血不足，法宜两顾为得。

归身　白芍　沙苑　杞子　冬术　茯神　青皮　陈皮　香附　金铃子
砂仁

> 诒按　议论确凿，非胸中有古书者不能道，方亦精到。方中归、芍、杞、苑，所以养肝血，青、陈、香、铃，所以舒肝气，药品看似平常，用意恰已周到。
>
> 忠按　方中术、茯、砂仁兼顾中土，意为肝病实脾，防患于未然。

肾水不足，君火上炎，相火下炽。心中如燔，舌光如柿，阳事易举，阴精易泄。拟清君火以制相火，益肾阴以制肝阳。所虑酷热炎蒸，恐药力无权，将亢阳为害，而增剧耳。

川连盐水炒　黄芩　黄柏　阿胶　生地　甘草　鸡子黄

另：大黄三钱研末将鸡子一个破头，纳大黄三分蒸熟，每日服一个。

> 忠按　案云益肾阴，制相火，方中阿胶易元参，以滋阴降火，再加牡蛎重镇潜阳，且可涩精，似更贴切。

再诊　投苦咸寒坚阴降火，以制亢阳，心中之燔灼，与舌之光红，俱减三分之一，然上午之身热如燎者未退，幸纳食颇增，苦寒可进，再望转机为妙。

川黄连　阿胶　生地　元精石　黄芩　甘草　元参　蛤壳　鸡子黄

> 忠按　脾胃健是治疗一切疾病的重要前提,不可不知。

三诊　舌干红,知饥善纳,水亏阳亢,土燥于中,咸苦坚阴之剂,虽衰其燔亢之势,而未能尽除其焰,时当炎暑,湿热与相火蒸腾,拟复入清中固下祛湿之法,仍不出咸苦之例。

洋参　石膏　知母　甘草　麦冬　川连　阿胶　生地　蛤壳　黄柏

猪胆汁丸每朝服三钱。

> 诒按　君相交燔,肾阴被灼,所谓一水不胜二火,此证是也。仅与壮水,犹难胜任,必得苦以泄之,咸以制之,而火乃退;更得苦以坚之,咸以滋之,而阴乃复。
>
> 忠按　舌色光红且干,不仅肾水灼竭,且胃阴亦涸,上方可再参入叶天士养胃阴之法,似更允当。

营阴虚、则气火易升,肝木横、则脾土受侮。腹满头晕,肝脾之病;耳鸣喉燥,虚火之愆。阴虚生内热,肾虚故腰痛。拟补阴潜阳,扶土抑木法。

生地砂仁炒,四两　茯苓烘,三两　山药炒,三两　萸肉酒炒,三两

丹皮酒炒,二两　泽泻炒,三两　龟板炙,三两　沙苑盐水炒,三两　党参炒,三两

杜仲盐水炒,三两　归身酒炒,三两　白芍炒,二两　石决明煅,四两

上药为末,炼蜜打和为丸,晒干,泛上后药。

香附三两分三份一份盐水炒、一份醋炒、一份蜜水炒　陈皮盐水炒,七钱

沉香三钱　神曲一两

上药为末,用橘叶汤泛上前方为衣。

> 诒按　以补药为丸,而以和气之药末泛上为衣,与喻嘉言药用外廓之意相合,虽无精义可取,而心思灵巧,可备一格。
>
> 忠按　气为血帅,阳为阴布。先生以气药外廓为先导,气者为阳,引领阴血药布施全身,非真才实学,不能达此境界,胜似达摩引渡也。

夜凉昼热,热在上午,此东垣所谓劳倦伤脾之证也。上午热,属气虚,用补中益气汤,补气升阳。

补中益气汤,加神曲、茯苓。

> 诒按　论证立方,如开门见山,心目俱朗。
>
> 忠按　甘温除大热,此其例也。

泄为脾病，呕为胃病，脾胃属土居中，而司升降；土衰则木横，木横则土益衰，高年当比，颇虑土败木贼。古人治肝，当先实脾。况兹土弱，尤当先补其中，稍佐平肝可也。

理中汤，加茯苓、橘饼。

> 诒按　案语理明词达，方法切实不浮。但既有呕恶见证，则半夏似不可少，拟再加木瓜、白芍、砂仁。
>
> 忠按　土松则木动，土实则木静，此治肝补脾之要义。此方柳氏加味，先获我心。

有时惊悸，有时肌肉顽木，或一日溏泄数次，或数日一大便而坚干，惟小便常红。此心气郁结，脾气失运，失运则生湿，郁结则聚火，火则伤津，湿则阻气，而气机不利矣。拟荆公妙香散加味，以补益心脾。

山药　洋参　黄芪　茯神　赤苓　桔梗　炙草　远志　麝香　朱砂　木香　川连　麦冬

上药为末，用藿香陈皮汤泛丸，每服三钱，开水送下。

> 诒按　专主心脾立论，思路精确。
>
> 忠按　朱砂含硫化汞，不宜大量久服，以防蓄积性汞中毒。若易枣仁，似较稳妥。

血不养心，则心悸少寐；胃有寒饮，则呕吐清水；虚火灼金则咽痛，肝木乘中则腹胀，此时调剂，最难熨帖。盖养心血之药，多嫌其滞；清降虚火之药，又恐其滋；欲除胃寒，虑其温燥劫液；欲平肝木，恐其克伐耗气。今仿胡洽居士法，专治其胃，以胃为气血之乡，土为万物之母，一举而三善备焉。请试服之。

党参　冬术　茯苓　半夏　枣仁　扁豆　陈皮　山药　秫米

> 诒按　于无可措手中，寻出养胃一法，自属扼要之图。拟再加木瓜、白芍以和肝，竹茹、麦冬以清肺，似更周匝。
>
> 忠按　读此案，可知胃为后天之本，生化之源。方用六君去草，加枣仁、扁豆、山药、秫米以益中养心；而呕吐清水，宜加吴萸、生姜，以温肝和胃；咽痛腹胀，宜再加土牛膝、青皮，以利咽舒肝，拙者粗见，仅供参考。

骨格瘦小，先天元气不足。夏秋寒热，至今不已，脉细数弱，气血两亏。头不痛而但身痛，或口沃清水，此胃阳虚惫也。当商温补，仿东垣法。

党参　茯苓　陈皮　桂枝　柴胡　黄芪　半夏　神曲　当归　干姜　砂仁

> 诒按　少阳生气被郁,故寒热不已,东垣升阳益胃法,用之恰合。加干姜者,助胃阳也。

再诊　前方补中益气,温卫气,开腠理,诸恙皆减,仍依前法。

前方去神曲、干姜,加白术、白芍。

> 忠按　前案用补中益胃,阳气舒展,胃纳已开,故去神曲、干姜,再加白术、白芍健脾和肝,以善其后。

卫气虚则洒洒恶寒,营气虚则蒸蒸发热。营卫并出中焦,总以脾胃为主。补脾胃则金有所恃,不必治肝而肝自驯矣。

党参　冬术　当归　川贝　黄芪　茯苓　白芍　陈皮　玫瑰花

> 诒按　为虚损证,探原立论,方亦精到。
> 忠按　土为金母,金可制木,故案语立论如是。方中白芍既能养荣,亦能柔肝;玫瑰花香可醒脾,亦可舒肝。若再加防风以护卫气,银柴胡以清营热,似更熨帖。

营阴内亏,头眩心嘈,下午微寒内热,能食无力,胃中有热则消谷,脾虚气弱则无力也。

党参　沙苑　茯苓　川连　枣仁　知母　女贞子　白芍　冬术　麦冬竹茹

> 诒按　此虚损初萌之候,因脾虚气弱,未便滋补耳。
> 忠按　嘈杂乃肝胃不和,宜投左金之法,方中若佐以吴萸,似更恰当。

左脉空大,肾水亏也;倦怠乏力,脾气弱也;食少则阴虚,阴虚生内热,证属内伤。

补中益气汤,加黑山栀、白芍。

另:六味丸每朝服四钱。

> 诒按　补中益气补脾气,六味补肾阴,立法颇切实。唯左脉空大,方中升柴两味,尚且斟酌耳。
> 忠按　阴虚生内热,是虚热而非实热,况且左脉空大,肾水内亏,方中黑栀易元参如何?

思虑伤脾之营,劳碌伤脾之气。归脾汤,补脾之营也;补中益气汤,补脾之气也。今将二方,并合服之。

党参　黄芪　冬术　茯神　归身　炙甘草　砂仁　枣仁　升麻　柴胡
木香　半夏　陈皮

> 诒按　同是脾病，而病原用药，确有气营之别。一经指点，便觉头头是道。
>
> 忠按　此案细嚼，越嚼越有滋味，令人口爽。由此可悟出，五脏六腑皆有阴阳，不独
> 是脾也。遣方用药，亦可举一反三。

肾气虚逆，非滋不纳；脾弱运迟，滋则呆滞，然则如何而可？曰：补肾之阳，即可转运脾气，从仲景肾气丸化裁。

熟地附子三分，炒　五味子　茯苓　山药　肉桂心　麦冬元米炒
牛膝盐水炒　山萸肉　陈皮　紫石英　补骨脂盐水炒　胡桃肉

> 诒按　补肾即可以补脾，益火以生土也。用肾气丸恰合。
>
> 忠按　肾不纳气，似有虚喘，故减丹皮之凉血，泽泻之利水，加麦冬以润肺，五味子
> 以止喘，删附子之刚烈，加补骨脂、牛膝、紫石英、胡桃肉温补下元，此方不仅益火生土，
> 且又金水相生，妙在陈皮一味，拨动气机之枢纽，全盘皆活。

久病之躯，去冬常患火升。交春木旺，肝胆阳升无制。倏忽寒热，头面红肿，延及四肢，焮热痒痛，殆即所谓游火游风之类欤。匝月以来，肿势已减。四五日前，偶然裸体伤风，遂增咳嗽音哑痰多，口干舌白，续发寒热，胃气从此不醒，元气愈觉难支，风火交煽，痰浊复甚，阴津消涸，阳不潜藏。此时清火养阴，计非不善，抑恐滋则碍脾；化痰扶正，势所必需，又恐燥则伤液。立法但取轻灵，用药先求无过。

北沙参　知母　鲜生地　蛤壳　海浮石　蝉衣　豆卷　青果　海蜇
地栗　百合

另：珠粉朝晨用燕窝汤送下三分。

> 原注　上方金匮百合知母地黄汤，合本事神效雪羹，取其清火化痰，不伤脾胃，生津
> 养液，不碍痰湿。酌古参今，归于平正。
>
> 诒按　议病用药，均归精细，躁心人不能领取也。
>
> 忠按　立法轻灵，看似平淡，实乃神奇。

中风门

两手关脉，皆见一粒厥厥动摇之象，此土虚木胜，内风动跃之候也。左半肢体麻木不仁，头眩面麻，病属偏枯，虑延仆中。

首乌　当归　白芍　茯苓　陈皮　秦艽　菊花　天麻　石决明　钩勾
刺蒺藜　桑枝

> 忠按　此方似可参入生地、全蝎、蜈蚣、大小胡麻。

再诊　动摇之脉大减，内风有暗熄之机，左手屈伸稍安，左足麻木未和。拟补肾生肝，为治本之计。

地黄饮子地、山萸、斛、苁、桂、附、麦冬、姜、五味、菖蒲、远志、茯、巴戟、枣　去桂、附

> 诒按　未雨绸缪，故易于奏效。两方用药，亦能与病机宛转相赴。
>
> 忠按　此案类中风，与现代医学谓之高血压造成出血性中风，高血脂造成梗死性中风，颇相类似，皆为脑病。以上方而言，似疑治脑梗死之中风。若脑出血之中风，除平肝息风外，尚宜投入凉血止血、活血化瘀之品，与此方大不相同，学者明鉴。

体肥多湿，性躁多火，十年前小产血崩，血去则阴亏火亢，肝风暗动，筋络失养，已非一日。去秋伏暑后变三疟，疟久营卫偏虚，遂致风痰扰络，右半肢体麻痹，而为偏废之象，调理渐愈。今但右足麻辣热痛，痛自足大趾而起，显系肝经失养。据云腿膝常冷，足骭常热，此非足骭有火，而腿膝有寒也。想由湿火乘虚下注，故痛处觉热，而腿膝气血不足，则觉寒耳。至于左胫外廉皮肉之内，结核如棉子，发作则痛甚，此属筋箭，是风痰瘀血交凝入络而成。与右足之热痛麻辣不同，今且先治其右足。

生地　阿胶　五加皮　归身　木瓜　天麻　冬术　独活　丝瓜络
牛膝　茯苓　萆薢

> 诒按　论颇透明，方亦平稳。
>
> 忠按　案云湿火下注，宜加黄柏，又云气血不足，方中却少补气之品，拟再添党参。上述乃一孔之见，学者裁夺。

年已六旬，肾肝精血衰微，内风痰涎走络，右偏手足无无力，舌强言涩，类中之根萌也。温补精血，兼化痰涎，冀免偏枯之累，然非易事也。耐心调理为宜。

苁蓉　巴戟　茯神　木瓜　半夏　枸杞盐水炒　远志甘草汤制　海风藤
茱萸酒炒　牛膝　杜仲盐水炒

诒按　此与下条均因有类中之萌,作未雨绸缪之计,故用药力求平稳,不敢喜事以邀功也。

忠按　木瓜、山萸肉味酸,于痰涩不利,若易僵蚕、全蝎,息风化痰通络,俟风息痰消,继则专补精血,如此步骤更妥。

肾藏精而主骨,肝藏血而主筋,肾肝精血衰微,筋骨自多空隙,湿热痰涩,乘虚入络,右偏手足无力,舌根牵强,类中之根。温补精血,宣通经络,兼化痰涩,守服弗懈,加以静养,庶几却病延年。

苁蓉二两,酒煮烂,捣入　党参三两,元米炒　熟地四两,砂仁末陈酒拌,蒸烂捣入
麦冬二两,去心,元米炒　枣仁三两,炒,研　巴戟三两,盐水炒　归身二两,酒炒
萆薢三两,炒　首乌三两,制炒　茯神三两　牛膝三两,盐水炒　半夏二两
天冬二两,去心,元米炒　陈皮二两五钱　杜仲三两,盐水炒　虎骨三两炙
菖蒲一两　杞子四两,盐水炒

上药各选地道,如法制炒,共研细末,用竹沥四两,姜汁三两,捣入,再将白蜜为丸,如黍米大,用瓷器装好,每朝服五钱,开水送下。

忠按　丸方中,盐水炒者,引之入肾;元米炒者,兼顾中土;酒煮酒炒者,通行经络,且有上下贯穿之妙。此方制法,先生心思极为周密,可谓神来之笔。

又按　虎骨不知用何药代之?

痿痹门

先天不足,骨髓空虚,常以后天滋补,栽培脾胃,脾胃得补,湿热壅滞,形体骤然充壮,而舌本牵强,两足痿软,不能行走,上盛下虚,病属痿躄。经云:湿热不攘,大筋软短,小筋弛长,软短为拘,弛长为痿是也。今拟法补先天之精气,强筋壮骨,以治其下;扶后天之脾胃,运化湿热,以治其中。然必耐心久服,确守弗懈,庶克获效。倘朝秦而暮楚,恐难许收功也。

熟地四钱,附子三分,煎汁炒　茯苓三钱　牛膝一钱五分,盐水炒　桑枝一两
虎胫骨炙,三钱　川断二钱,酒炒　巴戟三钱,盐水炒　黄柏一钱,姜汁炒
荃苍术一钱五分　萆薢二钱,盐水炒　竹沥二十匙　姜汁一匙

另洗方

独活三钱　当归五钱　红花一钱　陈酒糟二两　猪后脚骨二只　葱白头三个

煎汤日洗一次。

> 诒按　此等证,本难奏效,其立方仍从丹溪虎潜法加味,用药固未尝不切当也。
>
> 忠按　先天不足而又湿热恋筋,而为痿痹,本不易治,故先生告诫要耐心久服,此等慢性病,当以制丸方为宜。另用洗方,可谓别出心裁,不知能否取效?

伏热留于肺胃,胃热则消谷易饥,肺热则躄痿难行,热气熏于胸中,故内热不已,延今半载,节届春分,天气暴热,病加不寐,据述先前舌苔黄黑,今则舌心干红,其阴更伤,仿仲景意,用甘寒法。

生地三钱　知母一钱五分　茯神三钱　枣仁一钱五分　麦冬三钱　滑石三钱夜合花五分　沙参三钱　百合一两

泉水煎服。

> 治按　金匮百合病篇,有以百合配知母、地黄、滑石等法,此方即用其意。
>
> 忠按　舌心干红,阴分已伤,滑石虽能清热,但其利水于阴亏不利,如易元参滋阴降火,似较妥善。

再诊　经云:肺热叶焦,则生痿躄,前方清心肺而退热,已能起床步履,但夜不安寐,是肾气不交于心,阴虚阳亢故也。清金丽水,取坝填离为治。

生地　天冬　麦冬　枣仁　山药　元参　沙参　洋参　百合

另:虎潜丸三钱

> 诒按　经云:肺热叶焦,则生痿躄。又云:治痿必取阳明。经训昭然,守此二语,治法不外是也。
>
> 忠按　心肾不交而失寐,方中宜用交泰法,加川连、肉桂,再添远志,以安神益智,似更熨帖。

三诊　阴虚未复,夜寐未安,热退未清,仍宜养阴,自云腹中微微撑痛,此属中虚,治当补益脾阴,兼清心肺之热。

生地　沙参　洋参　山药　麦冬　枣仁　薏米　茯神　甘草　白芍赤苓　百合

另:归脾丸。

> 忠按　腹中撑痛,虽属土虚,而木必乘之,方中宜减生地、洋参,防其滋阴碍脾,加川楝子、木瓜以舒肝柔肝,痛必自止。

冷雨淋背于先,竭力鼓棹于后,劳碌入房,挟杂于中,病起身热咳嗽,至今四十余日。痰气腥臭,饮食能进,卧床不起,形肉消脱,是肺先受邪,而复伤其阴也。经云：阴虚者阳必凑之，肺热叶焦，则生痿躄。又云：一损损于肺，皮聚毛落，至骨痿不能起床者死。合经旨而互参之，分明棘手重证也。

沙参　紫菀　茯苓　地骨皮　川贝　玉竹　薏仁

另：八仙长寿丸四钱。

> 忠按　身热咳嗽，痰气腥臭，日久邪伏于肺而化热，有成痈之势，方中宜加鱼腥草、金荞麦、羊乳（又名四叶参、山海螺）之类，以清热消痈，似更得当。

再诊　肺为水源，百脉朝宗于肺，犹众水朝宗于海也。肺热叶焦，则津液不能灌输于经脉，而为痿躄，卧床不能行动，形肉消削，咳嗽痰臭，舌红无苔，脉细而数，是皆津液消耗，燥火内灼之象。考经论治痿独取阳明者，以阳明主润宗筋，胃为气血之源耳。今拟生胃津，以供于肺，仿西昌喻氏法。

沙参　阿胶　杏仁　甘草　元参　火麻仁　天冬　麦冬　玉竹　茯苓
桑叶　枇杷叶

> 诒按　议病立方，深合《内经》痿论之旨。
> 忠按　土能生金，而养胃益津，即可润肺滋阴。案云舌红无苔，脉细而数，而知阴亏火灼，故滋清并治，方宜加知母、大贝如何？

三诊　投清燥救肺法，病情稍安，仍宗前制。

桑叶　杏仁　麦冬　川贝　百合　元精石　阿胶　沙参　元参　枇杷叶
野荠白根

长斋廿载，精血久枯。大雨淋身，湿侵入骨，腿股酸重，不能举动，法以宣通关节，佐以养血生津。

麻黄　苍术　白芷　当归　川芎　白芍　防风　熟地　桂枝　独活
牛膝　桑枝

> 诒按　此从阳和汤增减。因系湿邪，故加苍术。
> 忠按　方中用四物养血，余药皆为祛风燥湿，通利关节而设。

风寒湿三气伏留于骨，骨节痠痛，自冬而起，所谓骨痹也。骨痹不已，内舍于肾，则发热淹缠，即成劳损。

秦艽　杜仲　五加皮　生地　地骨皮　当归　续断　牛膝　萆薢　茯苓

> 诒按　邪郁化热，则伤及阴血，故易入损。方内再加丹皮、桂枝，更觉周到。
> 忠按　若肌肉削消，关节僵直，脾肾俱败，病则难治。

寒湿之气，从外而入于内，遍体历节疼痛，而又胸满呕痰。经云：从外之内者，治其外。又云：胃为脏腑之长，束筋骨，利关节，皆胃气之流行。然则外通经络，内和胃气，便是治法之纲领矣。

川附　茯苓　南星　半夏　陈皮　木瓜　竹沥　姜汁

> 诒按　骨节痛与呕痰，自是两途之病，用药两面照顾，亦为合法。案中以胃气一层，牵合筋节，虽似有理，而实非内经本旨。方中木瓜、竹沥，是筋络药，拟再加桂枝、秦艽、独活、桑枝、牛膝。
>
> 忠按　此方重点乃止呕化痰，而于寒湿之痹，照料偏少，柳氏加味，先获我心，拟再添海风藤、活血藤、羌活、全蝎，其力更强。

内风门

病起肝风，继则痰饮吐酸，所以口目筋掣，而胸膈不利也。近因暑热上蒸，咽喉碎痒，暂投凉剂，喉患虽减，而胸脘愈觉撑胀。夫肝风之动，由于阴血之虚，痰饮之生，又系胃阳之弱，病涉两歧，法难并用。今且宣化胃湿以祛痰，稍佐平肝降逆之品。

半夏　茯苓　陈皮　旋覆花　麦冬　杏仁　川贝　郁金　丹皮　黑山栀
竹茹　蔻仁

> 诒按　此等两碍之病，最难用药，须看其周到熨帖处。方中旋、郁、贝、杏，是兼参胸痹治法。
>
> 忠按　案中吐酸，可佐以左金丸；唯方中无一味息风之品，如天麻、钩藤、牡蛎之类，似可掺入。

肝为风脏而主筋，心为火脏而主脉。心包络与三焦相为表里，俱藏相火，心包主里，三焦统领一身之络。此病起于病后，心中嘈热，胸前跳跃，继而气攻脊背，如火之灼，或大或小，或长或短，皆在经络脊脉之中。良由病后络脉空虚，相火内风，走窜入络。非清不足以熄火，非镇不足以定风。然而络脉空虚，使非堵截其空隙之处，又恐风火去而复入。故清火、熄风、填窍三法，必相须为用也。第此证实属罕见，医者意也，以意会之可耳，仿仲景法。

羚羊角　寒水石　滑石　紫石英　龙骨　石决明　生石膏　磁石
赤石脂　牡蛎　大黄　甘草各三钱

诒按　金匮中风门，有侯氏黑散、风引汤二方，其用意用填窍为主，喻西昌论之详也。读者取喻氏之论观之，即识此方之意。

忠按　喻氏堵截填窍法，连前贤王氏、柳氏皆受其惑也，余在《伤寒杂病论诠释》一书中，试解《金匮要略方论》千古之秘，略谈中风一文中，浅议喻氏高谈阔论，遗祸后世，读者若有兴趣，不妨可查阅余之拙文，以供参考。

又按　上方介石类药，堆砌过多，宜增钩藤、天麻、桑叶、丹皮、焦栀、石斛之类，以息风降火。用大黄通泄腑热，不如用黄芩、龙胆草，直折肝火。

先呕数日，呕止而发痉厥，日三五次。此乃肝逆犯胃，聚液成痰，内风煽动，阳气偏张，痰亦从之为患。拟清熄风阳，兼和其胃。

羚羊角　钩勾　半夏　陈皮　茯苓　石决明　山栀　菊花　元参　竹茹

忠按　肝风与痰热为患，故用药如是。方中宜加桑叶、僵蚕、天麻之类，似更合拍。

再诊　痉厥日数发，口噤不能言，而心中了了，病不在心而在肝。夫心为君主，肝为将军，当气逆火升风动之际，一如将在外，君命有所不受，君主虽明，安能遽禁其强暴哉！况胃为心之子，胃家之痰，与肝家之风火，互结党援，相助为虐。今舌红碎痛，一派炎炎之势，渐迫心君。故欲化胃家之痰，必先清泄肝家之风火；而安镇灵台，使心君无震撼之虞，尤为要着。

羚羊角　鲜生地　犀角　茯神　山栀　元参　石决明　天竺黄　钩勾
枣仁川连炒　竹沥姜汁炒　金箔

诒按　议论明快，立方熨帖。拟去犀角，加黄连，更为亲切。

忠按　舌为心之苗，舌红碎痛，乃肝火直逼心营，心营被灼，已在不言中。柳氏拟去犀角，加黄连，拙见粗识，似有不妥，二者虽均能清心火，然犀角入营，黄连入气，由此可见，先生用药，可谓高人一筹。同时，不因先贤柳氏语而随波逐流矣。

久患肝风眩晕，复感秋风成疟。疟愈之后，周身筋脉跳跃，甚则发厥。此乃血虚不能涵木，筋脉失养，虚风走络，痰涎凝聚所致。拟养血熄风，化痰通络。

制首乌　紫石英　白蒺藜　半夏　茯神　羚羊角　石决明　煨天麻
枣仁　洋参　陈皮　竹沥　姜汁

诒按　归、芍，似不可少。

忠按　方中还可加木瓜、枸杞子，以柔木养阴。洋参可删，防其生津助湿以碍痰。

五脏六腑之精气,皆上注于目,目之系上属于脑,后出于项。故凡风邪中于项,入于脑者,多令目系急而邪视,或颈项强急也。此证始由口目牵引,乃外风引动内风;内风多从火出,其原实由于水亏;水亏则木旺,木旺则风生。至于口唇干燥赤碎,名舔唇风,亦肝风胃火所成也。治当清火熄风,养阴为法。

大生地　丹皮　沙参　钩勾　桑叶　羚羊角　石决明　白芍　芝麻　蔗皮　梨皮　元参心　川石斛

> 忠按　方中宜去芝麻、蔗皮、梨皮,加天麻、菊花、制首乌、焦栀、女贞子、枸杞子,养肝息风以清火,似更有力。

肝苦急,急食甘以缓之。

生甘草一斤研末　红枣一斤　煮烂去皮核,与甘草打和为丸,每服三钱,开水送下。

> 原注　此人并无表证,又不内热,一日数十痉,服此二料即愈。
>
> 诒按　前二方是风火致痉者,通治之方。后一方虽依经用药,但平实无灵机,如此重病而服之竟效,奇哉!
>
> 忠按　土虚木摇,空谷生风,甘补脾,脾土不虚,风木自静而痉自止。此方看似平常,非功底深厚者不能为,真可谓平淡出神奇。

神志门

上年夏季,痰火迷心,神呆语乱,治之而愈。至今复发,脉浮小弱,舌心红而舌薄白,语言错乱,哭笑不常,凭脉而论,似属心风。盖由风入心经,蕴热蒸痰所致,用本事独活汤法。

独活　防风　黄芩　山栀　元参　石菖蒲　胆星　茯苓　橘红　甘草　竹叶　鲜生地

> 诒按　论证确凿,此为学有本源。查许学士独活汤原方,仅有独活、防风、茯苓三味相同,此盖用其意,而不袭其成方也。
>
> 忠按　风热兼挟痰火,方中独活、防风,辛温不宜,若易桑叶、菊花,以祛风热,似较合拍。然脉浮小弱,已露正气不支,拟再加生晒参,以扶元气,此乃为防微杜渐而设。

情志郁勃,心肝受病,神思不安,时狂时静,时疑时怯。心邪传肺,则心悸不寐而咳嗽;肝邪传胆,则目定而振慄;其实皆郁火为患也。拟清心安神壮胆为主,平肝和脾佐之。

川连　茯神　菖蒲　龙骨　远志　北沙参　枣仁　胆星　铁落　石决明

猪胆一个,用川芎五分,研细,纳入以线扎好,入煎

> 诒按　清心化痰,凉肝镇怯,立方周到熨帖。尤妙在川芎一味,入猪胆内,可以疏木郁、壮胆气,开后人无数法门也。
>
> 忠按　案云和脾,与证不合,疑是瞬间笔误,似当润肺恰合,再说方中有润肺化痰之品,无和脾之药,先生云心邪传肺,即是明证。再说此方宜添连心麦冬,清心润肺为宜。

寡居十载,愁惕苦心,牙龈出血,有时若痫,其病已久。兹一月前,猝遭惊恐,遂神糊语乱,口吐紫血,腹胀不食,两脉模糊,难以捉摸。此乃惊动肝阳,神魂扰乱,血随气逆,是即薄厥之属。今两足常冷,阳升于上,急以介类潜阳,重以镇怯,冀其厥止再商。

川连吴萸炒　牡蛎　阿胶　茯神　枣仁　石决明　羚羊角　龙骨　茜草炭

紫石英　代赭石　白芍　金箔

> 诒按　病深且久,病气内涉于脏,实难取效。但就病论治,已能处处熨帖,自属可存。忠按　方中茜草炭止血,并无不当,若易童便止血化瘀,又可滋阴降火,似更合拍。

再诊　风阳稍熄,神志未安,仍从前法增损。

川连吴萸炒　石决明　牡蛎　茯神　龙骨　远志　羚羊角　紫石英　阿胶　枣仁　白芍　橘红　石菖蒲　金箔

另朱砂安神丸三钱。

> 忠按　血止而神未安,故增加安神定志之品,用方似更贴切。

肝风胃湿,凝聚成痰,每逢劳碌,则气逆而痰涌,骤然昏迷,少顷复醒,醒后数日无力。此属痫类,其原总由水亏,不能涵木所致。煎方无效,宜用丸药。

生地　茯神　山药　丹皮　枣仁　茯苓　萸肉　泽泻　磁石

上药为末,炼蜜搋作小丸,将后药泛上。

半夏　南星制　陈皮　青黛　蛤壳　郁金　石决明　沉香　琥珀

上药为末,泛上前丸为衣,晒干,每服五钱,淡盐花汤送下。

> 诒按　作丸之法,颇极精妙。
>
> 忠按　此方制丸,构思灵巧。以六味地黄丸加味,滋阴安神,蜜丸作核;再以燥痰解郁、平肝定痫之品,研末单衣;更以淡盐花汤送服,取其咸能入肾,含有向导之意。处处无不显示先生之学,博大精深,标本兼顾,别具一格,启迪后贤。

肝火痰涎,内蒙心窍,外窜经络,时发痫证。

洋参制三两　天竺黄一两　明矾一两　首乌制四两　茯神烘三两　半夏一两
川贝二两　附子五钱　雄精五钱　辰砂五钱　南星制一两　石决明煅四两
川郁金一两　陈皮盐水炒,二两　丹皮炒,二两

上药为末,用金箔、灊珠、血珀、玳瑁、獭肝、羚羊角,另研细末,用钩勾三两煎浓汤,冲入竹沥一杯,姜汁一勺,将上药末泛丸,每早服二钱,橘红汤送下。

诒按　前方兼顾水虚,此方专治痰火,见证不同,固各有所当也。

忠按　方中附子大辛大热,若易焦栀直折肝火为宜;雄精虽能治痫,其含砒辛温有毒,不如易远志以通心气;制南星燥湿化痰,若易陈胆星清化痰热,似更妥当。上述孔见,仅供参考。

痰火门

心境沉闷,意愿不遂,近因患疟,多饮烧酒,酒醉之后,如醉如狂,语言妄乱,及今二日。诊脉小弦滑沉,舌苔薄白,小水短赤,大便不通,渴欲饮冷,昏昏默默,不知病之所的。因思疟必有痰,酒能助火,痰火内扰,神明不安。此少阳阳明同病,而连及厥阴也。少阳为进出之枢,阳明为藏邪之薮。今邪并阳明,弥漫心包,故发狂而又昏昏默默也。仿仲景柴胡加龙牡汤主之。

柴胡　黄芩　半夏　茯苓　龙骨　甘草　牡蛎　铅丹　菖蒲　大黄
竹沥　姜汁

诒按　病之来源去路,一一指出,药亦的当。

忠按　此案脉小苔白,容易误认阳虚,而不敢用苦寒下夺之法;察病须全面认证,脉小外,尚见弦滑沉,小便短赤,大便不通,渴欲饮冷之象,先生投大黄,以荡涤阳明,真乃独具慧眼。

痹中常坐起而不自知,日间静则瞌睡,此浊痰迷闭清阳,阳气郁而不宣也。
胆星　川贝　茯苓　陈皮　枳实　半夏　党参　远志　菖蒲

忠按　此方仿温胆法而不用其方。案云浊痰,疑苔必白腻,胆星之凉,川贝之润,似不相宜,若易制南星、炒苍术,燥湿化痰,更加妥善。

再诊　体肥多湿之人,湿热蒸痰,阻塞肺胃,喉中气粗,呼吸如喘,卧痹之中,常欲坐起,仍然鼾睡,而不自知。所以坐起之故,盖痰阻气郁,蒙闭清阳,

阳气郁极而欲伸，故寐中欲坐起也。病属痰与火为患，兹拟煎方，开其肺痹，另用丸药，化其痰火，痰火一退，清阳得伸，病自愈矣。

　　射干　橘红　冬瓜子　杏仁　桔梗　象贝　竹沥　姜汁　葶苈子　苏子枇杷叶

　　另黑丑取头末，三钱　莱菔子炒，三钱　槟榔炒，三钱　大黄酒炒，三钱

　　研末蜜丸，作十二粒，每午后一丸，临卧一丸，嚼化咽下。

　　诒按　审病既得其真谛，用药自然入彀。丸方中加菖蒲、胆星、郁金、东丹等以开郁坠痰，较似得力。

　　忠按　患者体肥多湿，而见喉中气粗，呼吸如喘，是痰阻气郁之肺痹，用汤药宣痹化痰，用丸方泻火逐痰，大肠通利，则上下之痰得化，气得畅，而病自解矣。

　　胆虚则神自怯，气郁则痰自凝，于是咽喉若塞，气短似喘，偶值烦劳，夜寐多魇，无形之气与有形之痰互相为患，遂至清静无为之府，与虚灵不昧之神，均失宁谧之常。欲安其神，必化其痰，欲壮其胆，必舒其气。故清之化之，和之益之，必相须为用也。

　　沙参　枣仁川连炒　半夏　胆星　远志　茯神　神曲　石菖蒲　橘红金箔　竹沥　姜汁

　　另：胆星三钱　琥珀一钱　金箔五张　黑白丑取头末，各一钱五分

　　上药另研和一处，共为细末，每服三分，橘红汤送下。

　　又方：党参姜汁炒　半夏　胆星　茯神　远志　枣仁　川贝　橘红　蛤壳神曲　竹沥　姜汁

　　忠按　案云欲壮其胆，必舒其气，方中似宜加郁金、香橼皮、玳玳花之类，以舒少阳，似较合拍。

痰饮门

　　痰饮阻于胸中，咳而气短心悸，用四君补气，二陈化痰，桂枝通阳，款冬止咳，加减成方，仍不越苓桂术甘之制，若舍仲景而别求良法，是犹废规矩而为方圆也，讵可得哉。

　　桂枝　茯苓　白术　甘草　半夏　陈皮　党参　款冬花

诒按　方论俱平正通达，可以取法。

忠按　方为苓桂术甘、四君、二陈合并成方，加款冬而成，看似平淡，实出神奇。金匮曰：病痰饮者，当以温药和之。此方可为一例。

再诊　用补气化痰，通阳蠲饮，咳而短气均减，但心仍悸，参以益智。

茯苓　白术　甘草　党参　陈皮　半夏　桂木　款冬　益智仁　枣仁

忠按　药后证减，效不更方。然心悸仍存，而加益智仁、枣仁，拙意认为益智仁，暖脾补肾、涩精缩尿，若易远志，化痰宁心，似更确切。

胸中之元阳不足，膻中之火用不宣，痰饮伏于心下，胸前如盘大一块，常觉板冷，背亦恶寒。三四年来，每交子后则气喘，阳气当至不至，痰饮阻遏其胸中，阳微阴胜故也。天明则阳气张，故喘平，至咳嗽心悸，易于惊恐。皆窃踞胸中之病，其常若伤风之状者，卫外之阳亦虚也。图治之法，当祛寒饮，而逐阴邪，尤必斡旋其阳气，俾如离照当空，而后阴邪扫尽，用仲景苓桂术甘法，先通胸中之阳，再议。

茯苓细辛一分，泡汤，拌，浸，焙　桂木　冬术熟地二分，煎汁，拌炒　陈皮
甘草麻黄一分，泡汤，拌，浸，焙　炮姜五味子五粒，同焙　补骨脂盐水炒焦　党参姜汁炒
半夏　紫石英　胡桃肉　螺蛳壳

诒按　审证清切，方中以辛烈之品煎汁，收入甘平药内，用意颇巧，骨脂、桃肉，参入补肾之意，尤为周到。此证阳微饮踞，自属确不可易，惟所吐之痰，是否清稀，抑系干黄黏厚，案中未经叙明；其常若伤风之状，卫阳虚者，固有此候，亦有痰浊化热，蕴于肺中，以致招引外风者，亦多此证，不可不细为之辨。

忠按　痰饮之病，多属阳虚。胸前板冷如盘大，背亦恶寒，皆肺阳微弱，由此推理，痰必稀薄，苔白舌淡，亦为必有之证，故其若伤风之状，卫表阳虚，鼻流清涕，也在情理之中。故先生云：当祛寒饮，必斡旋其阳气，可谓一语道明。而用苓桂术甘法，势所必然。柳氏之言，亦慧人眼目，若能细心琢磨，必有所获。

咳嗽口不渴，当脐痛，而脉细，头常眩晕。此乃手足太阴二经，有寒饮积滞，阻遏清阳之气，不能通达，故一月之中，必发寒热数次，乃郁极则欲达也。病将四月，元气渐虚，寒饮仍恋而不化。先以小青龙汤蠲除寒饮，宣通阳气，再议。

麻黄　桂枝　白芍　细辛　干姜　半夏　五味子　甘草

> 诒按　此内饮而兼外寒之方,一月中寒热数次,或因兼感外邪,则此方的对矣。
>
> 忠按　眩晕一证,并非都是肝阳上升,或气虚、或血虚、或阳微、或阴亏、或痰饮、或瘀浊,都有可能,不可偏执。此案眩晕乃寒饮所致,故用仲景小青龙汤法,为不二法门。

脉沉取之数,其阴内亏,其热在里,病延日久,劳损之候。证见咳唾白痰,脘腹时痛,痛则气满,得矢气则稍宽,病由肝郁而成。据云咳已三年,初无身热,是其根又有痰饮也。经训治病,必求其根,兹从痰饮气郁例治之。

半夏　茯苓　桂木　丹皮　白芍　香附　沉香　神曲　归身　甘草
冬术　陈皮　金橘饼

> 诒按　此苓桂术甘合二陈,加归、芍、丹皮以养肝,沉、附、曲、橘以化气也,立方平稳熨帖。
>
> 忠按　肝郁易于化火,香附、沉香,辛燥性刚,药力过剩,若易绿萼梅、玳玳花,体轻灵巧,清香不燥,舒气解郁,似较适宜。

痰饮咳逆,肺肾两虚,胃湿不化,用苓桂术甘汤合二陈治其胃,都气丸治其肺肾可也。

苓桂术甘汤合二陈汤　加川贝　杏仁　沉香
另:都气丸每服四钱淡盐汤送下。

> 诒按　虚实兼到,亲切不浮。
>
> 忠按　肺肾两虚,咳逆必喘,方中加沉香以温肾纳气,投杏仁之宣肺,似不相宜,何况用气丸补元以收摄;胃湿不化,本宜燥湿利水,却与川贝之润,欠之难合。读前贤书,亦须细考,切勿人云亦云。

痰饮咳嗽已久,其源实由于脾肾两亏,柯氏云:脾肾为生痰之原,肺胃为贮痰之器也。近增气急不得右卧,右卧则咳剧,肺亦伤矣。肛门漏疡,迩来粪后有血,脾肾亏矣。幸胃纳尚可,议从肺脾肾三经同治。然年已六旬,宜自知爱养为要,否则虑延损证。

熟地砂仁炒　五味子　炮姜　半夏　陈皮　茯苓　阿胶蒲黄炒　款冬花
冬术　归身　川贝

> 原注　此金水六君煎合黑地黄丸,加阿胶、款、贝三味,直补金土水之虚,上能化痰,下能止血,其中虽有炮姜,勿嫌其温,盖有五味以摄之也。
>
> 诒按　此等病,立方最难安放平稳,似此周到熨帖,自非老手不办。
>
> 忠按　熟地滋腻,补肾碍脾,用砂仁拌炒者,为救其弊;肛门出血,阿胶用蒲黄炒,若肺咯血,则宜用蛤粉炒,前者偏下,后者偏上,不可不知。

饥饱劳碌伤胃,寒痰凝聚,气血稽留,阻于胃络,因而胃脘胀痛,呕吐黏痰。初起一发即平,后来发作愈勤,今则殆无虚日,饮食从此减少,病日益甚,胃日益虚。倘不加谨,恐延胀满,不易图治。

党参　炮姜　冬术　熟附　半夏　良姜　陈皮　茯苓　蔻仁

再诊　温胃化痰,从理中、二陈、平胃三方化裁。

六君子汤,加川朴、熟附、炮姜、苍术。

三诊　寒积中焦,胃阳不布,痰饮窃踞,为痛为胀,为吐为哕,法当温运中阳,但病根已深,必耐心久服乃效。

党参　炮姜　半夏　茯苓　陈皮　川椒　熟附　蔻仁　白术

四诊　中虚非补不运,寒饮非温不化,益火生土,通阳蠲饮,苓桂术甘汤主之,附子理中汤亦主之。

党参　桂木　炮姜　半夏　茯苓　熟附　冬术　陈皮　蔻仁

五诊　病有常经,方有定法,药已见效,无事更张。袁诗云:莫嫌海角天涯远,但肯摇鞭有到时。

附子理中汤合二陈汤,加桂木、老姜。

诒按　前后五方,看病的确,用药的当,案语亦亲切简老。于此道中自推老手。

忠按　寒饮停中,脾胃阳虚,为此病不移之病机,前后五诊,首尾连贯,一气呵成。先生示人以不二法门。

咳喘门

稚龄形瘦色黄,痰多食少,昼日微咳,夜寐则喉中嗄吼有声,病已半载,而性畏服药,此脾虚而湿热蒸痰,以阻于肺也。商用药枣法。

人参三钱　苍术土炒,一钱五分　茯苓三钱　川朴姜汁炒一钱　榧子三钱炙草一钱　陈皮盐水炒,一钱　川贝三钱　米制半夏三钱　冬术三钱

上药各研末,和一处,再研听用。好大枣一百枚,去核,将上药末纳入枣中,以线扎好,每枣一枚,大约纳入药末二分为准。再用甜葶苈一两,河水二大碗,同枣煮,俟枣软熟,不可大烂,将枣取出,晒干。每饥时将枣细嚼咽下一枚,一日可用五六枚。余下枣汤,去葶苈再煎浓至一茶杯,分三次先温服,俟枣干,然后食枣。

原注　此平胃六君汤加川贝、榧子，制法极好，以治脾虚湿热，蒸痰阻肺，喉中痰多者极妙。此法从葛可久白凤膏化出，颇有巧思，此病服之遂愈。

诒按　灵心巧想，可师可法。

忠按　汤药味苦，幼儿多畏，不愿意服。先生心灵思敏，变汤方为枣药，则易接受，疗效理想。为读者开一悟境。

肺为贮痰之器，脾为生痰之源。肺虚则痰不易化，脾虚则湿不能运。痰上逆而喘咳，湿下注而足肿，肿之与喘，无非气失升降，而乏运行之权也。今拟脾肺同治，冀痰湿运行乃吉。

党参　葶苈　杏仁　泽泻　大腹皮　半夏　赤苓　陈皮　通草　冬瓜子
枇杷叶　枣

诒按　论病用药，俱能得其要领。

忠按　此案肺虚咳喘，葶苈、枇杷叶，似不相宜，若易干姜、五味子，温阳定喘，似较合适；而脾湿足肿，宜删枣，防其助湿生痰，若投白术，健脾利湿，似较妥当。

年过花甲，肾气必亏，即使善自调摄，亦不过少病耳。及至既病，刚各随其见证而施治焉。今咳嗽气升，食少倦怠，证形在于肺脾，自宜从肺脾求治。然气之所以升者，即肾水虚而不能藏纳肺气也。食荤油则大便溏者，即肾阳衰而不能蒸运脾土也。然则补肾，尤为吃紧，虽不治脾肺，而脾肺得荫矣。

党参　五味　山药　紫石英　补骨脂　黄肉　胡桃肉　茯苓
另:《金匮》肾气丸三钱。

诒按　立论颇能探入深处，用药亦亲切不浮。

忠按　探本求源之论，处方无头痛医头之弊。然食少便溏，脾阳亦虚，方中宜增干姜、白术，兼顾后天，似更熨帖。

气上逆而咳甚，舌心红而边白，此阴虚痰滞，下虚上盛之候也。病已月余，消痰恐劫其阴，养阴恐增其浊。拟以降气化痰，少佐益阴为法。

苏子降气汤去桂
另:都气丸五钱。

诒按　立方切当。

忠按　此汤方中半夏、川朴，性燥伤阴，若易紫菀、款冬，以润肺下气，似较稳妥。

病将一载，咳嗽内热，行动喘促，少腹牵痛，此肾气虚而不纳也。仿都气法。

　　生地　　萸肉　　茯苓　　丹皮　　山药　　五味子　　泽泻　　麦冬　　川贝　　沉香

> 诒按　立方精当。
>
> 忠按　肾不纳气,川贝若易蛤蚧尾,似更贴切。

　　再诊　壮水生金,补子益母。

　　前方　加党参　胡桃肉

　　多年咳喘,逢寒遇劳辄发,汗多气升,肺伤及肾,肾气虚而不纳矣。法当补肾以纳气。

　　熟地　　怀牛膝　　北沙参　　半夏　　陈皮　　茯苓　　麦冬　　五味子　　紫石英
蛤壳　　沉香

> 忠按　标实本虚,肺肾同治。

　　再诊　寒入肺底,久而化热,同一痰喘,先后不同也,初病在肺,久必及肾,同一咳逆,虚实不同也,补肾以纳气,清肺以化痰,须两层兼顾为稳。

　　北沙参　　五味子　　麦冬　　川贝　　杏仁　　蛤壳　　怀牛膝　　地骨皮　　熟地
梨皮　　枇杷叶

> 诒按　前方用药切当,此方案语圆融。
>
> 忠按　此案先生点明咳喘寒热虚实之原委,不至于盲人骑瞎马也。

　　痰饮咳喘,脘中胀满,时或微痛,虽脾、肾、肺三经同病,而法当贵重乎脾,以脾得运而气化通,则痰人饮有形动之机也。

　　干姜五味子同研,炙　　半夏　　陈皮　　茯苓　　补骨脂　　北沙参元米炒　　杏仁
川朴　　泽泻　　胡桃肉

　　再诊　痰饮停于心下,上则喘咳,下则脘胀,多由清阳失旷,痰浊内阻,转胸中之阳以安肺,运脾中之阳以和胃,咳喘与胀满当松。

　　瓜蒌皮　　枳实　　干姜　　川朴　　半夏　　陈皮　　薤白头　　茯苓　　泽泻

> 诒按　此证咳胀两证并重,故治法亦脾肺兼顾。
>
> 忠按　首诊之方宜商榷,乃喘咳并非都是肾不纳气;而次诊启动肺脾之阳,痰饮当化,气机运行,故诸证能松。方用瓜蒌薤白半夏汤合二陈汤加减,其中泽泻如易沉香,治疗似更有力。

　　痰饮久留于肺胃,或咳或喘或脘胀,皆痰气之为病也。化胃中之痰宜苓

半,化肺经之痰宜橘贝,从此扩充以立方。

二陈汤合苓桂术甘汤　加川贝　杏仁　蛤壳　紫菀

> 诒按　此病因有脘胀,而无肾虚见证,故始终以运脾化湿之法。
>
> 忠按　脘胀乃脾胃阳气不展,川贝性润,若易川朴下气消痰,似更合拍。

咳嗽痰多气急,其标在肺,其本在肾,历年既久,自浅及深,自肺及肾,法当治其本矣。

熟地　怀山药　怀牛膝　半夏　陈皮　茯苓　蛤壳　五味子　紫石英　沙苑　胡桃肉

再诊　补肾纳气,水不泛而痰自化,培土运湿,湿不停而痰可降矣。

怀牛膝　怀山药　半夏　陈皮　茯苓　熟地　紫石英　银杏肉　杞子　五味子　胡桃肉

> 诒按　两方案语清简,用药切当。方中再加於术,于培土较似有力。
>
> 忠按　先生着眼先天,后天亦须光顾,培土参术似不可少,若纳差,方中熟地宜用砂仁拌打,以制其腻且醒其脾。

肾司纳气,而开窍于二阴。此病每因劳碌之余,必先频转矢气,而后气升上逆,短促如喘,饮食二便如常,其病在少阴之枢,宜补而纳之。

六味地黄丸合生脉散　加青铅

> 诒按　肾为作强之官,过于劳动,则收摄无力,故见此证,与寻常喘促,又是一种。认证既确,立方亦切实不肤。拟再加砂仁、胡桃肉。
>
> 忠按　青铅有毒,用之宜慎,更不可久服,以防蓄积性铅中毒。

暑风从背俞而内薄于肺,湿热从胃脉而上熏于肺,外内合邪,其气并于胸中,气不得通而上逆,气升作咳,舌苔薄白,口腻不渴,治属饮家。

冬瓜子　半夏　茯苓　射干　通草　马兜铃　枳壳　杏仁　橘红　枇杷叶

> 诒按　此方清灵可喜,拟再加滑石、薏仁。既有暑风内薄,宜再参用疏泄之品。
>
> 忠按　舌苔薄白,口腻不渴,肺胃无热而湿浊困中,外有暑风内侵,方中射干、马兜铃、枇杷叶,皆清肺热止咳之品,用之不宜,若易佩兰、生薏仁、白蔻仁,芳香祛暑、利湿醒脾,似更适合。

阅病原知系痰饮多留，脾、肺、肾三脏交伤，下则肾虚不能纳气，中则脾虚不能运气，上则肺伤不能降气。系是咳喘不得卧，肢肿腹臌，神气疲惫，虚亦甚矣。治上无益，当治中下。

熟地　怀牛膝　茯神　五味子　胡桃肉　沙苑　怀山药　蛤壳　紫石英　补骨脂　麦冬

另：黑锡丹每朝盐花汤送下一钱。

诒按　病候已造极深之域，用药如此，亦背城借一之计。

忠按　病至危重，肾脾肺三焦俱伤，多脏器功能衰竭，元气大虚，已无力回春，尽人事耳。

喘哮气急，原由寒入肺俞，痰凝胃络而起，久发不已，肺虚必及于肾，胃虚必累于脾。脾为生痰之源，肺为贮痰之器，痰恋不化，气机阻滞，一触风寒，喘即举发。治之之法，在上治肺胃，在下治脾肾，发时治上，平时治下，此一定章程。若欲除根，必须频年累月，服药不断，倘一曝十寒，终无济于事也。

发时服方　款冬花　桑白皮　紫菀　苏子　沉香　茯苓　杏仁　橘红制半夏　黄芩

平时服方　五味子　紫石英煅　陈皮　半夏　茯苓　薏仁　蛤壳　胡桃肉杜仲　熟地

诒按　论病则源流俱到，层折毕清，用药亦周到熨帖，绝不浮泛，洵非老手不能到此地位。

再诊　喘哮频发，脉形细数，身常恶寒。下焦阴虚，中焦痰盛，上焦肺弱，肺弱故恶寒，阴虚故脉数，喘之频发，痰之盛也，有所感触，病遂发焉。病有三层，治有三法，层层护卫，法法兼到，终年常服，庶几见效，否则恐无益也。

发时服方　桂枝生，晒干　款冬花蜜炙　橘红盐水炒　杏仁霜　莱菔子桑白皮蜜炙

上药共研末，用枇杷叶十片去毛煎汤，再用竹沥半茶杯，姜汁一酒杯，相和一处，将上药末泛丸，发喘时，每至卧时服此丸二钱，薏仁、橘红汤送下。

平时服方　熟地砂仁拌炒　丹皮盐水炒　山萸肉酒炒　茯苓　牛膝盐水炒泽泻盐水炒　肉桂　山药炒　五味子盐水炒　磁石

上药为末，用炼白蜜捣和，捻作小丸，丸倾光亮，俟半干，再用制半夏三两、陈皮二两、炙甘草一两，研极细末，泛为衣，每朝服二钱。发时亦可服。

忠按　风寒喘哮,发时治标,宜小青龙汤,或桂枝加厚朴杏仁汤之类,祛风寒以定喘;平时喘促宜治本,可选用七味都气丸或景岳大补元煎加五味子、补骨脂、蛤蚧尾之类作丸,以固下元疗虚喘。先生治疗此病,分发时服方与平时服方,这在历代医案中,可谓凤毛麟角,为后学者拓宽了思路。

心咳之状,咳则心痛,喉中介介如梗状,甚则咽肿喉痹。盖因风温袭肺,引动心包之火上逆。故治法仍宜宣散肺经风邪,参入宁心缓火之品。仲景方法,略示其端,但语焉未详,后人不能细审耳。

前胡　杏仁　象贝母　桔梗　射干　麦冬　远志甘草汤制　沙参
小麦一两,煎汤代水

诒按　心咳属心火刑金之病,宜略加竹叶、元参等清心之品乃合。小麦汤代水,颇有巧思。

忠按　方中拟再加桑叶、炒牛子,以散风温之邪,似更合拍。

烦劳罢极则伤肝,肝伤则气逆而上迫,为胁痛,为咳嗽,秦氏所谓先胁痛而后咳者,肝伤肺也。治法不在肺而在肝。夏令将临,恐有失血之虞。

旋覆花　桃仁炭　杏仁　川贝　苏子　冬瓜子　黑山栀　丹皮　郁金
薏仁　枇杷叶

诒按　审证清切,立方的当,愚意再加归须、桑白皮、白芍。

忠按　此案乃肝咳,宜清泄肝火,木火不能刑金,而咳自止。方中拟再加炒芩、川楝子,似较相宜。

五脏皆有咳,总不离乎肺。肺为娇脏,不耐邪侵,感寒则咳,受热则咳。初起微有寒热,必挟表邪,邪恋肺虚,脉形空大,前方降气化痰,保肺涤饮,俱无少效。据云得汗则身体轻快,想由肺气虽虚,留邪未净,补虚而兼化邪,亦一法也。用钱氏法。

牛蒡子元米炒　马兜铃　杏仁　阿胶蛤粉炒　苏子　桑白皮　款冬花
炙甘草　茯苓　枇杷叶　桑叶

诒按　此肺虚受邪,虚实兼顾之法。

忠按　脉形空大,乃血分虚而风邪恋肺,方中阿胶滋腻,款冬性润,恐有留邪之弊,若易当归养血,薄荷祛风,似较切当。

脉虚软而似数,内伤虚弱奚疑。夫邪之所凑,其气必虚,虚处受邪,其病则实。咳嗽虽由外感，而实则因于气虚，以为风寒固不可，以为虚损亦未必可，玉竹饮子主之。

玉竹　杏仁　苏子　桑白皮　款冬花　象贝　橘红　沙参元米炒　旋覆花
枇杷叶

> 诒按　将虚、实二字，说得六通四辟。此玉竹饮子加减，润肺疏邪，虚实兼到。
>
> 忠按　案云气虚，实为肺气虚，此用玉竹、沙参之缘由，而苏子、杏仁乃泄气之品，若易紫菀、冬瓜子，润肺止咳，似更有利。

寒嗽交冬则发，兼患颈项强急。

熟地六钱，麻黄一钱，煎汁，浸，炒松　茯苓三钱，细辛五分，煎汁，浸，炒　胡桃肉四钱
五味子八分，干姜一钱同炒　陈皮二钱，盐水炒　半夏一钱五分　川贝三钱
款冬花三钱　薏仁四钱　杏仁霜三钱　归身三钱，酒炒　党参三钱，米炒

上药为末，炼蜜为丸，每晨开水送下三钱。

> 诒按　此阴虚而挟痰饮者，故用药如此。再增桂枝一味，则颈项强急亦在治中矣。
>
> 忠按　方中熟地用麻黄、茯苓用细辛均煎汁浸炒，五味子用干姜同炒，通过如此炮制，改善原药无辛散之能，此乃治寒嗽变通之法，可谓奇思妙想。先生功力深厚，已达炉火纯青之境。使读者大开眼界。

阴虚而兼痰浊，致为咳嗽，用金水六君煎。

半夏　陈皮　茯苓　炙草　当归　川贝　杏仁　紫菀
熟地砂仁拌，炒松，后入，略煎一两沸

> 原注　仿饮子煎法，浊药清投，取其益阴而不腻滞痰浊也。
>
> 诒按　阴虚而挟湿痰，最难用药，此亦无法中之一法。
>
> 忠按　估猜此案，当见舌红、尺脉细弱，此肾阴亏损，故选熟地以滋水补肾；若苔薄、寸脉细小，乃肺阴不足，拙意减熟地，加北沙参或西洋参，以养阴润肺。临证时须细心审察，方不致误。

咳嗽四年，曾经失血，今已音哑，脉形细弱，真阴元气皆亏，劳损根深，药难见效，犹幸胃气尚可，大便未溏，姑拟甘润养阴，希图苟安而已。

北沙参　麦冬　杏仁　川贝　玉竹　扁豆　生甘草　茯苓　橘饼
枇杷叶

> 忠按　此方乃仿叶天士养胃阴法，后学者不可不知。
>
> 又按　案云曾经失血，今已音哑，此属金瘖不鸣，方中宜再投丹参、茜草、白茅根之类，以凉血止血、活血化瘀，似较切合。劳损之证，小心出血，以防患于未然。

再诊　咳嗽止而失血音哑，津液枯槁，劳损成矣。脉形细弱，精气两亏。《内经》于针药所不及者，调以甘药。《金匮》遵之，而用黄芪建中汤，急建其中气，俾得饮食增而津液旺，冀其精血渐充，复其真阴之不足，盖舍此别无良法也。

黄芪秋石水炒　白芍桂炒去桂　北沙参　甘草生炙　玉竹　麦冬　川贝茯苓　橘饼

> 诒按　此与前方看似无聊应酬之作，其实精到熨帖，所谓舍此无良法也。
>
> 忠按　《内经》曰：形不足者，温之以气；精不足者，补之以味。今脉象细弱，气阴两亏，故投温补之品，仿黄芪建中而不用饴糖者，恐其味甘助满生痰。又因失血音哑，凉血化瘀之品，如丹皮、白茅根，似当与之。血证用桂，其辛温性刚，恐其动血，故用白芍以养血滋阴，用桂炒去桂以小和营卫，仲景告诫，能不谨慎乎？

痰饮咳嗽，饱则安，饥则咳，乃胃虚也。

黄芪　甘草　冬术　陈皮　白芍　玉竹　茯苓　杏仁　桔梗

> 诒按　再加党参、薏仁何如？
>
> 忠按　方中宜再投山药、半夏，胃虚与痰饮兼顾，似更恰合。

咳嗽月余，痰腥带血，气升呛逆，脉弦滑数，风温久恋，化火蒸痰，灼金耗液，证属肺痈，非轻候也。

冬瓜子　淡芩　薏仁　紫菀　川贝　桑皮　甜杏仁　苏梗　沙参芦根尖

> 附录《张氏医通》云：薏仁根捣汁，顿热服之，下咽臭痰即解；有虫者，虫即死出。薏仁为肺痈专药，然性燥气滞，服之未免上壅，不及根汁之立能下夺，已溃未溃，皆可挽回。陈芥菜汁温服，灌吐最妙。一方用薄荷浓煎，稍入白蜜，已溃未溃皆效。
>
> 忠按　此案肺痈，类似现代医学之大叶性肺炎，或肺脓疡之类。方中宜再加金荞麦、鱼腥草、羊乳（又名四叶参、山海螺，非母羊之乳汁）一二味，以清金消痈解毒，似更得力。近世有金荞麦片，服用方便，亦可运用。而象贝若易川贝，除清热化痰还可消痈解毒，更为合拍。

再诊　咳热痰腥带血，脉形弦硬，面色暗晦，肺气失降，木火上逆，防加喘息。

羚羊角　鲜生地　川贝　甜杏仁　蛤壳　石决明　桑白皮　紫菀
枇杷叶　芦尖

> 忠按　案云脉形弦硬，木火上递，当以清泄为要，方中生地、石决明、紫菀，若易丹皮、山栀、黄芩，似更贴切。

咳吐臭痰如脓血，此属肺痈，舌苔浊厚，痰浊胶黏，仿仲景法。

葶苈子　冬瓜子　桃仁　桔梗　桑皮　瓜蒌仁　旋覆花　苏子　川贝
芦尖

> 诒按　此治肺痈初溃之主方。
>
> 又按　肺痈之病，皆因邪瘀阻于肺络，久蕴生热，蒸化成脓，故其证，初起病在此叶者，不及彼叶。初用疏瘀散邪泻热，可冀其不成脓也；继用通络托脓，是不得散而托之，使速溃也；再用排脓泄热解毒，是既溃而用清泄，使毒热速化而外出也；终用清养补肺，是清化余热，而使其生肌收口也。凡此皆肺痈治法之一定层次也。乃有一种外感咳嗽，其初起并非肺痈，只因浊痰蕴热，阻结于肺，复为外凉所束，或为油腻所黏，阻滞窍隧，浊热蒸闷，蕴结不解，致吐痰臭秽，胸膈隐痛，甚则失音气促，蒸热喘汗，病情与肺痈无异，其初终治法，亦与肺痈相同。但肺痈多实证，而此则每涉于虚，最易流入损途，其难治较甚于肺痈，或以其虚而漫指为肺痿，其实与前人所论痈痿，均不相合。兹特表而出之，俾学者不至淆惑焉。
>
> 忠按　柳氏对肺痈之病机，治疗步骤，论理透彻，毫不含糊；且对类似肺痈之证，做了深入探讨，真可谓经验之谈，和盘托出，阐发前人之不逮，惠及后学。

肺花疮，乃肺虚火炎，金受其戕，音哑咳呛，劳损之根，不易见效。

北沙参　元参　桑皮　杏仁　川贝　款冬花

> 忠按　肺花疮，《中国医学大辞典》仅指其为喉癣之别称。源出何处，待考。

失血门

脉数血不止，胃气大虚，胸中痞塞，大便常溏。是痞为虚痞，数为虚数。咳血三月，今忽冲溢，唇白面青，断非实火。大凡实火吐血，宜清宜降；虚火吐血，宜补宜和。古人谓：见痰休治痰，见血休治血，血久不止，宜以胃药收功。今拟一方，援引此例，未知有当高明否。

人参　扁豆　川贝　茯神　藕汁　京墨

　　诒按　此方于扶胃药中，参以止血之意，固属正治。惟唇白面青，既见虚寒确据，似宜于此方中，参入炮姜等温摄之品，以敛浮阳而止血也。

　　忠按　此案大便常溏，乃脾虚失运，川贝之润易助湿，若改投冬术补土燥湿乃宜；吐血而唇白面青，虚寒之的证，于方中更添炮姜炭、阿胶蒲黄炒，以温摄止血，似更合拍。

　　再诊　脉数退，血少止，药病相当，颇得小效。而反恶寒汗出者，盖血脱则气无所依，气属阳，主卫外，虚则不固，故恶寒而汗出，最怕喘呃暴脱，措手莫及；犹幸胸痞已宽，稍能容纳，仿血脱益气之例。经曰：阳生阴长，是之谓耳。

人参　扁豆　五味子　炙甘草　炮姜　山药炒　鲜藕汁

　　诒按　此与前方同意，以恶寒故加炮姜

　　忠按　血脱者益气，葛可久《十药神书》，首方独参汤，正为此设，然药量宜大。此方功在人参，益气以生血，乃一定之法。

　　三诊　血脱益气，昔贤成法，今血虽大止，而神气益惫，唇白面青，怕其虚脱，欲牢根蒂，更进一筹。

人参　扁豆炒　五味子　熟地砂仁伴炒　附子秋石水炒　麦冬　冬术　炮姜陈皮　伏龙肝汤代水

　　诒按　伏龙肝未审何意？此方大意，亦与第一方相似，渐参温补之意，以防其虚脱故耳。

　　忠按　此方附子大辛大热，易劫阴血，若易紫河车，温肾补精、益气养血，似更周全。伏龙肝虽可补土，若易龙眼肉补血，更合急需。若选成药，养血补脾汤则当仁不让。

　　四诊　肝肾之气，从下泛上，青黑之色，满于面部，阴阳离散，交子丑时，防脱。勉拟镇摄，希冀万一。

人参　熟地　五味子　麦冬　茯神　坎气　肉桂　紫石英　青铅

　　诒按　此方急于固脱，故用药如是。

　　忠按　肾气由下而上泛，似含有喘脱之萌芽，青铅重坠有毒之品宜删；若易怀牛膝、蛤蚧尾，补益先天以纳气归元，似可防患于未然。

　　五诊　血止三日，而痰吐如污泥且臭，是胃气大伤，肺气败坏，而成肺痿。痿者萎也，如草木之萎而不振，终属劳损成疴，极难医治。外台引用炙甘草汤，取其益气生津，以救肺之枯萎。后人遵用其方，恒去姜桂之辛热，此面青不渴，正宜温以扶阳，但大便溏薄，除去麻仁之滑润可耳。

人参　炙甘草　麦冬　阿胶　生地　炮姜　肉桂　五味子　紫石英

诒按　痰如污泥，是必血液败腐，日久而然，并非肺痿。惟所用炙甘草汤，养血滋液，尚与病情不背，愚意加入薏仁、丹皮，略仿内痈治例，似乎稍合。

忠按　痰似臭泥，拙意以为乃咳血后留瘀，恋肺日久，蒸瘀腐化所致，前四案若能着眼瘀血二字，于止血中兼以消瘀，方中捎带一二味，如三七、花蕊石之类，以化瘀促生新血，亦可能病情不致于此，上述孔见，不知当否？敬希高明裁正。

六诊　病势依然，仍从前方加减。

前方加重炮姜，再加制洋参。

诒按　以后方均是复脉加减。

七诊　连进炙甘草汤，病情大有起色，但咳呛则汗出，肺气耗散矣。散者收之，不宜再兼辛热，当参收敛之品。

人参　熟地沉香末拌炒　炙甘草　阿胶　五味子　黄芪　罂粟壳蜜炙
大枣

忠按　咳呛汗出，若脉弦滑者，木火刑金，宜清泄之品；若脉虚细者，肺气耗散，宜收敛之药。方中宜加牡蛎，生煅并举，生则潜阳敛火，煅则固肺止汗，或许有所助益。

久咳失血，精气互伤。连进滋培，颇获小效。但血去过多，骤难充复。从来血证，肺肾两虚者，宜冬不宜夏。盖酷暑炎蒸，有水涸金消之虑耳。今虽炎暑未临，而已交仲夏，宜与生精益气，大滋金水之虚，兼扶胃气，则金有所恃，且精气生成于水谷，又久病以胃气为要也。

洋参　麦冬　五味　熟地　生地　党参　黄芪　山药　炙草　陈皮
茯神　扁豆

诒按　层层照顾，可谓虑周藻密。方中拟再加百合、沙参。

忠按　上工治未病，为防患于未然。若不明四时阴阳，怎知其理？案中所云，方书载之甚少，读者宜深思熟记，临证必能应付自如。方中宜再加元参以滋阴降火，相火宁伏，则肺金得安。

再诊　血止胃稍醒，仍以原法为主。

前方加蜜炙粟壳。

另用白及一味为丸，每朝盐花汤送下三钱。

忠按　此方加白及一味为丸，颇有见地，其性不仅收敛止血，尚能消肿生肌。近代有人用白及粉，配合治疗肺结核空洞，想必亦是其理。

素患呕血,血止复发,现有胸痛,时时嗳气,舌苔白腻,脉细而迟。此胃中有瘀血,挟痰浊为患也。

旋覆花　郁金　杏仁　紫菀　瓜蒌仁　代赭石　茯苓　贝母　降香
枇杷叶

> 诒按　血证中之变例,拟加丹参、桃仁。
>
> 忠按　以苔脉而言,苔白腻,脉细迟,疑为中焦虚寒,胃络受损而呕血,兼挟湿痰,法宜理中汤之干姜,易炮姜,以加强温摄,合二陈去甘草,以化痰浊,再加炒薏仁,健脾祛湿,花蕊石,止血化瘀,似更熨帖。

血色紫而有块,此属肝火乘胃,瘀凝上泛也。仿缪仲醇法。

鲜生地　大黄醋炒　阿胶蒲黄炒　丹皮炒　黑山栀　苏子　白芍　扁豆炒
降香　枇杷叶　藕汁

> 诒按　此肝火冲激于血络所致,最易留瘀致病,故用药如此。若再加茜草炭、三七,似于瘀血一面,更为着力。
>
> 忠按　此案舌必红绛,脉必左关弦洪有力,似不可少。方中宜再加黄芩直折肝火,以助丹、栀,似更合拍。

始由寒饮咳嗽,继而化火动血,一二年来,血证屡止屡发,而咳嗽不已,脉弦形瘦,饮邪未去,阴血已亏,安静则咳甚,劳动则气升。盖静则属阴,饮邪由阴生也;动则属阳,气升由火动也。阴虚痰饮,四字显然。拟金水六君同都气丸法,补肾之阴以纳气,化胃之痰以蠲饮,饮去则咳自减,气纳则火不升也。

生地海浮石拌炒　半夏青盐制　麦冬元米炒　五味子炒　诃子　紫石英
丹皮炭　牛膝盐水炒　怀山药炒　蛤壳打　茯苓　青铅　枇杷叶蜜炙

> 诒按　阴虚而兼痰饮,用药最难,须看其两不碍手处。
>
> 忠按　滋阴多为柔润之品,故而碍痰;痰饮多投刚燥之剂,每易伤阴。二者如若兼顾,一是选药,恰到好处;二是通过炮制,借以提高疗效,又能互不妨碍。此案读者如能心悟,必有所获。青铅有毒,用之宜慎。

去秋咳嗽,些微带血,已经调治而痊。交春吐血甚多,咳嗽至今不止,更兼寒热,朝轻暮重,饮食少纳,头汗不休,真阴大亏,虚阳上亢,肺金受烁,脾胃伤戕,津液日耗,元气日损,脉沉细涩,口腻而干,虚极成劳,难为力矣。姑拟生脉六君子汤,保肺清金,调元益气,扶过夏令再议。

洋参　沙参　麦冬　五味子　扁豆　制半夏　茯苓　陈皮　炙甘草

另：枇杷叶露、野蔷薇露，各一杯冲服。

> 原注　生脉散保肺清金，六君子去术嫌其燥，加扁豆培养脾阴，土旺自能生金也。不用养阴退热之药，一恐滋则滑肠，一恐凉则妨胃耳。从来久病以胃气为本，经云有胃则生，此其道也。
>
> 诒按　此平正通达调补方之久服无弊者。
>
> 忠按　方中半夏性燥，于咳血病有碍，如易山药如何？其保肺健脾益肾三者兼得，何乐而不为。案云真阴大亏，陈皮若易黄精，以加强补脾阴之力，更为合拍。

咳嗽内伤经络，吐血甚多，脉不数，身不热，口不渴，切勿见血投凉，法当益胃，拟理中加味。

党参元米炒　扁豆炒焦　炙甘草　炮姜　归身炭　血余炭　丹皮炭　白芍
杏仁　陈粳米　藕节

> 诒按　见识老到，立方精卓。
>
> 忠按　血证实火者多，虚寒者少，当须详审细察。此案吐血甚多，然脉不数，身不热，口不渴，已露虚寒真谛，并非实火，与前案苔白腻，脉细迟，可互为印证。投理中加味以温摄止血，乃一定之法。方中咳嗽，嫌用杏仁之宣散，因无外邪，若易紫菀之温润，似更切当。

内则阴虚有火，外则寒邪深袭。失血咳嗽，又兼三疟，病已数月，疟来心口疼痛，胸腹空豁难通。经云：阳维为病，苦寒热，阴维为病，苦心痛。此阴阳营卫之偏虚也。拟黄芪建中法，和中脏之阴阳而调营卫；复合生脉保肺之阴，复脉保肾之阴，通盘打算，头头是道矣。

归身炭　炙甘草　大生地　砂仁炒　五味子　鳖甲　黄芪　青蒿　沙参
白芍桂枝三分，拌炒　阿胶　麦冬　煨生姜　红枣

> 诒按　正虚而兼有寒邪，故立方如是。
>
> 忠按　此案复杂，内有阴火，外遭寒邪，又兼三疟，治疗颇为棘手。然疟来胃脘酸痛，胸腹难通，似为痰热阻塞气机所致。方中宜减五味子、黄芪、阿胶、麦冬之酸补滋腻之品，恐其有留邪之弊；若易炒荆芥、大贝、川楝子、郁金之类，以祛寒化痰，疏肝理气，似较稳当。高明裁夺乃幸。

肝胃不和，脘痛呕酸，兼以酒湿，熏蒸于胃，胃为多气多血之乡，故吐出瘀血甚多，血止之后，仍脘中作胀，呕吐酸水，法宜调和肝胃，切戒寒凉。

制半夏　陈皮　茯苓　郁金　乌药　延胡　桃仁泥　炮姜炭　香附

鸡距子　苏梗

> 诒按　此与阴虚失血不同,更兼气阻湿郁,故用药如是。
>
> 忠按　案云酒湿,方中宜增葛花、砂仁,呕吐酸水,宜参左金丸、乌贼骨、煅瓦楞子。

少阴水亏,阳明火亢,鼻血不止,拟玉女煎合四生饮法。

生地黄　鲜地黄　龟板　石膏　知母　元参　北沙参　怀牛膝　茜草炭
血余炭　茅根汁　侧柏叶汁　鲜荷叶汁　艾叶汁

> 诒按　案方俱精洁不支。
>
> 忠按　案云少阴水亏、阳明火亢,除鼻血外,猜想必兼烦热口渴,大便秘结,舌红绛,
> 苔黄燥,左脉细小,右脉洪大等证,方中似宜再加大黄,釜底抽薪,似更有力。

虚损门

失血后,咳嗽音哑,气升则欲咳,乃肾虚不纳也。

熟地　阿胶　麦冬　沙参　川贝　紫石英　元参　藕

> 忠按　徐之才曰:润可去枯,紫石英、白石英之属。然石药终究性燥,只可暂用,久
> 则伤阴,宜注意焉。

再诊　肾气稍纳,上气稍平,但咳尚未止,四肢无力,真阴与元气虚而不
复,时当炎暑,暑、湿、热三气交蒸,虚体最易幻变。保养为上,用景岳保阴煎。

生地　熟地　天冬　麦冬　沙参　玉竹　川贝　五味子　紫石英　阿胶
东白芍　百合煎汤代水

> 诒按　煎方用紫石英以镇纳肾气,此方用百合以清保肺金,此用药谛当处,学者宜
> 留意焉。
>
> 忠按　失血后音哑,疑为金痹不鸣,方中宜删除五味子之酸敛,加入参三七之化瘀,
> 似更妥切。

历春、夏、秋三季,血证屡发,诊脉虚弱,形容消瘦,年方十七,精未充而早
泄,阴失守而火升。异日难名之疾,恐犯褚氏之戒。治当滋水降火,须自保养
为要。

生地　阿胶蒲黄炒　麦冬　丹皮炒　山药炒　茯神　洋参　扁豆炒
茜草根　莲肉　茅根　鲜藕

诒按　案语撷古籍之华,方亦清稳。

忠按　此方拟再加元参以滋阴降火,似更有力。

先吐血,而后咳逆喘急,延及半载,寒热无序,营卫两亏,舌色光红,阴精消涸。不能右卧为肺伤,大便不实为脾伤。水落石出之时,难免致剧。

北沙参　茯苓　扁豆　玉竹　五味子　金石斛　川贝　百合　麦冬
功劳叶

诒按　上两案均属阴损已成之候,调治不易奏效。而此证大便不实,难进清滋,较前证更剧,然用药亦不过如此。少年自爱者,当慎之于早也。

忠按　虚损已成,疗之颇难。若脾胃健者,尚有一线生机;若土已败者,更难挽救此证。方中茯苓如易山药,于理更合。若想收拾残局,则取决于中焦能否由虚转实,成为关键。

阳维为病,苦寒热,阴维为病,苦心痛。阳维维于阳,阳气弱,则腹痛而便溏;阴维维于阴,营阴虚,则心痛而色红也。脉微形瘦,阴阳并损,损及奇经,当以甘温。

黄芪　桂枝　当归　炙甘草　白芍　川贝　陈皮　砂仁　鹿角霜

再诊　但寒不热,便溏脉细,肢体面目俱浮,悉属阳虚见象,惟舌红无苔,此属阴伤之候。但口不干渴,乃君火之色外露,治当引火归元。

附桂八味丸,加鹿角霜、党参、冬术。

诒按　论病贯串,认证真切,至用药之浅深轻重,亦觉步步稳实。

忠按　方中鹿角霜一味,引领诸药直达奇经尤妙。

先后天俱不足,痰多鼻血,阴亏阳亢之征;纳少腹痛,木旺土衰之兆。是以年将及冠,犹如幼稚之形,面白无华,具见精神之乏。治先天当求精血之属,培后天须参谷食之方,久久服之,庶有裨益,若一曝十寒,终无济也。

六君子汤去半夏　加山药　扁豆　砂仁　黑芝麻　莲肉　陈粳米
右药为末,米饮汤调服,或白洋糖汤、枣子汤调服亦可。

又丸方　精不足者,补之以味,当求精血之属,治其肾也。

熟地　菟丝子　牛膝　白芍　龟板　杞子　山药　五味子　当归　杜仲
丹皮　黄柏　茯苓　鹿角胶　黄肉　天冬　泽泻

右药为末,用河车一具,洗净煮烂,将药末捣和为丸。

　　诒按　煎、丸两方,亦寻常调补之法,好在培补先后二天。选药精当,一丝不杂。

　　忠按　读此案,可知先生精心谋划,思维周密。先以汤药培养后天,以顾脾土,此治虚损必经之途;再以丸方调补先天,脾肾兼治,济以时日,可望取效。再说后方中黄柏,常人多以为泻火,其实为坚阴而设,此乃先生不传之秘也,读者须知。

　　左寸关搏指,心肝之阳亢;右脉小紧,脾胃之虚寒。是以腹中常痛,而大便不实也。病延四月,身虽微热,是属虚阳外越。近增口舌碎痛,亦属虚火上炎,津液消灼,劳损何疑。今商治法,当以温中为主,稍佐清上,俾土厚则火敛,金旺则水生,古人有是论,幸勿为世俗拘也。

　　党参　於术　茯苓　甘草　炮姜　五味子　麦冬　灯心

　　诒按　此阴亏而虚火上炎之证也。方以理中合生脉法,温中清上,两面都到,所云土厚则火敛,金旺则水生,见理极精,非浅学所能步。

　　忠按　此案乃脾土虚寒,宜温中健脾,用理中汤加茯苓;阴虚上火,宜滋阴清火,用生脉散加灯心。先生论理精辟,用药头头是道。

　　北门之钥得守,则阳气固;坤土之阳得运,则湿浊化,湿浊化则津回,阳气固则精守。所嫌肌肉尽削,夫肌肉犹城垣也,元气犹主宰也。城垣倾颓,主宰穷困,是非大补元气不可。

　　人参　熟地　黄肉　杞子　杜仲　炙草　归身　山药　茯神　於术　陈皮　麦冬　半夏　苁蓉　谷芽炒

　　诒按　案语精切。此六君合景岳大补元煎之方也,脾肾两顾,用以填补则可,特嫌少灵光耳。

　　忠按　肌肉尽削,乃精血大虚,方中宜添羊肉、鹿角胶、鱼鳔胶、蛤士蟆油之类的血肉有情之品,似更有益。

　　脾肾两虚,而湿热又甚,虽腰疼梦泄,自汗盗汗,而口腻味甜,大便溏薄,肾阴虚而不充,脾阳困而不振,进求治法,只可先运脾阳。

　　茅术炒黑　干姜　熟地　山药　五味子　牡蛎　党参　茯神　枣仁　浮麦　红枣

　　诒按　此黑地黄丸加味,确合脾肾两补之法。方中干姜炮黑用。

　　忠按　方中熟地宜用砂仁拌炒,制其滋腻,而又不碍脾土。

　　再诊　温运脾阳,补摄肾阴,仿缪仲醇双补丸法。

茅术制　炮姜　牡蛎　党参　茯苓　补骨脂　熟地　杜仲山药　首乌制
浮麦　五味子　红枣

> 忠按　方中补骨脂补先天之阳，且可助炮姜以复后天之阳，较前方更进一层。

三诊　脾阳稍复，肾阴仍弱，节交夏至，阳盛阴衰之候，大剂养阴，以迎一阴来复，兼化湿热，以调时令之气。

熟地　生地　党参　冬术　茅术制　黄柏盐水炒　茯神　麦冬　五味子
牡蛎　龙骨　杜仲

> 忠按　节交夏至，暑必挟湿。方中黄柏苦寒，虽可燥湿清热，却易损阳，若易佩兰辛平，既可清暑化湿，又能醒脾开胃，似更妥切。

消证门

脉沉细数涩，血虚气郁，经事之不来宜也。夫五志郁极，皆从火化，饥而善食，小水澄脚如脓，三消之渐，匪伊朝夕。然胸痛吐酸，肝郁无疑，肝为风脏，郁甚则生虫，从风化也。姑拟一方，平中见奇。

川连一钱吴萸炒　麦冬三钱姜汁炒　蛤壳五钱　建兰叶三钱　鲜楝树根皮洗一两

> 诒按　病属阴虚火旺。案中生虫一层，未免蛇足。
> 忠按　方中石斛、玉竹、川楝子、元胡之类，似可增添。

再诊　服药后，大便之坚且难者，化溏粪而易出，原属苦泄之功。然脉仍数涩，究属血虚，而兼郁热，郁热日甚，脏阴日铄，舌红而碎，口渴消饮，所由来也。月事不至，血日干而火日炽，头眩目花带下，皆阴虚阳亢之见证。补脏阴为治本之缓图，清郁热乃救阴之先着，转辗思维，寓清泄于通补之中，其或有济耶。所虑病根深固，未易奏绩耳。

川连　黄芩　黑栀　生地　当归　阿胶　川芎　白芍　建兰叶
另：大黄䗪虫丸，每早晚服五丸。

> 诒按　寓清于补，恰合病机。

三诊　诸恙皆减，惟内热未退，带下未止，经事未通，仍以前方增损。

川连　当归　洋参　白芍　女贞子　茯苓　生地　麦冬　丹参　沙苑

> 忠按　内热未退，宜用丹皮以凉营；白带未止，宜加芡实以止带；经事未通，仍继续服用大黄䗪虫丸以通经。当否？质之于高明。

四诊　经云：二阳之病发心脾，不得隐曲，女子不月，其传为风消。风消者，火盛而生风，渴饮而消水也。先辈谓三消为火疾，久而不已，必发痈疽。余屡用凉血清火之药，职此故也。自六七月间，足跗生疽之后，所患消证，又稍加重，其阴愈伤，其火愈炽。今胸中如燔，牙痛齿落，阳明之火为剧，考阳明之气血两燔者，叶氏每用玉女煎，姑仿之。

　　鲜生地　石膏　知母　元参　牛膝　川连　大生地　天冬　麦冬　茯苓
甘草　枇杷叶

> 诒按　此亦消渴门中应有之证，不可不知。
> 忠按　风消之证，乃女子闭经，且肌肉如削，心脾两虚，疗之颇难。其与消渴，似是而非，治分两途，切不可混为一谈。

　　一水不能胜五火，火气燔灼，而成三消，上渴、中饥、下则溲多，形体如削，身常怕热。稚龄犯此，先天不足故也。

　　生地　北沙参　知母　花粉　石膏　甘草　麦冬　五味子　牡蛎　茯苓
川连

> 诒按　稚年患此，多在炎暑之时，其证有兼见风痉烦躁者。余尝以此法参用凉肝之品，以黄蚕茧煎汤代水，颇有效验。
> 忠按　消渴证，与现代医学之糖尿病类似，有相同，亦有不同。该证火证者多，寒证者少。此外，尚有湿郁者，其苔多呈白腻，余常喜用佩兰、炒苍术，每每得心应手。切勿以其化浊燥湿，畏其伤阴而弃用者，诚可叹也。

诸郁门

　　血虚而有瘀，气虚而有滞。血虚则心跳，血瘀则少腹结块，且多淋带。气虚故无力，气滞故胸胀满也。补而化之，理而调之。

　　党参　川芎　茯神　陈皮　川断　归身　香附　白芍　木香　砂仁
玫瑰花

> 诒按　补而不滞，畅而不克，此之谓调理。此等方看似寻常，其实颇费斟酌。
> 忠按　案中血瘀，若加参三七如何？

　　营虚气郁，营虚则内热，气郁则脘胀，法以养营舒郁。

丹参　香附　川贝　茯苓　归身　枣仁　陈皮　牛膝　首乌制　续断
砂仁　红枣

> 诒按　此虚实互治之法。
>
> 忠按　案云营虚气郁,方中若用白芍、丹皮、郁金,易川贝、牛膝、续断,似较合拍。

心胸觉冷,经事数月一来,食则腹中胀痛。寒痰气郁,凝滞不通。当以辛温宣畅,遵熟料五积散意。

半夏　茯苓　桂枝　苍术　白芍　川芎　丹参　归身　川朴　甘草
陈皮　枳壳　良姜

> 诒按　此照五积原方,去麻、桔、芷,加丹参,用药极其熨帖。

再诊　苦辛温通之剂,知调经散痞,用之而效,益信古人言不妄发,法不妄立,在用者何如耳。

前方去良姜,加芜蔚子、砂仁。

> 忠按　先生深研前贤之书,功力极厚,故运用古方,成竹在胸,方中化裁,极为切合,好似信手拈来。若能在此等处着眼,定可获益。

中卷

呕哕门

胃阳虚则水饮停,脾阳虚则谷不化。腹中漉漉,胸胁胀满,纳入辄呕酸水清涎,或嗳腐气,以温通法崇土利水。

炮姜　陈皮　苍术　半夏　茯苓　熟附　白术　党参　泽泻　枳实　蔻仁　谷芽

> 诒按　中阳不运,痰湿易停,故用治中合二陈法。
>
> 忠按　其苔必白腻或厚,泽泻易厚朴如何?

胃中素有酒湿,适因斗殴恼怒,引动肝胆之火,与胃中之痰相搏,致心跳少寐,食入则沤,两手脉沉,是气郁也,用温胆加味。

半夏　石菖蒲　陈皮　甘草　枳实　枣仁　茯神　鸡距子　竹茹姜汁炒

> 诒按　既有木火内扰,则川连、栀、丹,本不可少也。
>
> 忠按　素有酒湿,方中宜加葛花、砂仁之类,似更合拍。

再诊

温胆汤加沙参　川连　丹皮　旋覆花　黑栀　雪羹煎

> 忠按　案云脉沉必弦滑有力,肝火仍旺,上灼肺金,故用药如是。

坤土阳微湿胜,腹中不和,用平胃理中合剂。

焦术　川朴　陈皮　炙草　党参　炮姜　茯苓　延胡

> 原注　方中横插延胡一味,想其中兼有瘀凝也。
>
> 诒按　立方老洁。

再诊　前投温中运湿,腹中呱呱有声,朝食则安,暮食则滞,卧则筋惕肉瞤,时吐酸水。中土阳微,下焦浊阴之气上逆,病成反胃。温中不效,法当益火之源。舍时从证,用茅术附子理中汤合真武汤意以治之。

茅术　附子　炮姜　炙草　陈皮　茯苓　生姜

诒按 较前方深一层,是一定步骤。

忠按 前方用白术,意在健脾;此方用茅术,意在燥湿;理中不用干姜是防其走,改投炮姜是取其守。上方温中不效,其因在于肾阳衰微,火不生土。此方妙在仿真武汤意,用附子助阳以厚土。前人谓用药如用兵,兵不在多,独选其能。先生运筹帷幄于方寸,稳操胜券乃必然。所谓益火之源,以消阴霾。正是治此证之关键,不可不知。

朝食暮吐,完谷不化,病成反胃。始由寒疝,腹中结块,气从少腹上攻,胃脘作痛,吐酸而起,此中下之阳气不振,肝木侮土,脾不磨化,幽门不通,大便艰涩,法以温运通阳。

鲜苁蓉漂淡,去甲,一两五钱　半夏　陈皮　枳壳　沉香　柏子仁　桂心
牛膝　吴萸　干姜

忠按 枳壳宽中理气,宜于中上焦,而大便艰涩,宜破气消积,气行于下,非枳实则不能。方中枳壳若易枳实,似更的当。

腹中痛甚则有块,平则无形,每每呕吐酸水,此属中虚,阳气不运,当与大建中汤。

党参　蜀椒　干姜　金橘饼

诒按 简明切当,如老吏断狱。

忠按 此案疑属寒饮积聚,脉当沉濡而紧,倘若脉沉弦,乃兼肝木犯土,似宜加青皮、郁金、川连、吴萸之类,更为妥切。

反胃而兼浮肿,小便茎中微痛,此中焦阳气不运,而下焦有湿热也。

荸荠磨汁,三匙　姜汁三匙　韭菜根三匙　藕汁三匙　黄牛乳煎饮,两杯
另用沉香末一钱　血珀一钱　研末分六服

忠按 韭菜根应为韭菜根汁方合。

再诊 《内经》云:三阳结为之膈,三阴结为之水。此证反胃而兼浮肿,是三阴三阳俱结也。阴阳俱结,治法极难。前方用荸荠牛乳饮,调服沉香、血珀末,拨动其阴阳俱结之气,幸反胃之势已平,是其三阳之结已解。今腹满虽宽,而腿足之肿仍若,是三阴之结,犹未解也。盖太阴无阳明之阳,少阴无太阳之阳,厥阴无少阳之阳,则阴独盛于内,而阳气不通,阴气凝涩,膀胱不化,而水成焉。其脉沉细,盖重阴之象也。凡补脾崇土,温润通阳,如理中、肾气丸之属,固亦合法,然不若周慎斋和中丸之制为尤妙,以其用干姜能回阳明之

阳于脾,肉桂回太阳之阳于肾,吴萸回少阳之阳于肝,则三阳气胜,而三阴之结解,水自从膀胱出矣。

周慎斋和中丸:

干姜二两,切片作四份,一份用人参五钱煎汤,浸拌,收干,炒黑;一份用青皮二钱煎汤,拌,炒黑;一份用陈皮三钱煎汤,拌,炒黑;一份用苏叶二钱五分煎汤,拌,炒黑。 肉桂去皮一两,切片作四份,一份用益智仁一钱五分研,同煮收干;一份用泽泻二钱五分煎浓汤,同煮收干;一份用茴香一钱五分,同煮收干;一份用补骨脂二钱五分研,同煮收干。吴萸五钱作二份,一份用薏仁五钱煎汤拌炒;一份用青盐五钱煎汤拌,炒黄。

党参元米炒一两　茯苓焙一两　制半夏炒一两　甜杏仁一两
茅术三钱用米泔水同浸,煮干,去茅术

上药为末,用神曲二两磨粉,煮糊为丸,每朝服一钱,暮服五分,用薏仁三钱、陈皮五分煎汤送下。

> 诒按　议论精当,方法亦清切灵活,此等方案,固自可法可传。案中论病,颇合机宜,惟所解《内经》三阴三阳等语,却与经旨不合。
>
> 忠按　膈食与反胃,一在食道,一在胃,非一病也,读者须知。
>
> 又按　此等丸方修合之法,今人知之者鲜也,若能对此修合揣摩探讨,则掌握制药奥妙之精髓不远矣。

气郁痰凝,胸中失旷,背寒脊痛,纳少哽噎,甚则吐出,膈证之根。
旋覆花　代赭石　桂枝　半夏　瓜蒌皮　薤白　杏仁　茯苓　竹茹

> 诒按　此证初起,痰气阻于上焦,故立方专从肺胃着意。以后五方,于用药层次,均能丝丝入扣。

再诊　诸恙仍然,痰稍易出。
桂枝　蒌皮　薤白　陈皮　鹿角　干姜　旋覆花　竹茹　枇杷叶

> 忠按　背寒脊痛,乃太阳督脉失去温养,方中桂枝、鹿角以温阳通督,颇有巧思。

三诊　背为阳位,心为阳脏,心之下,即胃之上也。痰颈窃踞于胃之上口,则心阳失其清旷,而背常恶寒,纳食哽噎,是为膈证之根,盖痰饮属阴,碍阳故也。

川附　桂枝　薤白　丁香　杏仁　瓜蒌皮　白蔻　豆豉　神曲　旋覆花
竹茹　枇杷叶

四诊　服温通阳气之药,呕出寒痰甚多,未始不美。惟纳食未顺,哽噎之势未和,膈证之根尚在,仍以温通,再观动静。

川附　桂枝　薤白　半夏　陈皮　瓜蒌皮　杏仁　桃仁　姜汁　白蜜
韭菜根汁

> 忠按　此案不仅阳虚,先生还意识到膈证病根有瘀血,故方中用桃仁、韭菜根汁以活血化瘀,为后人开创又一法门。

五诊　上焦吐者从乎气,中焦吐者从乎积。此纳食哽噎,少顷则吐出数口,且多清水黏痰,是痰积在中焦故也。究属膈证之根,勿得轻视。

瓦楞子　白芥子　莱菔子　苏子　旋覆花　桃仁　川附　半夏　陈皮
荜茇　姜汁　白蜜

> 诒按　此证因痰气两阻,故用药始终如是。
> 忠按　膈食不妨选用张锡纯氏自制方参赭培气汤,若再加半枝莲、莪术、白花蛇舌草之类,以增强破结消瘀、化癌消毒,似更允当。现代有用鲜热白鹅血饮之,可以开膈,能食面条一碗,借以留人治病,不妨一试。

疟后痰气阻滞,胃脘清阳不舒,气升作呃,纳食辄呕,已经半月,防成膈证。且与仲景法,化痰镇逆。

旋覆花　赭石　干姜　半夏　香附　赤苓　丁香　柿蒂

> 诒按　方案俱简当可法也。
> 忠按　此案舌苔白腻,脉沉滑而弦,似不可少。方中宜加吴萸以温肝,如何?

据述病由丧子悲伤,气逆发厥而起。今诊左脉沉数不利,是肝气郁而不舒,肝血少而不濡也。右关及寸部按之滑搏,滑搏为痰火,肺胃之气失降,而肝木之气上逆,将所进水谷之津液,蒸酿为痰,阻塞气道,故咽嗌胸膈之间,若有膜塞,而纳谷有时呕噎也。夫五志过极,当从火化,哭泣无泪,目涩昏花,皆属阳亢而阴不上承之象。目今最要之证,乃胸膈咽噎阻塞,的系膈气根萌。而处治最要之法,顺气降火为先,稍参化痰,复入清金,清金自能平木也。

苏子　茯苓　半夏　枳实　杏仁　川贝　沙参　橘红　麦冬　海蜇
竹茹　荸荠

> 原注　此七气汤、温胆汤、麦门冬汤三方增减,降气化痰,生津和胃。大抵病起于肝,戕及肺胃,故立方当从肺胃为主。
> 诒按　细勘病机,斟酌虚实,立方似觉平淡,实已惨淡经营。
> 忠按　方中宜加白芍、玫瑰花,以柔肝理气解郁,似更有益。

七情郁结，痰气凝聚，胸膈不利，时或呕逆，证将半载，脾气大虚，前方四七二陈，降气化痰，舒其郁结，今再参入理中，兼培中土，治标兼固本也。

四七汤夏、朴、苓、苏、姜、枣　合二陈汤　理中汤加丁香　木香　蔻仁

> 诒按　此证痰气两层，必须兼到。
>
> 忠按　方中四七汤合二陈加丁香、木香、蔻仁，理气化痰解郁，治其标；理中汤，温中阳而健脾，治其本。此标本兼顾之法。

操劳抑郁，营虚火亢，胃液枯槁，饮食哽噎，嗌中一条如火之焚，有时呱呱作声，此气火郁结使然也。病关情志，非徒药力可瘳，宜自怡悦。

旋覆花　赭石　沙参　黑栀　茯苓　川贝　神曲　麦冬　甜杏仁　竹茹枇杷叶

> 诒按　立方轻清稳适，缘病在上膈，且属气火无形，固非可以重剂邀功也。方中焦曲可去之。
>
> 忠按　方中茯苓、神曲，如易石斛、绿萼梅如何？

再诊　气火上逆，咽喉不利，痛至胸脘，饮食哽噎，呱呱有声，膈证已成，图之非易，况年逾六旬，长斋三十载，胃液枯槁，草木无情，何能使之濡润，宜自开怀怡悦为佳。

前方加洋参、半夏。

> 忠按　案云胃液枯槁，半夏虽可开结，然嫌其燥，若易知母怎样？

胃汁干枯，肠脂燥涸，所进饮食，尽化为痰，不生津血，是以纳食则吐，而痰随吐出。膈证之根渐深，高年静养为宜。

鲜苁蓉一两　茯苓　陈皮盐水炒　枳壳　青盐　半夏　当归酒炒　沉香磨冲

> 诒按　此病已深，用药虽合，未必能愈矣。
>
> 忠按　膈证根深，前贤徐灵胎云，年过五十不治，况其年高乎？

再诊　津枯气结噎嗝，苁蓉丸是主方。

前方加柏子仁炒　雪羹煎

每日用柿饼一个饭上蒸软，随意嚼咽。

吐血后呃逆，作止不常，迄今一月，舌苔白腻，右脉沉滑，左脉细弱。其呃之气，自少腹上冲，乃瘀血挟痰浊，阻于肺胃之络，而下焦相火随冲脉上逆，鼓动其痰则呃作矣。病情并见，安可模糊，若捕风捉影，无惑乎其不效也。今酌

一方,当必有济,幸勿躁急为要。

半夏　茯苓　陈皮　当归　郁金　丁香柄　水红花子七分　柿蒂二个　藕汁　姜汁

另:东垣滋肾丸一钱,陈皮汤送下。

> 诒按　用煎剂以通肺胃之络阻,用丸药以降冲逆之相火,思路精细,自然熨帖。
> 忠按　呃逆之证,方中旋覆花、赭石似可参用。左脉细弱,为营阴已虚,先生何以投滋肾丸泻相火? 若仿景岳大补元煎之意,变煎作丸,养营补阴,似更允当。

纳食辄呕清水涎沫米粒,病在胃也。曾经从高堕下,胁肋肩膊时痛,是兼有瘀伤,留于肺胃之络故呕有臭气。拟化瘀和胃,降逆止呕为治。

旋覆花　归须　郁金　杏仁　半夏　丹皮　楂炭　茯苓　橘红　蔻仁

> 诒按　此属初起轻浅之剂,病深者尚宜加重。
> 忠按　案云呕吐清水涎沫,宜加吴萸、生姜,温中止呕;若瘀重者,宜加丹参、三七、乳香、没药、苏木之类,似更有力。

伏气门

舌干而绛,齿燥唇焦,痰气喘粗,脉象细数。无形之邪热熏蒸于膻中,有形之痰浊阻塞于肺胃,而又津枯液燥,正气内虚,恐有闭厥之变。拟化痰涤热,以治其标,扶正生津,以救其本。必得痰喘平,神气清,庶几可图。

羚羊角　鲜生地　元参　葶苈子　旋覆花　代赭石　苏子　杏仁　川贝　沉香　竹沥　姜汁　枇杷叶　茅根肉

另:滚痰丸三钱,人参汤送下。

> 诒按　虚实兼到,立方颇为详尽。方中药品已多,苏子、旋、赭可以去之。
> 忠按　案云舌干而绛,齿燥唇焦,不仅脾肾阴亏,且营中有热,方中旋覆花、苏子、沉香、姜汁,皆温性之品,似不相宜,若易石斛、天冬、丹皮,养阴清营,似更熨帖。

再诊　头汗淋漓,痰喘不止,脉形洪大,面色青晦,舌红干润,齿板唇焦。此少阴阴津不足,阳明邪火有余,火载气而上逆,肺不降而为喘,证势险危,深防厥脱。勉拟救少阴之阴,清阳明之火,益气以收其汗,保肺以定其喘。转辗图维,冀其应手为妙。

大生地海浮石拌炒　洋参　五味子　牛膝　麦冬　石膏　炙草　桑皮

川贝　陈粳米煎汤代水

另用人参一钱煎汤，冲服。

> 原注　此玉女煎合生脉散，盖温病以救阴为急也。
>
> 诒按　前后三案，均有齿垢唇焦见证，其胃腑中有垢热可知。用玉女法清胃救肾，大致亦合，若于中稍参泄热之意，则见效更速矣。方中五味酸敛，炙草、粳米甘腻，均不相宜。
>
> 忠按　齿垢唇焦，虽说胃有积热，实乃阴津不足，综观前后四案用药自明。

三诊　头汗稍收，痰喘稍平，脉大稍敛，但气仍急促，而心中烦躁，舌红干涸，齿垢唇焦，津津犹未回，虚阳犹未熄，上逆之气犹未下降。虽逾险岭，未涉坦途，现今心腹似有透痦之象，是亦邪之出路。仍拟救少阴，清阳明，再望转机。

洋参　北沙参　元参　大生地蛤壳拌炒　鲜生地　五味子　麦冬　牛膝
豆卷　通草　竹叶　枇杷叶　陈粳米煎汤代水

> 诒按　此与前方同意。
>
> 忠按　白痦须视其有无光泽，若晶莹透明者顺，白如枯骨者凶，不可不知。

四诊　阴津稍回，气火未平，仍宜步步小心，勿致变端为幸。

沙参　洋参　元参　生地　麦冬　鲜石斛　茯神　泽泻　石决明
天竺黄　芦根

> 诒按　仍以养阴之法收功。
>
> 忠按　方中泽泻若易知母如何？

温邪袭肺，肺失清肃，湿夹热而生痰，火载气而上逆，喘息痰嘶，舌干口腻。昨日之脉据云弦硬，现诊脉象小而涩数。阴津暗伤，元气渐馁，颇有喘汗厥脱之虑。夫温邪病隶手经，肺位最高，治宜清肃，痰随气谢，化痰以降气为先，气因火逆，降气以清火为要。姑拟一方，备候酌夺。

鲜斛　射干　杏仁　象贝　沙参　冬瓜子　桑皮　苏子　沉香　芦根
竹沥　枇杷叶　姜汁

> 原注　凡时证之脉，先大而后渐小，先强而后变弱，其热不退而病反增者，必死。此死证也，无能为力，立方用药，无甚深意。
>
> 诒按　此要诀也，最须记好初病之脉硬大者，邪正相博也；转为弱小，正气馁矣。而病象不退而反增，正气不能敌邪也。病日进而正日亏，不死何待。
>
> 忠按　温邪每多耗阴伤气，前人谓存一分津液，则多一分生机，乃真知灼见。此证阴津亏涸，元气渐馁，而邪气日甚，证势险恶，难逃厄运。

温邪五日,舌苔干黄,壮热无汗,胸腹板满硬痛,手不可近,此为结胸。烦躁气促,口吐涎沫,防其喘厥。

瓜蒌仁　川连　枳实　柴胡　黄芩　元明粉　葶苈子　杏仁　豆豉　黑栀　大黄　皂荚子

> 原注　凡结胸证,最忌烦躁气促。此大柴胡、大小陷胸、栀豉汤合剂。
>
> 诒按　葶苈治痰喘症属实者,若身不热而脉微者忌之。
>
> 忠按　叶氏有柴胡劫肝阴之说,烦躁昏厥乃此药之过也。吾师朱馨伯先生曾告诫余,此物不可多用,可谓经验之谈。

再诊　下后结胸之硬满已消,而烦躁昏狂略无定刻,舌苔干燥,渴欲饮冷,壮热无汗,邪气犹留于气分。以苦辛寒清里达表,冀其战汗无变为幸。

豆豉　黑栀　黄芩　石膏　生草　石菖蒲　赤苓　天竺黄

另:益元散五钱,薄荷汤送下。

> 诒按　此三黄石膏汤合栀豉、鸡苏散也。幸其壮热无汗,可冀战汗,若汗出而仍壮热,则内陷矣。
>
> 忠按　能预测战汗,非高手不办。然战汗后,脉静身凉,方为佳兆,学者须知。

三诊　战汗已得,脉静身凉,邪已解矣。舌黄未去,胃中余浊未清,尚宜和化。

豆豉炒香　黑栀　川贝炒　枳壳麸炒　连翘　赤苓　滑石　通草　竹茹

> 原注　凡战汗后,脉静身凉,用方大法,不外乎此,总以和胃气,化湿热为主。
>
> 忠按　若战汗后,脉静身凉,乃为佳兆,反之却见脉躁身热,此为阴阳交,交者死矣,不可不知。

胸闷头痛,寒热往来,邪在少阳,有汗热仍不解,是伤于风也。舌心苔薄,边色干红,阴亏之体,邪未外达,而津液暗伤,渐有化燥之象。证经七日,中脘拒按,似欲大便而不得出,少阳之邪传及阳明,胃气将燥实矣,防其谵语。拟少阳阳明两解法治之。

柴胡　黄芩　半夏　枳实　甘草　瓜蒌仁　豆豉　黑栀　桔梗　竹茹

> 诒按　温邪深伏者,往往有汗不解,未必皆因于风也。少阳阳明合病,是大柴胡证。想因将燥未燥,故不用大黄,稍用滚痰丸以示意也。
>
> 忠按　少阳阳明同时发病,则谓之合病;若先少阳病,继传阳明亦病者,则谓之并病。学者若研读仲景书则明矣。

再诊　得汗则便,邪有松达之机,是以胸闷、心跳、烦懊等证悉除,而头痛略减也。虽自觉虚馁,未便多进谷食,亦未可即投补剂,但和其胃,化其邪可耳。

豆豉炒香　豆卷　半夏　川贝炒　陈皮　赤茯神　郁金　石斛　通草竹茹

> 诒按　方极妥洽。
>
> 忠按　舌边干红,营阴已亏,丹皮、赤芍、元参、生地,均可参入,而黄芩、黑栀亦不可骤然撤出。

三诊　得汗得便之后,用和胃化邪法,一剂颇安,两剂反剧。良以畏虚,多进谷食,留恋其邪,不能宣化,郁于心胃之间,湿蕴生痰,热蒸液烁,遂见烦躁、恶心、错语等证。两手寸关脉细滑数,两尺少神,舌边干红,心苔黄腻。皆湿热郁蒸,将燥未燥,欲陷未陷之象。当此阴亏之体,能不虑其内陷乎?拟导赤泻心各半法,生津化浊,和胃清心。

犀角　川连　半夏　枳实　赤苓　鲜石斛　连翘　橘红　黑栀　生草通草　郁金　竹茹　芦根

> 诒按　推论病源,未尝不细意研求。但伏温之邪,每多一层解后,停一二日再透一层,且每有后一层之邪,更甚于前者。此证乃第二层之邪发作耳。观后数案,病情自明。若谓谷食恋邪,与以后病情不合矣,且不至有如此重候也。查万氏原方中,山栀、川连、郁金,均已入煎剂,所少者牛黄一味耳,且似此病情,可不必加用。
>
> 忠按　柳氏所言伏气温病,乃邪气内伏,不即时发作,待发作时,犹如抽丝剥茧,剥一层还有一层。然此证首诊言证经七日,则知其非伏邪可知。先生言谷食恋邪,临床亦常见之。故两者不可偏废,细心揣摩,必有所获。

四诊　证交十二日,身热不扬,神昏舌短苔霉,邪入膻中,闭而不达。急急清泄芳开,希冀转机为妙。

犀角　鲜生地豆豉四钱,同打　连翘　元参　牛蒡子　枳实　郁金天竺黄　石菖蒲　鲜石斛　鲜薄荷根　芦根

另:紫雪丹五分

> 诒按　此按病情,大是可危。
>
> 忠按　邪入心包,故身热不扬,神昏舌短,而病势凶险。投以紫雪以凉开,引邪外达,乃必要手段,切不可等闲视之。

五诊　神情呼唤稍清,语仍不出,邪欲达而未达也。胸胁红点稍现,迹

稀不显,斑欲透而未透也。口臭便秘矢气,阳明燥实复聚也。舌短心焦边绛,膻中邪火方炽也。芳香开泄之中,参以生津荡实,竭心力而图之,冀挽回于万一。

前方加沙参、生地、大黄、元明粉。

诒按　服此方后,想已得有大解,气分之邪热得泄,故下方专于清营。

忠按　此案心包火烁已露外透之征,然又见阳明腑实。阳明属气,心包属营,气营两炽,故用承气法以通腑泄热,用凉营法继清心包之火。

六诊　口臭喷人,胃火极甚;斑疹虽见,透而未足;目赤神糊,脉洪口渴,急速化斑为要。古法化斑以白虎为主,仍参入犀、地,清营解毒,再复存阴,又适合玉女煎法,未知能应手否?

鲜地豆豉同打　石膏薄荷头同打　犀角　天竺黄　知母　人中黄　麦冬　沙参　大生地　石菖蒲　芦根

诒按　此方与后方如仍加大黄,以通胃腑,则伏热得泄,可免后来许多周折。

忠按　柳氏所言乃一针见血,慧眼独具。

七诊　目能识人,舌能出口,证势渐有生机,法以大剂存阴,冀其津回乃吉。

大生地　洋参　麦冬　鲜地　鲜斛　元参　北沙参　犀角　石膏　生草　蔗汁

诒按　至此始有转机,亦险矣哉。

忠按　仍当有斑疹未清,故仍用犀角以凉营解毒。

八诊　黑苔剥落,舌质深红,阴津大伤,燥火未退,左脉细小,右脉洪数,是其征也。此际阴阳火旺,少阴不足,阳明有余,惟景岳玉女煎最合。一面泻火,一面存阴,守过三候,其阴当复。

鲜生地　石膏　元参　洋参　知母　生草　大生地　沙参　黑栀　连翘　芦根

诒按　有形之垢已去,无形之热犹存,用药仍宜虚实兼顾,不敢稍忽也。

忠按　案云右脉洪数乃阳明有余,用黑栀、连翘以扬汤止沸,不如易大黄、元明粉以釜底抽薪。

九诊　频转屎气,咽喉干燥,燥则语不出声,此阳明燥火熏蒸,津不上承,重救其阴,兼通其腑,再商。

大生地一两　鲜生地一两　沙参一两　麦冬三钱　海参二两　元参五钱
大黄酒浸三钱　元明粉三钱　生草四分

> 诒按　此吴鞠通增液承气法也。因脐中垢热又聚，故用药如此。如前第六、七方中，仍兼大黄用之，则无此波折矣。海参腥秽，不堪入口，拟去之。仍加洋参、石斛。
>
> 忠按　频转矢气，阳明腑实，仲景早有明训；咽喉干燥，少阴津伤，前贤反复论述。救阴通腑乃不二法门。其证之所以有转机，实赖于釜底抽薪。由此可见承气法不仅为伤寒所设，实亦为温病而设，泄热通下，实为救阴，学者不可不知。

十诊　下后阴液未回，急当养阴醒胃。

大生地　洋参　茯苓　橘红　麦冬　石斛　北沙参　元参　谷芽　蔗皮

> 忠按　方中茯苓、橘红，若易鲜芦根、玉竹，如何？

十一诊　耳聋无闻，舌干难掉，阴津大伤，用复脉法。

大生地　阿胶川连末拌炒　麦冬　洋参　炙甘草　元参　鸡子黄

> 诒按　热去阴伤，此后可专意养阴矣。然耳聋未聪，则阴经尚有余热未泄也。
>
> 忠按　肾主耳，耳聋多肾虚。惟柳氏独断余热未泄，真乃高人一筹。方中丹皮、白薇，似可参入。

十二诊　叠进滋阴大剂，生津则有余，泻火则不足。今交三候，齿垢退而复起，神色已清，非阴之不复，乃燥火未清耳。贤者观过知仁，智者见微知著。今当转笔，法取轻清。

洋参　枳壳麸炒　川贝　橘红盐水炒　枣仁猪胆汁炒　赤苓　川连盐水炒
竹茹　雪羹煎

> 诒按　此方用意，不甚亲切。缘此时仍宜养阴泄热，两层兼到，方合病机。
>
> 忠按　阴津渐复，燥火未清，法取轻清，有四两拨千斤之效，学者宜此等处着眼，方可进步。

十三诊　诸恙向安。每啜稀粥，必汗出沾濡，非虚也。乃津液复而营气敷布周流也。小便涩痛，余火未清，惟宜清化而已。

冬瓜仁　甜杏仁　鲜石斛　黑栀　甘草梢　生谷芽　通草

> 诒按　小便涩痛，宜参导赤各半法，加生地、木通、连、柏。
>
> 忠按　柳氏所言极是。宜再加赤苓、淡竹叶。

十四诊　病退之余，日间安静，至夜发热神糊，乃余热留于营分也。小便热痛，心火下趋小肠，仿病后遗热例，用百合知母滑石汤合导赤散。

鲜生地　木通　甘草梢　竹叶心　川百合　知母　滑石

泉水煮汤煎药。

> 诒按　病后余波，亦题中应有之义，方亦轻清合度。
>
> 忠按　案云夜间发热神糊，余热留恋营分，不知为何未见其治？方中宜增石菖蒲、元参、鳖甲、白薇之类，以清营热，醒神明，似更贴切。
>
> 又按　邪伏为病，犹如蚕裹茧，变化瞬间，层出不穷。至于抽丝剥茧，非功力深厚者不办。此等案连续十四诊，在前贤案中实不多见。学者若能细心研究，推敲探讨，对临证必有帮助。

伏邪挟积，但热不寒，头痛鼻血，便泄稀水。表里两窒，而热甚于里。拟清里解表法。

葛根芩连汤加豆豉、连翘、枳实、黑栀。

> 原注　鼻血，便泄稀水，知其为热。不用犀角者，其舌苔白也；不用大黄者，其脘腹按之不痛也。
>
> 诒按　此证专意解表，想因未得汗解故也。
>
> 忠按　便泄稀水非为热极旁流，其腹无胀满坚硬疼痛，手不可近，仅有秽臭之气味，故而为热；若清薄不实，亦无臭味，则为寒泄。学者当审察自明。再说热泄其苔必黄或干燥而白，寒泄其苔必润而白，此又不可不知。

阴虚挟湿之体，感受时令风邪。初起背微恶寒，头略胀痛，欲咳不爽，发热不扬，舌苔白腻，大便溏泄，此其常候也。峻投消散，暗劫胃津，以致饥而欲食，嗜卧神糊，呃忒断连，斑疹隐约，证方八日，势涉危机。阅周先生方，洵称美善，鄙意僭加甘草一味以和之，其生津补中之力，未始非赞襄之一助也。若云甘能滋湿，甘能满中，孰不知之。须知苔薄白而光滑，胸不满而知饥，乃无形湿热，已有中虚之象。此叶氏所以深戒苦辛消克之剂也，幸知者察焉。

牛蒡子　石菖蒲　前胡　橘红　郁金　桔梗　天竺黄　刀豆子　神曲
连翘　甘草　薄荷　竹茹　枇杷叶

> 诒按　审证精细，论亦透彻。苔白滑而光亮无津，此湿蕴津伤之候。专投香燥，每每涸液增变。案中议论，洵属阅历之言。
>
> 忠按　此案阐明甘草之妙用，诚为经验之谈。学者细嚼，伺能品尝其中味道。

再诊　证逾旬日，的系温邪挟湿，病在气营之交，苔白腻而边红，疹透点而不爽，寐则谵语，寤则神清，呃声徐而未除，脉象软而小数。周先生清营泄卫,理气化浊,恰如其分;僭加一二味,仍候主裁。

犀角　天竺黄　川连盐水炒　橘红　鲜薄荷根　连翘　牛蒡子　通草　柿蒂　青盐　半夏　丁香　竹茹　茅根　枇杷叶

> 忠按　舌苔白腻而边红,乃湿中郁热,方中犀角,用之嫌早,如易青蒿,芳香化浊以泄热,似较妥善。

三诊　热处湿中,神蒙嗜卧,呼之则清,语言了了。验舌苔之白腻,参脉象之软数知非热陷膻中,乃湿热弥漫上焦,肺气失其宣布耳。呃尚未除,胃浊未化,拟从肺胃立法。

旋覆花　代赭石　冬瓜子　射干　杏仁　川贝　桔梗　郁金　橘红　沙参　通草　竹茹　茅根　枇杷叶

> 诒按　论病清切。此时若误认入营,而投清营之品,则邪机逾遏而增病矣。以中虚阴弱之体,患温邪挟湿之病,过投辛燥则阴涸,过与消克则中伤,若回护其虚,又恐助浊增病,此等证用药最难。观前后六案,论病亲切,用药清灵,疏邪扶正,虚实兼顾,自非老手不办。
>
> 忠按　舌苔白腻,脉象软数,乃热处湿中之吃紧处;若苔黄舌绛则热陷膻中,又不可不知。

四诊　呃忒已除,舌苔稍化,欲咳不扬,仍以前法加减。

前方去赭石,加蛤壳、赤苓、雪羹煎。

五诊　前方去旋覆花、射干、桔梗,加豆卷。

六诊　便泄数次,黏腻垢污,胃浊以下行为顺,未始不美,故连日沉迷嗜卧,昨宵便惺惺少寐,但少寐则神烦,自觉有不安之象,且屡起更衣,愈觉倦之不堪耳。今便泄未止,舌苔仍白,身热已和,酒客中虚湿胜。拟和中化浊,仿子和甘露饮。

野於术　洋参　赤苓　泽泻　滑石　藿香　鸡距子　葛花　木香　橘红　通草　竹茹

> 忠按　欲伏其主,必先所因。审证精细,效如桴鼓。酒客中虚湿胜,方用扶正健脾,和中化湿,兼以解酒之法,实乃善后之作。后案亦然。

七诊　病已退,湿未楚,前方加减。

前方加参须、神曲、谷芽。

凡证于阴阳虚实疑似之间,最当详审。此证音低神倦似虚,而便泄臭水,中脘按痛实也;肢冷脉细似阴,而小便热痛阳也。至于舌白谵语,乃痰蒙火郁

评|选|环|溪|草|堂|医|案|中|卷

167

诒按　叠进清火豁痰三方，而病势未平，仍有昏痉之状，不得已而出此方。窃思温邪乃伏气内发之病，每多已发之邪，化热而为痉厥，未发之邪，仍旧郁伏不动。及外一层，经清化而解，然后内伏之邪，再逐层外露。故于清化之后，再用透托者有之，再用下泄者有之，再用清营通络者亦有之。此证病情如此，疑其尚有伏邪在内所致。《金匮》风引汤所治之证，究与时邪发轻有别，姑存之，以备一法可也。

忠按　此案温邪发痉，与《金匮》内风致痉，不可相提并论。先生乃杏林高手，此病尚且捉襟见肘，可见行医之难，况其下乎？柳氏以为伏温外发之证，应见苔薄而舌干红，兼挟神昏，而此证苔厚浊，若见舌红绛，则为湿遏热伏，与伏气温病，不尽相合。学者宜从叶天士、薛生白、吴鞠通、雷少逸等诸家学说中精研则明。

素有肝胃病，适挟湿温，七日汗解，八日复热，舌灰唇焦齿板，口渴欲得热饮，右脉洪大数疾，左亦弦数，脘中仍痛，经事适来。静思其故，假令肝胃痛，木来乘土，气郁而痛，若不挟邪，断无如此大热。又大便坚硬而黑，是肠胃有实热，所谓燥屎也。考胃气痛门，无燥屎证，惟瘀血痛门有便血，而此证无发狂妄喜之状，又断乎非蓄血也。渴喜热饮，疑其有寒似矣，不知湿与热合，热处湿中，湿居热外，必饮热汤而湿乃开，胸中乃快，与真寒假热不同。再合脉与唇观之，其属湿温挟积无疑。《伤寒大白》云：唇焦为食积，此言诸书不载，可云高出千古。

豆豉　郁金　延胡　山栀　香附　瓜蒌皮　连翘　赤苓　竹茹
外用：葱头十四个，盐一杯，炒热熨痛处。

原注　病本湿温挟食，交候战汗而解，少顷复热为一忌；汗出而脉躁疾者又一忌；适值经来，恐热邪陷入血室，从此滋变亦一忌。故用豆豉以解肌，黑栀以清里，一宣一泄，祛表里之客邪；延胡索通血中气滞，气中血滞，兼治上下诸痛；郁金苦泄以散肝郁，香附辛散以利诸气，二味合治妇人经脉之逆行，即可杜热入血室之大患；瓜蒌通脐，赤苓利湿，加竹茹、连翘，一以开胃气之郁，一以治上焦之烦。外用葱、盐热熨，即古人摩按之法，相赞成功。

诒按　此等证最易混淆，案语层层搜剥，可谓明辨以晰。惟既见挟积，方中似应加用枳实、山楂。此证汗解复热，凡伏气发温，逐层外出之证，往往有此，不必疑其别有他邪也。用药两疏表里，大致亦合。惟既见舌灰唇焦，则中焦有浊积无疑。疏里之药，尚宜加重。倘苔灰而燥，即大黄亦可用也。

忠按　既云唇焦为食积，方中却无一味消导之品，而非先生遗忘，乃欣赏《伤寒大白》这一说法耳。再说大便坚硬而黑，乃大肠中有燥屎，为阳明实热，仲景承气法，可以参入。

再诊　服药后大便一次，色黑如栗者数枚，兼带溏粪，脘痛大减，舌霉唇焦俱稍退，原为美事。惟脉数大者变为虚小无力，心中觉空，是邪减正虚之象，防神糊痉厥等变。今方九日，延过两候乃吉。

香豉　青蒿　沙参　赤芍　川贝　郁金　黑栀　竹茹　稻叶　金橘饼

> 诒按　大解后热平，脉转弱小，偏内伏之热邪已净，或稍有余热，而不甚重，则从此各候俱平，只须清养而已。若停一二日，伏邪再炽，则脉随病变，或仍转数大，亦未可知。若热势盛而脉虚小，是邪盛正虚之重候，仍当随见证治之，不得以九日两候等语为凭也。
>
> 忠按　大便如栗且溏，此釜底抽薪，乃瓜蒌通腑之功。前后二方，轻灵可喜，非平庸能望其项背。此方继守清泄，防其炉中有火，死灰复燃，可谓防患于未然。《金匮》云：上工治未病，读此案能不信乎？

暑病门

素有痰饮咳嗽，今夏五月，曾经吐血，是肺受热迫也。兹者六七日来，伏暑先蕴于内，凉风复袭于外，病起先寒栗而后大热，热势有起伏，表之汗不畅，清之热不退，所以然煮，为痰饮阻于胸中，肺胃失其宣达故也。夫舌色底绛，而望之黏腻，独舌心之苔白厚如豆大者一瓣，此即伏暑挟痰饮之证，而况气急痰嘶乎。据云廿六日便泄数次，至今大便不通，按腹板室，却不硬痛，小水先前红浊，今则但赤不混。此乃湿热痰浊聚于胸中，因肺金失降，不能下达膀胱，故湿浊不从下注而反上逆，为痰气喘嗳之证也。病机在是，病之凶险亦在是。当从此理会，涤痰泄热，降气清肺，乃方中必需之事，但清肃上焦，尤为要务耳。

葶苈子　枳实　郁金　杏仁　羚羊角　川贝　胆星　连翘　赤苓　竹沥　姜汁　枇杷叶　滚痰丸绢包入煎

> 诒按　案语精当，方药亲切，迥殊率尔操觚。
>
> 忠按　舌心苔白厚腻，乃湿痰阻肺，川贝性润，用之不宜，如易瓜蒌以通腑，乃因腹按板室而便秘，利肺即通大肠，互为表里之故。

暑乃郁蒸之热，湿为濡滞之邪，暑雨地湿，湿淫热郁，惟气虚者受其邪，亦惟素有湿热者感其气。如体肥多湿之人，暑即寓于湿之内；劳心气虚之人，热即伏于气之中。于是气机不达，三焦不宣，身热不扬，小水不利，头额独热，心胸痞闷,舌苔白腻,底绛尖红。种种皆湿遏热伏之征,显系邪蕴于中,不能外达。拟以栀豉上下宣泄之,鸡苏表里分消之,二陈从中以和之,芳香宣窍以达之。冀其三焦宣畅,未识得奏微功否?

六一散　黑栀　薄荷　豆豉　半夏　陈皮　石菖蒲　赤苓　郁金　蔻仁
通草　竹茹　荷梗

> 诒按　议论亲切,用药得轻、清、灵三字之妙。
>
> 忠按　舌苔白腻,底绛尖红,乃湿遏热伏之的征。方中竹茹、郁金,如易杏仁、薏仁以宣肺利湿,再加丹皮、白薇以清营分之热,似较稳妥。

再诊　形体丰肥者必多湿,肌肉柔白者必气虚。况暑病必有湿邪遏伏,中气受戕,前用微苦微辛,宣通三焦,服后大便通调,胸中宽畅,原得小效。要知湿性濡滞,本难霍然即愈。若用辛雄燥湿,苦寒泄热,是亦一法,然恐非肥白气虚者,所能胜任。拙见仍用前法,毋存欲速之心,反致耗气之弊,惟高明裁之。

前方去薄荷,加杏仁。

三诊　白苔渐退,而舌心反见裂纹,是湿转燥矣。不饥不思食,小便仍不爽利,余热犹滞,三焦之气未尽宣达也。三焦者,一气之周流而各司其职。上焦主纳而不出,下焦主出而不纳,中焦则输其出纳。清阳出上窍,浊阴走下窍,三焦自协于宁。今议从中升降其上下,所谓升降者,亦升其清而降其浊耳。

葛根　杏仁　赤苓　陈皮　紫菀　薏仁　川贝炒黄　泽泻　血珀　竹茹
大麦　稻叶

> 忠按　舌心裂纹,不仅湿转燥,且阴津亦伤。叶氏有葛根竭胃汁之说,如易石斛、芦根以甘凉生津清热,似更熨帖。

外有寒热起伏之势,里有热结痞痛之形;上为烦懊呕恶,下则便泄溏臭。此新邪伏邪,湿热积滞,表里三焦同病也,易至昏呃变端。拟从表里两解,佐以芳香逐秽,冀其转机为妙。

柴胡　瓜蒌仁　黄芩　半夏　赤芍　蔻仁　枳实　石菖蒲　大黄　川连
郁金

> 诒按　颇合病机,药品亦切实不肤。
>
> 忠按　心中烦懊,栀子豉汤是正法,此大便溏泄而臭是热积,用栀子无妨,然用大黄峻下,似有不妥。案语虑其昏呃,何以用柴胡升阳?如易青蒿,似较有利。

再诊 投两解法,得汗得便,竟得安然两日,昨已起床照镜,启窗看菊,须臾之间,渐渐发热,热甚神糊,两目上视,几乎厥脱。迨至黄昏,神识渐清,热势渐减,然脉沉不起。据说热时舌色干红,热退舌色黄腻,此乃湿遏热炽,将燥未燥,但阳证阴脉,相反堪虞。勉议河间甘露饮子,于涤热燥湿之中,更藉桂以通阳,苓以通阴,复入草果祛太阴湿土之寒,知母清阳明燥金之热,未识得奏肤功否?

寒水石 石膏 茯苓 泽泻 茅术 桂枝 葱白头 猪苓 草果 知母 姜汁

> 诒按 此是正气已衰,余邪复聚之证。所拟之方,大致颇合,但嫌药味粗犷,未能丝丝入扣耳。
>
> 忠按 伏暑一证,如茧抽丝,外剥一层,后一层又现。前方用表里分消之法,虽消息两日,乃因用大黄寒下,实是急功近利,而非向愈之证,呈现正气却衰,余邪未尽,继而复燃,其舌干红,苔黄腻,显示湿遏热伏之象。而脉沉不起,与此症不合,可舍脉从症。假若舍症从脉,必误为沉寒之疾,则易投干姜、附子之刚悍药品,以救其阳,必然导致以火济火,祸不旋踵。

年过花甲,病逾旬日,远途归家,舟舆跋涉,病中劳顿,雪上加霜,欲询病原,无从细究。刻诊脉象沉糊,神识蒙昧,舌强色白,中心焦燥,身热不场,手足寒冷,气短作呃,便泄溏臭。凭理而论,是属伏邪挟积,正虚邪陷之象,深恐有厥脱之虞。勉酌一方,还祈明正。

人参 大黄 附子 柴胡 半夏 茯苓 陈皮 黄芩 丁香 当归 枳实 柿蒂 泽泻 竹茹

> 诒按 虚寒积热,层层照顾,处处着力,非学力极深者,不能下笔。
>
> 忠按 神蒙呃逆,方投柴胡,易升阳化风,实属不妥。既云有厥脱之虞,一旦风动,则难辞其咎。

再诊 证势尚在险重,拟方再望转机。

柴胡 桂枝 人参 白芍 半夏 川连姜汁炒 枳实 丁香 橘皮 炙草 蔻仁 竹茹

三诊 伏暑化燥,劫津动风,舌黑唇焦,鼻煤齿燥,神识昏糊,手指牵引。今早大便自通,据云病势略减,然两脉促疾无伦,阴津消涸,邪火燎原,仍属险象。

鲜生地 鲜石斛 犀角 元参 钩勾 连翘 天竺黄 北沙参 通草 芦根 竹叶 羚羊角 六一散 枇杷叶

另：珠黄散冲服。

> 诒按　幸得大便自通，尚有一线生机。
> 忠按　前两案扶正助阳，祛邪止呃，以致劫津涸液，肝风内动之种种病证。伤津于少阴，火灼于太阴，神明不能自主，证势极险。此方一改前方之意，以滋养肾水，凉营息风，方证虽合，然不知能否取效于万一。

伏暑为病，湿热居多，阴虚之体，邪不易达，此其常也。然就阴虚而论，大有轻重之分。须知此证，虚亦不甚，邪亦不多，即据耳鸣眩悸，苔浊胸痞，微寒微热，脉形弦数，立方未便着手大补，亦不可重剂攻邪，但得脉情无变，可保无虞。慎勿徒自惊惶，反增他变。

洋参　茯神辰砂伴　甘菊　蔻仁　陈皮　青蒿　钩勾　刺蒺藜　半夏秫米　豆卷　竹茹

> 诒按　不沾沾于补虚，不斤斤于泄邪。而所用药品，按之证情，无不丝丝入扣，所谓成如容易却艰辛，非学识两深者，不易办此。
> 忠按　阴虚不甚，而苔浊胸痞，则无须补虚生津，防其助湿而节外生枝。

余邪余积，虽留恋而未清，元气元阴，已耗损而欲竭。暂停苦口之药，且投醒胃之方，化滞生津，忌夫重浊，变汤蒸露，法取轻清，效东垣而化裁，希弋获以图幸。

清暑益气汤加荷叶、稻叶。

蒸露，一日温饮四五小杯。

> 诒按　伏暑久淹，正虚邪恋，胃弱不胜重药者，此法当仿。
> 忠按　变汤蒸露，亦法中之法，醒人眼目。方中荷叶、稻叶宜用鲜者更佳，不仅芳香清暑，又可醒胃，且可生津，一举而三得焉。

疟疾门

伏邪挟积，阻塞中宫，疟发日轻日重，重则神糊烦躁，起卧如狂，此乃食积蒸痰，邪热化火，痰火上蒙，怕其风动痉厥。脉沉实而舌苔黄，邪积聚于阳明。法当通下，仿大柴例。

柴胡　黄芩　川朴　枳实　瓜蒌仁　半夏　大黄

> 诒按　脉舌与证合参，大柴胡是的对之药。

再诊　下后热净神清，竟若脱然无恙。惟是病退太速，仍恐变幻莫测，拟方再望转机。

川连姜汁炒　半夏　陈皮　豆豉　黄芩　枳实　瓜蒌仁　郁金　神曲　竹茹

> 原注　病退太速，仍恐变幻，老练之言宜省。凡下后方法，总以泻心加减，仍用瓜蒌、枳实，想胸痞未舒，舌苔未化耳。

三诊　昨日疟来，手足寒冷，即时腹中气胀，上塞咽喉，几乎发厥，但不昏狂耳。此乃少阳疟邪，挟内伏之痰浊，上走心胞为昏狂，下乘脾土为腹胀。前日之昏狂，病析偏在阳明，故法从下夺；今腹胀舌白脉细，病机偏在太阴，法当辛温通阳，转运中枢为要矣。随机应变，急者为先，莫谓用寒用热之不侔也。

干姜炒黄　陈皮　茯苓　草果　熟附　川朴　蔻仁　槟榔　丁香　通草

> 原注　前方用寒，后方用热，随证用药，转换敏捷，不避俗嫌，的是一腔热血。
> 诒按　此人必中气素虚，故痰浊乘虚上僭也。
> 忠按　阳明为阳腑，故用药宜寒；太阴为阴脏，故用药宜温。喻嘉言云：先议病，后议药。可谓至理名言。

四诊　投果附达原神香二陈合剂，服药后喉中汩汩有声，上逆之气即平，腹胀遂松。今脉缓大，神气安和，腹中微觉胀满，痰多黏腻。脾脏阳气虽通，寒湿痰涎未化。仍从前法，轻减其制。

前方去附子、槟榔，加大腹皮、半夏。

五诊　腹中之气稍平，湿热余邪未尽，所以微寒微热，仍归疟象，头胀身疼，知饥能食。法拟疏化，兼调营卫。

青蒿　豆卷　半夏　陈皮　谷芽　秦艽　神曲　茯苓　姜　枣

> 忠按　现代研究证明，生青蒿提取青蒿素，治疟神效。先生能于收功之时，采用青蒿，显现其高明之处，如浸渍绞汁兑服尤妙。学者揣摩，必有斩获。

陈无择云：疟家日久，必有黄痰宿水，聚于胸腹膈膜之中，须得脾土旺而后宿水自行，元气复而后湿痰自化。余见久疟，有泄水数次而愈者，即宿水自行之效也。

六君子汤加炮姜、木香、神曲、砂仁。

诒按　前曾见治老疟之法，用逐痰泻水之药，入鸡子中煮服，得泄黄水即愈。其意与此正同，但用药有虚实之分耳。称为疟母，方可以用鳖甲煎丸消削以缓图。此案乃脾土虚馁、阳气不足，方用理中以温阳健脾为主，辅以二陈以燥湿化痰，再加木香、神曲、砂仁以行气消食，则宿水消而疟自除。

三疟久延，营卫两伤；复因产后，下焦八脉空虚。今病将九月，而疟仍未止，腹中结块偏左，此疟邪留于血络，聚于肝膜，是属疟母。淹缠不止，虑成疟劳。夏至在迩，乃阴阳剥复之际，瘦人久病，最怕阴伤。趁此图维，迎机导窾，和阳以生阴，从产后立法，稍佐搜络，以杜疟邪之根。

制首乌　杞子　地骨皮　当归　白芍桂枝炒　冬术　川芎　青皮　香附乌梅

另：鳖甲煎丸。

原注　用四物汤去地，换首乌，从产后血分立脚。

忠按　此案乃劳疟，四物去地黄而易首乌者，其治劳疟之妙品，先生信手拈来，令人佩服。今产后疟母，必留瘀血，去乌梅之酸敛，易红糖炒山楂以去瘀，如何？

再诊　疟久结癖，夏至前投和阳生阴，通调营卫，参入搜络方法。节后三疟仍来，但热势稍减，癖块略小；然口渴心悸，营阴大亏，情怀郁勃，多致化火伤阴。盖肝木郁热，挟胃中之宿食上泛使然。夫养营阴，须求甘润，理肝郁，必用苦辛。久疟堪截，癖块宜消，惟是体虚胃弱，诸宜加谨为上。

党参　鳖甲醋炒　当归　茯神　枣仁　香附　川连吴萸炒　冬术　陈皮牡蛎　三棱醋炒

诒按　因病化裁，颇不沾滞。方中白芍似不可少。

另用川贝一两　半夏一两　知母一两　研末，姜汁、醋各半，泛丸。每服三钱，开水送下。

诒按　此半贝丸成法也，增入知母一味，嫌其偏于凉润，尚有可商。

忠按　吐酸既多，姜汁泛丸即可，无须用醋。知母如易煅瓦楞子，似较贴切。

但寒不热，此为牝疟，柴胡桂枝汤主之。

柴胡　桂枝　干姜　半夏　陈皮　茯苓　川朴　草果　炙草　姜　枣

忠按　《伤寒杂病论》（桂林古本）曰："疟病，多寒，或但热不寒，此名牝疟。蜀漆散主之；柴胡桂姜汤亦主之。"由此可见，案中之牝疟，与此牝疟，其义有别。常人认为，牝为雌属阴，牡为雄属阳。先生所言可能源出《外台》。而日人森立之于《金匮要略考注》中说："然则以多寒者为纯正证，因名为牡疟，乃为刚雄之谊，谓其邪蟠结，未得汗解，其势酷虐，故谓之牡疟，非牝牡之义也。"拙见以为森氏所言，可谓阐明仲景未言之旨。再说此方与柴胡桂姜汤，除方名不同外，药品亦异，减去后者之瓜蒌根、黄芩、牡蛎三味，易为半夏、茯苓、陈皮、川朴、草果、姜、枣七味。疑其病证尚见痰湿凝结、营卫已弱，故用药如是。

再诊　疟发间日，但寒而不热，口腻多涎，乃寒痰郁于心下，阳气不得宣越故也。

蜀漆　桂枝　半夏　陈皮　茯苓　羌活　石菖蒲

另用独头蒜一个　黄丹一钱　雄黄五分　共捣丸，朝向东方服。

忠按　此汤方即仲景蜀漆散加减而成，亦治牝疟设置之药。

三诊　舌白脘闷，背寒独甚。拟宣通阳气，以化痰浊。

麻黄　桂枝　杏仁　炙草　半夏　茯苓　陈皮　鹿角霜　石菖蒲

原注　以上三方，皆《金匮》法。

忠按　此案除苔白外，当见脉浮紧，否则不会用麻黄汤以发汗。二陈以化痰浊，了背寒独甚，乃督脉阳气不布，其妙在用鹿角霜以直达奇经，而证可解矣。

四诊　疟止，当和胃气。

半夏　茯苓　甘草　陈皮　白蔻　姜　枣

诒按　牝疟不多见，大略由乎阳虚痰聚，阻遏邪机，不得外越所致。用药总以通阳宣浊为主。

忠按　此方乃善后之法，然化痰浊，尚须健脾，以杜其源。方中宜加太子参、白术，似更有力。

少阳过升，阳明失降，疟来烦闷痞呕，当变柴胡之制，而为泻心之法，和阳明即所以和少阳也。

川连姜汁炒　半夏　陈皮　蔻仁　霍梗　生姜　竹茹姜汁炒

原注　此病舌色,左半边光红,右半边白苔,湿滑如水晶粉团之色。因过服柴胡升阳以劫其营,而痰浊又变于胃,以致瘄呕,故用泻心之法,初用生姜一片无效,后加至三片,瘄呕乃止,疟亦不来。

诒按　用古法而能通其意,心灵手敏,此为善读书人。

忠按　原注者非待先生左右,舌苔之色何能说得如此明白。对过服柴胡升阳劫阴,直言不讳,乃真君子也,况其师乎? 能知其咎,非贤能者不办。舌左半边光红,肝阳亢而阴损,宜加白芍、牡蛎,似更有益。吾师朱馨伯先生曾言用柴胡不可过量,否则带来后患。

素有痰饮咳嗽,近复凉风外薄,食积内停,寒热似疟,脉弦数,额头痛,胸脘瘄胀,大便不通,是有表复有里也。拟以疏里解表。

柴胡　黄芩　半夏　枳实　川朴　大腹皮　橘红　竹茹

诒按　立方用药,不深不浅,如初拓黄庭,恰到好处。

忠按　柴胡原治寒热往来,专为邪入少阳而设,如易青蒿芳香解表,更能治疟,似更适宜。

再诊　脉弦数,两手掌心独热,大便五日不通,舌苔薄白不黄,燥屎尚未全结,欲通其腑,缓法为宜。

川连姜汁炒　枳实磨冲　蒌仁研　半夏　莱菔子炒　竹茹

诒按　先用缓法通腑,此亦病机所在,不可不知。

忠按　大便不通,乃肺气不降,方中宜增杏仁泥以降肺气,润大肠,或许有所助益。

黄疸门

三疟止而复作,腹满乎而又发,今目黄脉细,面黑溺少,防延黑疸。然疸而腹满者难治,姑与分消。

茵陈　山栀　赤苓　滑石　陈皮　大腹皮　附子　通草　麦芽　瓜蒌皮

再诊　面色黧黑,腹满足肿,脉沉而细,此脾胃阳气不化,水湿阻滞于中,证防增重,且与通阳渗湿。

肉桂去粗皮,研,五分　茯苓　猪苓　泽泻　大腹皮　白术　川朴　广皮　神曲　细辛　麦芽　香橼

　　诒按　此肉桂五苓散加味，温中疏湿。前人所谓阴黄，想即指此等证而言。

　　忠按　此案黑疸，多属寒湿，而脉沉细，且腹满足肿，不仅脾阳不化，肾阳亦必虚也。故此方还可加金匮肾气丸，以温阳化水，寒湿可消。

　　两目及身体皆黄，小便自利而清，此属脾虚，非湿热也，名曰虚黄。

　　黄芪四两　白芍三两　地肤子二两　茯苓四两　酒浸服

　　诒按　此疸病中另自一种，以小便清利为据。证不多见，录之以备一格。

　　忠按　此案粗工每每作黄疸论，以为湿热，治必无效。殊不知小便不黄而清利，则非湿热，乃脾虚不能温运，方中宜加桂枝以通阳，似更允当。

　　伏暑湿热为黄，腹为满，小便利，身无汗，用麻黄连翘赤小豆汤。

　　麻黄　连翘　豆豉　茵陈　赤苓　川朴　枳壳　通草　神曲　杏仁赤小豆

　　诒按　此湿热在表而无汗者。

　　忠按　先生精研仲景之书，而又不墨守成规，此乃真学问也，学者宜心悟。

　　面黄无力，能食气急，脱力伤脾之证也。用张三丰伐木丸加味。

　　皂矾一两，泥土包固，置糠火中煨一日夜，取出候冷，矾色已红，去泥土净　川朴五钱茅术一两米泔浸切炒　制半夏一两　陈皮二两盐水炒　茯苓一两　炙甘草五钱

　　共研细末，用大枣肉煮烂为丸，每服二钱，开水送下。饮酒者酒下。此方颇效。

　　诒按　此方以皂矾为君，合以平胃、二陈，明为消除垢积之剂，案云脱力伤脾，便与此方不合。当云脱力脾困，瘀湿不化乃合。然此方用之颇灵，其功效自不可掩。

　　忠按　皂矾主要成分含有硫酸亚铁，对于现代医学称之为缺铁性贫血而面黄者，用之颇效。然胃弱者不宜服，以防呕吐伤胃，不可不知。柳氏所言，颇有见地，使后学者的眼目为之一亮。

痹气门

　　胸中为阳之位，清阳失旷，则胸痹而痛，下午属阴，故痛甚也。用苓桂术甘汤加味。

　　茯苓　甘草　桂枝　白术　瓜蒌　薤白　半夏　陈皮　干姜　白蔻

诒按　方药均亲切不浮。

忠按　此方乃苓桂术甘汤、瓜蒌薤白半夏汤、甘草干姜汤、二陈汤加白蔻，以温阳通痹、燥痰化饮，可谓面面俱到。

再诊　胸痹痰饮，脘痛，甚则呕酸，脉细。胃阳不布，先以通阳。

吴萸　干姜　白蔻　炙草　桂木　瓜蒌　薤白　枳实　半夏　茯苓　陈皮

诒按　胸晚阳微而窒，立方兼治上中，而以中焦为主。

忠按　案云胸痹痰饮，脘痛呕酸，虽说胃阳不布，然亦兼挟肝寒气滞，故于前方减白术之呆滞，改用吴萸、枳实，以温肝理气。

三诊　胸痹腹痛，夜甚昼安，清阳不振，浊阴僭逆，法必通阳。

党参　茯苓　冬术　炙草　陈皮　半夏　桂木　川椒　干姜　川附

诒按　此六君加桂附姜椒也，用药可谓切实矣。

忠按　此案重于通阳，然腹痛似兼营虚，方中宜加白芍，既能柔肝以安土，又可养阴以配阳，以防阳燥太过，变生他疾。

脘腹痛门

肝胃气痛，痛久则气血凝滞；曾经吐血，是阳明胃络之血，因郁热蒸迫而上也。血止之后，痛势仍作，每发于午后。诊脉小紧数，舌红无苔，乃血去阴伤，而气分之郁热仍阻于肝胃之络，而不能透达。宜理气疏郁，取辛通而不耗液为当。

川楝子　延胡　郁金　香附　茯苓　陈皮　旋覆花　山栀姜汁炒　白螺蛳壳　左金丸

诒按　方法轻灵，自然中病。

忠按　案云舌红无苔，不仅血去阴伤，且有阳亢态势。方中宜加白芍、炒丹皮、以养营凉血，防其动血，似较熨帖。

肝气与饮邪相合为病，脘腹作痛，呕吐酸水。拟苦辛泄木，辛温蠲饮。

川连吴萸炒　陈皮　木香　丁香　蔻仁　干姜　川楝子　延胡　香附　川椒

> 诒按　肝气病兼证最多，须看其立方融洽处。
>
> 忠按　呕吐酸水，方中宜加乌贼骨、煅瓦楞子以制酸，似更有益。

脉双弦，有寒饮在胃也。脘痛吐酸，木克土也。得食则痛缓，病属中虚。当和中泄木祛寒，小建中汤加味主之。

白芍　桂枝　干姜　炙草　半夏　橘饼　川椒　党参　白术

> 诒按　大小建中合剂，方药稳切。
>
> 忠按　小建中若无饴糖，则为桂枝汤。方中之所以不用饴糖，乃因甜能助酸，吐酸者不宜。由此推理，甘草味甘，亦能助酸，故应删除为当。若易茯苓、乌贼骨以消饮制酸，或较稳妥。

脘痛肢冷脉伏，头汗淋漓，防厥。

金铃子　五灵脂　延胡　旋覆花　赭石　乳香　没药　丁香　蔻仁香附

> 诒按　此肝气挟瘀之证，故立方如此。
>
> 忠按　脘痛而肢冷脉伏，似属肝郁瘀阻而阳气受遏所致，故方中舒肝解郁化瘀为第一要着。若误为阴寒之证，而用温阳之品，须防动血，切记。

再诊　脘痛，甚则防厥。

姜黄　半夏　陈皮　茯苓　香附　吴萸　旋覆花　赭石　蔻仁

> 忠按　想必血瘀已化，肢冷脉伏、头汗已除。然脘痛未已，其苔必白腻，似有湿痰阻中，故一改祛瘀之品而为化痰之法。方中赭石，嫌其重坠呆滞，若易当归以和血，则前后衔接有序。

肝木挟下焦水寒之气，乘于脾胃，脘痛攻胁，呕吐酸水，脉细而弦。拟温中御寒，扶土抑木方法。

炮姜　川椒　吴萸　党参　桂枝　白芍　白术　茯苓　香附　砂仁

> 诒按　此肝气挟感寒治法，用药颇精到。
>
> 忠按　呕吐酸水，勿忘用制酸之品。

素有肝胃气痛，兼有寒积，脘痛胀满，痛及于腰，刻不可忍，舌苔白腻，渴不欲饮，大便似利不利，脉象沉弦而紧。按证恐属脏结，颇为险候。非温不能通其阳，非下不能破其结，仿许学士温脾法。

干姜　附子　肉桂　川朴姜汁炒　枳实　大黄

再诊　脘腹胀满，上至心下，下连少腹，中横一纹，如亚腰葫芦之状。中宫痞塞，阴阳格绝，上下不通，势濒于危。勉进附子泻心法，通阳以泄浊阴，冀大便得通为幸，否则恐致喘汗厥脱，难以挽回。

附子　川连姜汁炒　川朴姜汁炒　大黄酒浸

长流水煎

再服备急丸干姜　大黄　巴豆霜，七粒，　砂仁汤下

三诊　两投温下，大便仍然不通，胸腹高突，汤水下咽辄呕，肢渐冷，脉渐细，鼻煽额汗，厥脱堪忧。按结胸脏结之分，在乎有寒热无寒热为别。下之不通，胀满愈甚，乃太阴脾脏受戕，清阳失于转运。崔行功有枳实理中一法，取其转运中阳，通便在是，挽回厥脱亦在是。

人参　枳实　炮姜　川附　陈皮　冬术

> 诒按　两投温通重剂，不得小效。枳实理中，力量不及前方之大，恐未必能奏效也。阅《夜话录》中所载一证，与此相似，治之未效。后拟用温药下来复丹，未及试用，正可与此参观。

> 忠按　《伤寒论》关于脏结，有名而无方，论述也不完整，疑脱简之故。历代虽有研究探讨，实难定论。今读《伤寒杂病论》（桂林古本），千年迷雾，方始消散，而露出其真容原貌。其卷第八，辨太阳病脉证并治下，载有五脏结，有五文十方。此案所云，拙见以为类似脾脏结，现转录如下："脾脏结，腹中满痛，按之如复杯，甚则腹大如坚，脉沉而紧，白术枳实桃仁干姜汤主之。若腹中胀痛，不可按，大便初溏后硬，转矢气者，此为实，大黄厚朴枳实半夏甘草汤主之。"是否如此，俟高明裁夺。

三四年来，腹痛常发，发则极甚，必数日而平。此脾脏有寒积，肝经有湿热，故痛发则腹中觉热。拟温脾法，兼佐凉肝。

金铃子　延胡　陈皮　茯苓　白术　川椒　干姜　白芍吴萸炒　神曲

砂仁

> 忠按　郁火腹痛，《丹溪手镜》载有用生黄芩，录之供参考。

再诊　腹中寒热错杂而痛，古方越桃散最妙；变散为丸，常服可耳；稍为加减，以合体气。

干姜　山栀　吴萸　白芍　炙草

共为末，神曲糊丸，每服三钱，开水送下。

原注　越桃散惟姜、栀二味,加吴萸、白芍者,复以戊己法也,甘草者,取其调和也。

诒按　病邪错杂,用药却须一线乃佳。如此丸方,即合法也。

忠按　腹痛之证,乃因寒热错杂所致,故用古方越桃散,寒热并治,可谓绝妙。若寒重于热,则当重用干姜,轻投栀子;反之亦然。其运用之妙,存乎一心。

腹痛便溏,脾阳弱也;周身疼痛,卫阳弱也。补中土,益卫气,黄芪建中汤主之。

黄芪　桂枝　白芍　白术　炙草

诒按　方案俱老到。

忠按　此方宜加干姜、羌活之类如何?

便血之后,余瘀凝于肝络,余热留于小肠,故少腹疼,而小便热痛也。化瘀泄热为治。

桃仁炒黑　丹皮　鲜生地　木通　黑栀　滑石　归身　楂炭　生蒲黄　新绛

另:回生丹一粒。

诒按　理法双清。

忠按　回生丹一方,据《中国医学大辞典》记载有五方。拙见以为此案所取之丹,疑是验方回生丹,可用于产后诸疾。不知当否? 俟高明裁定。

用五积合通圣,温通散寒,便通而痛未止,脉迟,喜食甜味,此中虚阳弱,寒积内停。拟通阳以破其沉寒,益火以消其阴翳。

四君子去甘草　加肉桂　附子　木香　乌药　苁蓉　元明粉

诒按　方中元明粉一味,不其妥洽,拟去之。

忠按　案云便通脉迟,而用咸寒之元明粉通下,于理不合。先生乃大家,怎会出现此错? 疑后人笔误所致。

疝气门

中阳虚弱,厥阴寒疝僭逆,腹痛筋急,大便坚结,痛甚则呕吐。拟大建中汤。

川椒　炮姜　党参　附子　半夏　橘饼

> 诒按　此寒疝证之偏于虚者,故用药专于温理。
>
> 忠按　大便坚结,腑气不通,宜加苁蓉,以温润通便,似更周到。

寒湿伏于厥阴,久则化热,而两胯凹筋胀,左睾丸偏坠,发作则身有寒热,而囊皮肿胀出水,此谓湿疝也。屡发不已,防有囊痈之变。

川楝子巴豆二枚同炒焦,去豆,三钱　吴萸　黄柏　楂炭　黑栀　橘核　萆薢
荔子核

> 诒按　湿郁则化热,故须寒热互用。既属湿疝,似宜参用苍术、薏仁燥湿之品。
>
> 忠按　案云须防囊痈之变,似宜加紫花地丁、蒲公英、炮山甲,以清热解毒消痈,防患于未然,较为妥当。柳评颇为精确。

又疝气方:

川楝子巴豆七粒同炒焦去豆,五钱　小茴香盐水炒,三钱　青皮炒,三钱
木香晒不见火,三钱　当归酒炒,三钱　全虫酒洗炙,七个　昆布漂淡炒,三钱
楂炭三钱

供研末,用韭汁一杯　葱头汁一杯　丝瓜络煎浓汁二两　泛丸,每日服
一钱。

> 诒按　此方温肝通阳,驱邪理疝,用意颇佳,可以为法。
>
> 忠按　方中用韭汁、葱头汁、丝瓜络煎浓汁泛丸,已含通阳化瘀以疏络,颇有新意,可导引后学者思路。

子和论七疝,都隶于肝。近因远行劳倦,奔走伤筋,元气下陷,其疝益大。盖筋者,肝之合也;睾丸者,筋之所聚也。大凡治疝,不越辛温苦泄;然劳碌气陷者,苦泄则气益陷,当先举其陷下之气,稍佐辛温,是亦标本兼治之法。

补中益气汤加茯苓、茴香、延胡、全蝎、木香。

又丸方:

党参　白术　茯苓　吴萸　乌药　川楝子　木香　茴香　当归　苁蓉
枸杞

> 诒按　论病亲切不浮。
>
> 忠按　此案气虚而疝甚者,可用大剂补中益气法。而狐疝亦是此因,亦可用之,可改善症状,然不易根除。

痃癖门

前年秋季患伏暑,淹缠百日而愈,病中即结癥积,居于左胁之下。入春以来,每至下午必微热,清晨必吐痰,食面必溏泄。此必当时热邪未尽,早进油腻面食,与痰气互相结聚于肝胃之络,当渐消之。否则或胀或鼓,均可虑也。

柴胡盐水炒　青皮巴豆同炒黄,去豆,一两　三棱醋炒,五钱　雄黄一两
大黄皂荚子三粒,同炒黄,去子一两　莪术醋炒,五钱

上药为末,神曲糊丸,每服一钱,橘红汤下。

午后服六君子丸三钱。

诒按　用药思路可取。

忠按　方药峻烈,想必患者身体还算壮实。若虚弱者,投之必伐正气,癥积则难消也。

少腹两旁结块,渐大渐长,八九年来如是。据云当年停经半载,皆疑为孕,及产多是污秽臭水,嗣后遂结此块,想系水寒气血瘀聚而成。当溯其源而缓图之。

甘遂面包,煨,三钱　香附盐水炒,一钱　三棱醋炒,一两　莪术醋炒,一两
桃仁炒五钱　肉桂另研,一钱　五灵脂醋炒,五钱　地鳖虫酒浸,廿一个
川楝子巴豆七粒同炒,去豆,五钱

共研末,炼蜜为丸,每服十丸,一日三服。

诒按　久病缓攻,方法颇稳。

忠按　制法精湛,尤妙者用炼蜜为丸,既可扶正护中,又可制约药中峻猛之性,可谓一举两得。

脐以上有块一条,直攻心下作痛,痛连两胁,此属伏梁,为心之积,乃气血寒痰凝聚而成。背脊热而眩悸,营气内亏,法以和营化积。

当归　半夏　瓦楞子　香附　丹参　茯神　陈皮　木香　川楝子　延胡
砂仁

诒按　方亦平稳熨帖。

忠按　伏梁亦属癥积,必有血瘀,尚须加入莪术、牡蛎,破瘀软坚之品,似更恰当。

再诊　投和营化积,伏梁之攻痛稍缓,而背脊之热亦减。

久延络虚,当以缓图,无事更张,仍从前制。

前方去茯神、瓦楞子、木香，加茯苓、玫瑰。

> 忠按　药已中的，故仍守原法以缓图。而玫瑰即玫瑰花也。

肝之积在胁下，名曰肥气。日久撑痛，痼疾难图。

川楝子　延胡　川连　青皮　楂炭　归须　五灵脂　莪术　三棱　茯苓　木香　砂仁

> 诒按　用药精当。
>
> 忠按　肥气即肝之症积，必气滞血瘀，故行气活血破瘀消积。用川连者，防其日久伤络而化热，非高手不办。

再诊　左胁之痛已缓，夜增咳嗽寒热，邪气走于肺络。拟肝肺同治。

旋覆花　三棱醋炒　杏仁　茯苓　川楝子　猩绛　款冬花　莪术醋炒　半夏　陈皮　青葱管　归须

> 诒按　畅气疏瘀，平肝通络，此等证用药不过如此。
>
> 忠按　此方乃旋覆花汤加味。案云寒热，非外感而是内损，方中宜加青蒿以疏解，似更合拍。猩绛市面已无供应，可用茜草代之。

少腹结块，渐大如盘，上攻则痛，下伏则安。此属肠覃，气血凝滞而成。拟两疏气血法。

香附　丹参　红花　当归　泽兰　桃仁　延胡　广皮　砂仁　五灵脂
另：大黄䗪虫丸，每服二十粒。

> 忠按　结块上攻，必挟肝气，似宜加白芍。牡蛎，以柔肝降逆软坚，似更有力。

久患休息下痢，或作或辍。四月下旬，痢止数日，忽然气攻，胸脘板痛，上下不通，几乎发厥。及至大便稍通，板痛递减。匝月以来，大便仅通三次，今又不通十余日矣。而其脘中之板痛者，结而成块，偏于右部，是脾之积也。脉极细而沉紧，面色晦滞，阳气郁伏，浊阴凝聚，当与温通。

附子　干姜　川朴　陈皮　茯苓　香附　延胡　大腹皮
另：东垣五积丸、沉香化气丸。

> 忠按　凡癥块皆为瘀血凝结而成，故方中宜加活血化瘀消块之品。

再诊　大便已通，脘腹之块未化，脉象沉弦而紧，面色晦滞已明，阳光一现，阴凝渐通之象。仍以温通。

附子　干姜　陈皮　茯苓　木香　砂仁　通草　水红花子　白螺蛳壳

> 诒按　凡阳气郁伏者，与阳虚不同。于温药中宜兼清泄之意，乃妥。
>
> 忠按　凡阳气郁伏，浊阴凝聚，犹如乌云蔽日。柳氏所言，启人心扉。

脉迟细，脘中有块，纳食撑胀，腹中漉漉有声，嗳腐吞酸，大便坚结，此脾胃有寒积也。当以温药下之，仿温脾法。

茯苓　大黄　附子　干姜　桂木　川朴　陈皮　枳实　半夏

> 诒按　小承气合二陈，加姜、桂、附，驱寒饮，导积滞，立方简当。
>
> 忠按　纳食撑胀，嗳腐吞酸，乃肝寒气郁，方中拟加吴萸、白蔻仁，似较合宜。

脉右关滑动，舌苔黄白而腻，是痰积在中焦也。左关弦搏，肝木气旺，故左肋斜至脐下，有梗一条，按之觉硬，乃肝气入络所致。尺寸脉俱微缓，泄痢一载，气血两亏，补之无益，攻之不可，而病根终莫能拔。病根者何？痰积、湿热、肝气也。夫湿热痰积，须借元气以运之外出。洁古所谓养正积自除，脾胃健则湿热自化，原指久病而言。此病不为不久，攻消克伐，何敢妄施。兹择性味不猛，而能通能化者用之。

人参　茯苓　於术　青陈皮　炙草　泽泻　枳壳　神曲　茅术　当归土炒
白芍吴萸三分,煎汁,炒　黄芪　防风根

> 诒按　拟加金铃、延胡、木瓜以疏肝，较为周到。
>
> 忠按　案语议论，指点悟境，引人入胜。柳氏所增药味，亦补方中所遗，惠人之言。

又方丸：

制半夏三两分六份，一份木香二钱，煎汁，拌炒，一份白芥子二钱，煎汁，拌炒，一份乌药三钱，煎汁，拌炒，一份金铃子三钱，煎汁，拌炒，一份猪苓二钱，煎汁，拌炒，一份醋拌炒。炒毕，去诸药，仅以半夏为末，入雄精三钱研末，麝香一分、独蒜头三个打烂，用醋一茶杯打和为丸，每晨服一钱五分，开水送下。

> 诒按　丸药制法精巧，开后学许多悟境。
>
> 忠按　柳言极是。丸方中雄精即雄黄，有毒，含二硫化二砷，内服宜慎，且不可久服。

心之积，名曰伏梁，得之忧思而气结也。居于心下胃脘之间，甚形竖直而长，痛发则呕吐酸水，兼挟痰饮，肝气为患也。开发心阳，以化浊阴之凝结，兼平肝气，而化胃中之痰饮。

桂枝　半夏　川连吴萸炒　茯苓　陈皮　蔻仁　郁金　延胡　川楝子　石菖蒲　瓦楞子

> 诒按　论病立方，精到熨帖。
>
> 忠按　心积为伏梁，必有瘀血凝聚，方中宜加三棱、莪术、牡蛎之类，以破瘀软坚散结之品，似更周全。

病由肝气横逆，营血不调，腹中结瘕，脘胁攻痛，渐致食减内热，咳嗽痰多，当脐动跳，心悸少寐，口干肠燥。是皆血痹，虚劳之象，极难医治。姑妨仲景法。

党参　茯苓　枣仁　乳香　没药　桃仁　当归　川贝　香附　地鳖虫酒炙　白蜜

> 忠按　案云虚劳，虽为血痹，攻实不宜，扶正为先。方中乳香、没药、土鳖虫，若易白芍、枸杞子、木瓜，以养营柔肝如何？

再诊　前方养营化瘀，得下血块两枚，腹满稍软，内热咳嗽未减。今且和营启胃，退热止咳，再望转机。

党参　茯苓　丹参　陈皮　川贝　杏仁　当归　阿胶　血余炭　地鳖虫

> 诒按　前两方仿《金匮》血痹治法，确有见地。后来咳嗽不止，已属内热伤肺之象。腹中满痛，肝气不平也。愚意仍用润肺疏肝，清阴养血法治之。
>
> 忠按　血痹攻瘀，得一时之快，而虚劳则更难调治。方中地鳖虫，若易玉竹养阴清热以止咳，似较适宜。

下卷

肿胀门

病起咳嗽,咳止反气升,入暮尤甚,面跗庞然浮肿,腹虽未满,而按之不软,此属肾风。盖风邪乘虚而入于肾,肾气上逆,故入暮而气升为甚。用五苓通膀胱,导出肾中之邪,加细辛以彻少阴之寒风;晚上再进都气丸,以安其肾,庶几久蕴之邪得解而肾脏无伤。切勿轻视此病,须防腹满之虞。

五苓散加大腹皮、陈皮、细辛、肉桂。

另:晚服都气丸盐汤送下。

> 诒按 肾风之名,出于《素问》风论。其所列证状,与此不甚相合,但理可相通。此案所立治法,亦颇有精意。盖邪入于脏,必借所合之腑为出路,以五苓加味治其膀胱,以导出肾邪,随用都气脸培肾脏之本。邪正虚实之间,面面周到,率尔操觚者,固不能辨此也。

> 忠按 面跗浮肿,并非肾风独见,现代医学之肾脏性水肿、心源性水肿、营养不良性水肿,皆与此类似,须注意鉴别。案云入暮气升乃肾气上逆,然细辛味辛,其性向上向外,故用之宜慎;而都气丸中的五味子、山萸肉皆味酸,收摄肾气,可谓妙手用妙药,此等处宜仔细揣摩,必有收获。

风湿相搏,一身悉肿,咽痛发热,咳而脉浮,拟越婢法。

麻黄　石膏　赤苓　甘草　杏仁　大腹皮　通草

> 诒按 咳而咽痛,肺有郁热,故用越婢。

> 忠按 余忆20世纪80年代初,曾为一位高中校友季某,治疗西医诊断为急性肾炎所引起的水肿,拙见以为属中医之风水,用越婢汤去姜、枣,加银花、连翘、茯苓、泽泻、车前子等味,先后共服六剂而愈。今录之,以备后学参考。

风水者,在表之风邪,与在里之水湿,合而为病也。其证头面肢体浮肿,必兼咳嗽,故为风水,更兼食积,其腹必满,三焦不利,法当开上疏中达下,若不避风,恐其增重。

羌活　防风　枳壳　莱菔子　杏仁　橘红　川朴　茯苓　泽泻

大腹皮　桑皮　葱　姜皮

> 诒按　证属外风,与内湿相结合,故用药从表里两解之法。

内有湿热,外着风邪,风与水搏,一身悉肿,此属风水。当发汗。
羌活　香薷　陈皮　防风　赤苓　焦六曲　通草　生姜　葱白

> 忠按　此案必发生于夏季,方中香薷适用于暑湿感冒,既可发汗解表,又可和中利湿,一物二用。若在严冬,则当用麻黄,须随季节而变,学者不可不知。此风水偏重于表,故用开鬼门之法。

水肿自下而起,腿足阴囊,大腹胸膈咽喉,无处不受其灾,水势泛滥,浩浩莫御矣。今先从上泻下,盖肺主一身之气,又曰水出高源,古人开鬼门、洁净府,虽曰从太阳着手,其实亦不离乎肺也。
葶苈子　杏仁　川朴　陈皮　茯苓　椒目炒,去汗　姜　枣
另:控涎丹每服七分,姜汤送下。

> 诒按　病象已剧,用药自须从猛,但控诞丹药力猛锐,不宜过于多服,须酌之。
> 忠按　此案水势汹汹,非控诞丹不能制伏,然中病即止,学者须知。

病后脾虚气滞,浮肿食少,大便溏泄,法当温运脾阳。
党参　茯苓　泽泻　木香　冬术　炮姜　薏仁　神曲　砂仁　谷芽

> 诒按　病后浮肿属虚,故兼培补。以上诸案,均属浮肿之病,与鼓胀、单腹胀诸证之关乎脏气者,轻重浅深,迥乎不同,临证者当细意分别,勿混视也。其有脘腹坚硬结块者,须与积聚瘕癖门各案参看。
> 忠按　此方中木香为气滞而设,然其成分中含有油脂,便溏者不宜,或煨用,或易陈皮亦可。

湿热内阻肠胃之间,横连膜原;膜原者,脏腑之外,肌肉之内膈膜之所舍,三焦决渎之道路。邪留不去,是为肿胀。胀属气,肿属水,是必理气而疏决渎,以杜肿胀之萌。
黑白丑各五钱　莱菔子一两　砂仁一两　用陈葫芦一枚,将上三味纳入,再入陈酒一大杯,隔汤炖一柱香,取葫芦中药,炒,研细末,再以葫芦炙灰,共研和,每服二钱。

> 忠按　此方单腹胀初起可用。余早年得朱师馨伯先生传授一民间单方,用砂仁纳入蟾蜍腹中,外裹黄泥煨后取出,研为细末,服之有效。

痢后阳虚,水湿不化,腹满面浮足肿,而色青黄,脉细,虑延鼓胀重证。拟温通脾肾之阳,疏利决渎之气,冀其胀消肿退为妙。

川附　肉桂　白术　泽泻　茯苓　猪苓　川朴　陈皮　通草　冬瓜皮

> 诒按　病后阳虚肿胀,故用胃苓法,加温运之品。
>
> 忠按　鼓胀而面色青黄,显露肝木克土之象,与现代医学认为是肝硬化腹水不约而同。此方温阳健脾,疏气利水,乃治标不治本,更须柔肝软坚散结,标本兼治,似更合理。

腹暴胀而足肿,纳食而胀益甚,湿热挟气,填塞太阴,鼓胀重证。

川朴　赤苓　大腹皮　青皮　泽泻　枳壳　楂炭　黑丑　甘遂面包煨
通草　姜皮

再诊　腹满稍宽,足仍浮肿,运脾化湿,冀其渐平。

川朴　茯苓　大腹皮　椒目　泽泻　通草　陈皮　黑丑　苍术　神曲
枳壳　姜皮

三诊　腹满月余,得食则胀甚,两进攻消运晖之法,胃脘之胀已松,大腹之满未化,再议疏通消导。

旋覆花　五加皮　泽泻　鸡内金　赤苓皮　槟榔　木香　黑丑　通草
砂仁

> 诒按　此三方治腹胀之由乎湿积者,初起通用之法。

附录　叶天士按云:余姓小儿,单胀数月,百药无效。余用肥儿丸、万安散、磨积散、鸡肶,药俱不效。余谓气分不效,宜治血络,所谓络瘀则胀也。用归须、桃仁、元胡、山甲、䗪虫、灵脂、山楂之类为蜣螂丸,十日痊愈。

> 诒按　此等证,本不多见,但已经治验,自可存之,以备一格。
>
> 忠按　此附录柳氏摘自《临证指南医案卷十·幼科要略》胀门之附记。唯磨积散与鸡肶之间,少录"绿矾丸"三字,今补出以保持原貌。
>
> 又按　鼓胀一证,难治之病,是风、劳、鼓、膈四大难证之一。古人不知是由肝硬化引起的腹水,故治疗总不离行气逐水之法,虽有小效,终究难以根除。然叶天士能于清初倡导络瘀则胀的观点,是非常了不起的创新,可谓慧眼独具,为后学者大开方便之门。由此可见,凡鼓胀经过现代医学诊疗手段,被确诊为肝硬化腹水者,上述数案,均可斟酌加入牡蛎、鳖甲、三棱、莪术、炮山甲、土鳖虫、丹参、归须之类,以活血破瘀通络软坚散结,借以提高疗效,亦未可知。

附录　吴按云:肿胀久延,腰痛带下,浊阴尚盛,元气已衰,补则恐其助胀,渗则虑其伤元。拟早上服《金匮》炒焦方,但取其气,不取其味,亦有离照当空,阴霾四散之义;晚乃进清渗之方,以膀胱为气化运行之腑也。表里兼治,渐次图功,庶木德盛行之候,不致加剧耳。

> 诒按　病难着手者,不可无此巧法。有以五苓、五皮煎汤,送炒黑金匮肾气丸者,正与此相似。
>
> 忠按　正气既衰,而痼疾难愈,此法虽妙,怎堪救无米之炊?

疟后湿热内蕴于脾胃之中,热上蒸而为口糜,湿内蕴而为腹胀,拟和中清化湿热为法。

川连酒炒　川朴　焦曲　赤苓　枳壳　大腹皮　泽泻　陈皮　黑栀砂仁

> 诒按　案方俱平正通达,特未知能否奏效耳。
>
> 忠按　此案舌苔必黄腻,故方药如此。然不可与鼓胀混为一谈。

病由肝郁,木横克土,湿热不化,先有淋浊,愈后渐渐腹胀,左胁微觉隐痛,身微有热,脉象细弦,木郁不达,虑延鼓胀,勿轻视之。

柴胡　茯苓　白术　香附　川芎　山栀　神曲　丹皮　白芍　青皮川朴　香橼

另:左金丸。

> 诒按　立方精当,虽不见出色,而已恰到好处。
>
> 忠按　肝郁脾湿,脉象细弦,方中除舒肝理气之外,尚须温脾化湿,宜投干姜、薏仁、通草之类,似更恰当。

气郁于胸为膈,气滞于腹为鼓,饮食不纳,形肉顿瘦,阴气凝聚,阳气汩没,脉细如丝,将何疗治,姑与扶正培土,通阳化气为法。

党参　熟附　肉桂　泽泻　白术　茯苓　大腹皮

另:来复丹一钱。

> 诒按　病已造乎极重,此方药力之猛,足以制之,从此得效,尚可勉图。
>
> 忠按　此案膈食与鼓胀并存,极似现代医学中的食管癌与肝癌腹水,病势危重,正气不支,命悬旦夕。先生勉方以尽人事尔。

痞块由大疟日久而结,多因水饮痰涎,与气相搏而成。久则块散腹满,变为臌胀,所谓癖散成臌也。脉细如丝,重按至骨,乃见弦象,是肝木乘脾也。口干,小便短少,是湿热不运也。匝月腹日加大,急宜疏通水道,泄木和中。

五苓散 加川朴 川连姜汁炒,三钱 青皮 陈皮 大腹皮 木香 车前子 通草

另服古方厚朴散:川朴姜汁炒,三钱 枳壳三钱,巴豆七粒合炒黄,去巴豆 木香晒干,研,三钱 青皮醋炒,三钱 陈皮盐水炒,三钱 甘遂面包煨,三钱 大戟水浸晒干,炒,三钱 干姜炒黄,三钱

共为末,每服一钱,用砂仁、车前子泡汤调下。

> 诒按 此治癖散成臌之妙剂。凡遇此等大证,必乘早图治;若日久正虚,便费周张矣。录此以为临证者一隅之取。
>
> 忠按 癖散成臌之说,乃古人不明肝硬化所引起的腹水而臆测,如果说癖坚成臌,似更确切。方中宜加丹参、归须、炮山甲、牡蛎、土鳖虫、莪术、甘遂之类,则较周全。

暑湿挟积,阻滞肠胃,中州不运,大腹骤满,腹中时痛,痛则大便黏腻,色红似痢,小便短少,诊脉沉而滑数,是积之征也。拟大橘皮汤,送下木香槟榔丸。

橘红 白术 赤苓 泽泻 猪苓 大腹皮 滑石 木香 砂仁 川朴

另:木香槟榔丸三钱。

> 诒按 病兼滞利,故须先从肠腑疏导。
>
> 忠按 积与癖不同,一属气分,一属血分,方药自然用之不同,学者宜评审之。

再诊 气与水相搏,大腹骤满,小便不利,大便欲泄而不泄,法以疏气利水。

香薷 茴香 泽泻 枳壳 赤苓 莱菔子 甘遂 大戟 黑丑 白丑 生姜

> 诒按 此方专逐水积,力量颇猛,想其正气尚旺,故可放手用之。
>
> 忠按 峻剂逐水宜慎,否则水暂消而若复鼓,则更难治矣。

头痛门

情怀郁勃,肝胆风阳上升,右目昏蒙,左半头痛,心嘈不寐,饥而善食,内风掀旋不熄,痛势倏忽无定,营液消耗,虑其痉厥,法以滋营

养液,清熄肝阳,务宜畅抱,庶克臻效。

大生地　元精石　阿胶　天冬　羚羊角　石决明　女贞子　滁菊　钩勾　白芍

> 忠按　肝阳上亢,易致动风化火,脉象亦必弦劲有力,方中宜加元参、生牡蛎,以平肝熄风,滋阴降火,似更有力。

再诊　服滋阴和阳法,风阳稍熄,第舌心无苔,心嘈善饥。究属营阴消烁,胃虚而求助于食也。议滋柔甘缓。

大生地　石决明　麦冬　阿胶　火麻仁　女贞子　洋参　白芍　茯神　橘饼

> 诒按　此养阴柔肝之正法。与前人复脉、定风、阿胶鸡黄等法,用意相合。
> 忠按　舌心无苔,胃津不足,宜参叶天士养胃津法,似更相宜。

诸窍门

郁怒伤阴,木火上乘窍络,耳生瘜肉,名曰耳菌,最属淹缠,久久不已,防有血出翻花之变。

生地　丹皮　北沙参　元参　远志　钩勾　羚羊角　石决明　刺蒺藜　滁菊

另用藜芦、腰黄、硇砂,上三味,皆少许,为细末,点入耳中立效。

> 忠按　耳菌之证,若属瘜肉,多为良性,最好办法是手术摘除;若为耳癌,早期尚可手术,若是翻花,则难救治。余20世纪70年代中期,曾见一患者右肩生一肿瘤,经某医院手术成为翻花之变,体虽壮实,终将不治。今录之,供后学者参考。

胆热移脑为鼻渊,肝热移肺为鼻痔,病根日久,难以卒效。

羚羊角　丹皮　黑栀　甘菊　元参　辛夷　苍耳子　石决明

另用雄黄、月石、冰片,研末搐鼻。

> 诒按　耳菌、鼻痔,均属外证,须另用专方治之。先生长于外科,故用药且然丝丝入扣。
> 忠按　先生精研岐黄,经验丰富,非浅学者能望其项背。其用方药如探囊取物。上述两案之外治法,皆可传之作。

暑邪湿毒走入营中,遍身骤发紫黑蓝斑,鼻血龈腐,此属发斑牙疳之险证,倘至壮热神昏,不可挽矣。

羚羊角　犀角　黑栀　丹皮　银花　连翘　鲜石斛　鲜生地　知母芦根

> 诒按　此证于清营中宜稍参疏透之意。
> 忠按　此案暑湿入营,清营之中尚须宣透气分,方中宜加石膏、青蒿,清泄气分,导邪由营返气,险证方能步入坦途,学者须知。

少阴肾水不足,阳明胃火有余,牙宣出血,晡时微寒壮热,而其脉极细,此素体之阴亏也,当凭证论治,用景岳玉女煎。

生地　知母　牛膝　川连　石膏　麦冬　薄荷　芦根

> 诒按　此证之脉细,想系素禀如是。若云阴虚,未必脉细也。须见证确有可据,乃可舍脉从证,未可冒昧以将事也。
> 忠按　脉象极细,方中薄荷辛散伤阴,似不相宜,若易西洋参以益气养阴,则较适合。

痧疫门

烂喉痧证,来势甚暴,甫周一日,丹疹密隐,咽喉已腐,壮热无汗,大便泄泻,烦躁渴饮,脘腹按之痛,邪不外达,炽盛于里,燎原之势不可响迩,恐其遽尔内陷,昏喘生变。现在方法,辛凉透散,通同一律,无所短长,鄙见莫若且用凉膈散,上者、上达,表者、表达,里者、下达,庶几热从外出而痧透,火从下泄而躁安。按《内经》病机,暴注下迫,皆属于热。仲景方论,急下之法,正以存阴,幸勿拘现患泄泻,而遂谓不可再下也。虽然智愚千虑,各有得失,尚祈高正是荷。

凉膈散加牛蒡子、桔梗、枳实。

> 诒按　既患丹痧,则营络中必有热邪。方中丹皮、鲜地、银花、元参等味,断不可少。
> 忠按　烂喉痧一证,与现代医学中的猩红热,极其相似。而柳氏之言,先获我心。

再诊　投凉膈散,烦躁略安,脘痛已止,胸膈之燔,稍衰其势,而咽喉红肿,干咳呛逆,上炎之火,未熄其威。况丹痧一片,点粒模糊。证交三日,正属邪张之际,尚在险途,未归坦境。拟方再望转机为妙。

犀角　连翘　元参　川贝　桔梗　鲜石斛　牛蒡子　鲜薄荷根　芦根

忠按　前方用通因通用之法，以挫其炽热之势；此案仍见丹痧，证属气营两燔，故而一改前法为透营转气。若能中的，方可转入坦途。方中拟加石膏、知母、丹皮、土牛膝之类，似更妥善。

痧回热减，温邪初退之余，咽喉反腐，虚火又从而附之。良由久患喉痹，阴虚火亢，热淫摇动，亢焰复张，用方最宜加谨，过清恐伤脾胃，早滋恐恋余邪，姑拟甘凉法，平调肺胃，冀得上焦清肃。

鲜石斛　大贝　元参　生草　丹皮　沙参　羚羊角　扁豆　稽豆衣雪梨

诒按　看似平淡无奇，实已斟酌尽善。
忠按　久患喉痹，方中须用利咽之品，宜加土牛膝，似不可少。

脚气门

暑而潮湿，湿从下受，入于经络，两足腿股酸楚，不能屈伸，起卧转侧，均觉艰难，此属脚气。适值经行之际，少腹窒塞，小便涩痛，湿热自气伤营，故舌苔白而底绛，脉形濡，身微寒热，虑其有气逆冲胸之变。拟东垣防己饮加减。

防己　薏仁　革薢　秦艽　独活　桑寄生　牛膝　木通　防风　归尾延胡　威灵仙　泽兰　丝瓜络

诒按　此湿热注于经络之病，与载入类伤寒中之脚气，宜用鸡鸣散者不同。
忠按　柳言鸡鸣散，疑是王肯堂所制，据《中国医学大辞典》记载《证治准绳》鸡鸣散方有三，其中之一是治脚气疼痛，及风湿流注，足痛筋脉浮肿者，方为槟榔、陈皮、木瓜、吴茱萸、紫苏、桔梗、生姜。此治寒湿脚气，与案中治疗湿热脚气，二者大相径庭。今录之，以便读者知其来龙去脉。

再诊　两足稍能行动，湿热有流通之机，仍宗前法增损，兼参健步丸意。
防己　革薢　独活　牛膝　杜仲　晚蚕砂　木瓜　当归　延胡

忠按　方既有效，故仍守原意出入。

遗精门

病由伤子,悲愤抑郁,肝火偏盛,小水淋浊,渐至遗精,一载有余,日无虚度。今年新正,加以左少腹睾丸气上攻胸,心神狂乱,龈血目青,皆肝火亢盛莫制也。经云:肾主闭藏,肝司疏泄,二脏皆有相火,而其系上属于心;心为君火,君不制相,相火妄动,虽不交合,精亦暗流而走泄矣。治法当制肝之亢,益肾之虚,宗越人东实西虚,泻南补北例。

川连　黑栀　延胡　赤苓　沙参　川楝子　鲜地　知母　黄柏　龟板　芡实

另:当归龙荟丸一钱开水送下。

> 诒按　遗泄有专属乎肝者,此等证是也。此方可引以为例。
>
> 忠按　遗精一证,通常认为有梦为实,无梦为虚。然此案无梦何以为实?乃因肝火旺盛而精关不固所致,虽无梦亦为实也。此方泻相火滋肾水,可师可法。

再丸方　川连盐水炒,一两　苦参烘,二两　白术米泔浸,晒,二两　牡蛎煅,三两

共研末,用雄猪肚一个将药末纳入肚中,以线扎好,以水酒各半煮烂,将酒药末共打,如嫌烂,加建莲粉拌干,作丸,每朝服三钱。

> 诒按　此刘松石猪肚丸方也,加川连一味。
>
> 忠按　川连本泻心火,用盐水炒乃引之入肾,以制相火,较猪肚丸更胜一筹。

左尺极细,寸关微而似数,右三部俱弦滑,下有遗精暗疾,肛门痒而出水,上则头眩耳鸣,舌苔粉白。以脉合证,肾阴下亏,而湿热相火,下淫上混,清窍为之蒙闭。法当补肾之阴,以清相火;清金和胃,分利膀胱,以化湿热。

大生地蛤粉炒　龟板　牡蛎　怀山药　麦冬　萆薢　泽泻　赤苓　丹皮　知母　黄柏　半夏

> 诒按　病源分析极清,用药亦熨帖周到。
>
> 忠按　左尺极细,乃肾阴亏虚;右三部皆弦滑,乃相火盛而兼湿热,故治疗滋肾阴、清相火,兼化湿热。方证合拍。切勿仅仅着眼于滋阴固肾涩精,于病无益,反而有害。

又丸方:

大生地砂仁、陈酒拌,蒸　冬术土炒　黄连盐水炒　苦参　天麻　怀山药　丹皮盐水炒　牡蛎　麦冬元米炒　龟板酥炙　川芎　半夏　芡实　萆薢盐水炒　泽泻盐水炒　赤苓　黄柏盐水炒　知母盐水炒

上药为末,用建莲粉四两、神曲四两煮糊,为丸。

> 诒按 此方用丹溪大补阴丸合封髓、猪肚、分清等法而成。肾虚有湿热者,用之颇合。或乃以苦寒疑之,是未识制方之妙义也。
>
> 忠按 此丸用药,面面俱到,非有真才实学者,不能达此境界。

小便门

先腹痛数日,遂至小便不利,少腹胀满如鼓,今已半月,屡用通利之剂,小便虽通不爽,小腹胀满益甚。诊脉弦紧,舌苔白腻,饮食少纳,身无寒热,大便频泄,黏腻如痰。此中阳不足,水湿泛溢,膀胱气化无权。法当温土以御水寒,通阳以化湿浊。

干姜炒黄 肉桂 茯苓 泽泻 茅术 木香 茴香

> 诒按 因舌腻便痰,故知其为寒湿。惟先曾腹痛,则方中又宜兼通气分,拟再加牛膝、乌药。
>
> 忠按 小水不利,乃因大便频泄,水气不走膀胱,而趋渗大肠。案云舌苔白腻,脉象弦紧,不独水湿内泛,且肝寒失疏,故腹痛胀满,方中宜加吴萸、荜茇,以温肝散寒,似更贴切。

再诊 张先生用平胃化胃中之湿浊,五苓通膀胱之气化,简净的当,无从增损。愚意复入半夏一味,暗合通彻阴阳之路,使水湿痰涎从小便出,是亦古人加减成方之心法也。

半夏 茅术 川朴 陈皮 甘草 茯苓 猪苓 肉桂 泽泻

> 忠按 先生所增半夏,燥湿化痰以启中焦气化之枢,看似平常,有画龙点睛之妙。

肾虚精关不固,湿热混入坎宫,精从溺后而办,左脉虚细,右脉洪大,阴亏而相火胜也。补肾阴,化湿热,用凉八味法。

凉八味加萆薢

另:威喜丸三钱,淡盐汤送下。

> 忠按 左脉虚细,肾阴亏损;右脉洪大,湿盛火郁。补阴则助湿,湿困火郁,则易变证。倘若方中再加泻心、四苓之娄,似较妥善。而凉八味即知柏地黄丸之谓也。

再诊 精浊稍止,而两足重堕无力,咳嗽胸痛,金水两亏,湿热不化。拟清暑益气，以化湿热，兼固肾阴。

洋参　黄芪　茯苓　五味　神曲　麦冬　苍术　白术　陈皮　前胡　通草

另：知柏八味丸。

> 忠按　湿下渗而足重无力，火上熏则咳嗽胸痛。湿火嚣张，疑滋阴之咎。方中洋参、黄芪、五味、麦冬，值得商榷。

三诊　精浊已止，腿足重堕无力，舌苔白而恶心，坎宫之湿热虽清，胃家之湿热犹恋，拟和中化湿法。

豆卷　半夏　茯苓　陈皮　麦冬　沙参　扁豆

另：资生丸。

> 忠按　案云苔白恶心，乃胃湿留恋，何以投入麦冬、沙参？如易白蔻仁、生姜，以和中止恶，似更熨帖。

四诊　肾虚胃湿，胸闷恶心，口沃清水，凡大便时则精窍自渗如腻浊，拟渗胃湿，固肾精。

熟地　五味　苍术　白茯苓　沙苑　炮姜　黄柏　建莲

另：威喜丸。

> 诒按　凡肾虚胃湿之病，用药甚难着手。第一方专顾肾，第二方肾胃兼顾，第三方专治胃，第四方两层合治，从黑地黄丸加味，最有巧思。
>
> 忠按　肾虚胃湿，重点治湿，兼顾其虚。然治湿易伤阴，滋水易助湿，颇费踌躇。方中熟地、五味子，滋肾固涩则碍湿，若易芡实、车前子，健脾精以去湿浊，似更相宜。

淋浊日久不痛，口常甜腻，此肾虚而有湿热也。

苍术四两，分作四份，一份用米泔水浸透晒，一份用盐水炒，一份用酒炒，一份用破故纸三钱研末拌炒，去故纸。黄柏四两，分作四份，一份盐水炒，一份生晒，一份酒炒，一份用益智仁末三钱拌炒，去益智仁　莲蕊须　马料豆　制首乌　茯苓　生草共研细末，怀山药粉煮糊为丸。

> 诒按　肾虚而兼湿热者，用药甚难。观此方取意极佳，惟有肾虚一面，尚可增入沙苑、菟丝、龟板之类。
>
> 忠按　案云口常甜腻，已露脾胃有湿，方中甘草，味甘助湿，若易石菖蒲，化湿开胃，又可通窍，似更允当。

肾开窍于二阴,前有淋浊之新恙,后有肠红之旧疾,皆由于阴虚而有湿热也。寓育阴于利水清热之中,猪苓散合加味槐花散主之。

> 茯苓　猪苓　阿胶　生地　槐米　枳壳　六一散　血余炭　侧柏炭

诒按　两证贯穿一线,用药自然亲切。

再诊　便血已止,淋浊未清,今当固本。

> 芡实　炙草　洋参　麦冬　黄柏　生地　茯苓　沙苑　砂仁　莲肉
> 怀山药
> 另:八仙长寿丸,每服三钱,开水送下。

忠按　想必湿热已十去八九,否则,泽泻、木通、车前子等味,仍须参用。

小便频数,溺后有血丝血块,此膀胱有热,肾虚有火,逼冲任之血而下走前阴也。法当通涩兼行。

> 生地炭　阿胶蒲黄炒　川连　龟板　赤苓　黄柏盐水炒　大黄醋炒成炭
> 血余　车前子　藕
> 另:血余炭二钱　血珀一钱研末,分两服,鸡子清调下。

忠按　尿血一证,现代医学的肾癌、膀胱癌、泌尿系结石,亦有此证,不可不知。

再诊　血止,小便频数,气坠,拟补阴升阳法。

> 生地　牡蛎　茯苓　龟板　怀药　丹皮　杜仲　党参　建莲　鹿角霜

诒按　两方用药,极为周到。所嫌者,平实而已。

忠按　方中再加益智仁、黄芪,如何?

淋浊三年不止,肾虚湿热不化,阴头碎痒,筋骨微疼。六味补肾,能化湿热,耐心久服,莫计效迟。

> 大生地　怀药　茯苓　萸肉　丹皮　泽泻　五味　麦冬　益智仁
> 湘莲肉

诒按　六味能化湿热,其理颇精。拟再加黄柏、牡蛎。

又按　此证阴头碎痒,筋骨微疼,疑有疮毒内恋而然。

忠按　阴头碎痒,若是疮毒恋内,土茯苓似可参入。

杂药乱投,诸病不除,中气早戕,故腹中不和,大便不畅。至于本病,精浊淆混,亦脾虚湿热所致。

草薢　益智仁　半夏　陈皮　党参　黄柏　乌药　石菖蒲　菟丝子

> 诒按　"精、浊、滑、混"四字,将病情包括无遗。用药亦清灵不滞。
>
> 忠按　病急乱投医,乃患者之大忌。杂药乱投,亦行医者之大忌。

痢疾门

从来肺有积热者,大肠必燥,以相为表里邀也。三五年来,屡发喉证,肺热可知。今秋龈肿出血,多服凉药及西瓜等物,遂患下痢赤白,常有干粪夹杂其中,延及百日。近见坚栗,而痢反更甚,此必有故。夫脾受瓜果之寒显,既下流于大肠而为痢,则大肠之燥当除。今独不然,竟若燥与湿,各树旗帜,相为犄角之势。岂非以脾属中土而主湿,大肠属燥金而主津,津亏则燥益坚,脾虚则湿愈甚耶。昔秦氏论痢,有湿火伤气,燥火伤血之分,此则湿燥两伤。拟撰一方,润燥兼行,气血兼理,或通或塞,均非所宜。

全瓜蒌六钱　当归一钱五分　木香五分　川连酒炒五分　甘草四分　升麻三分
藕一两　陈火腿足骨炙灰一钱

> 诒按　论病切实不浮,方亦稳适,微嫌气分药尚少,恐机关不能灵动耳。
>
> 忠按　案云气血兼理,方中拟再加槟榔、白芍、青陈皮,似更合拍。

伏暑湿热之邪,挟积内蕴,胸痞呕恶,发热舌燥,通腑之后,变为下痢。痢色红白腻冻,仍然痞塞呕恶,饮食不纳,势成噤口重证。须得胃开纳谷,痢减不呕为妙。阅诸高明方,层次转折,各有主意。姑拟一方商正。

川连酒炒五分　黄芩酒炒八分　白芍炒钱半　青皮八分　陈皮盐水炒八分
神曲三钱　茯苓三钱　北沙参四钱　砂仁八分　生熟谷芽各二钱　玫瑰花二朵

> 原注　此病嫌其两脉虚濡,脾胃元气大弱,似乎宜参入扶正为善。然下痢一证,古称滞下,起于湿热居多,早补早敛,往往受累,此河间苦辛宣通腑滞之法,所以为痢门必采之方。若夫深刻工夫,补阴补阳,治脾治肾,都为久痢而设,尚非此时议论。所以宁落轻浅,不用深重之剂。盖行远自迩之意云尔。
>
> 诒按　阅是方者,有病重药轻之疑,故方后申言其意。
>
> 忠按　噤口痢,原本重证,脾胃之气已衰弱,唯恐不耐药物,故重病轻投,所谓四两拨千斤;即或不效,亦无大碍。此方宜减北沙参,拟再加木香、槟榔,行否?

奔走远行,伤饥饮酒,脾胃受病,病成休息下痢,痢经两载不愈。许学士香茸丸最妙，但嫌其价昂，且药肆无此现成丸料。今姑师其意而变汤服。

木香　丁香　杜仲　当归　白芍　炮姜　茯苓　砂仁　鹿角霜　菟丝饼

> **诒按**　此脾肾两治，而专重于肾者。查原方皆用鹿茸、沉香、麝香，无用丁香者。煎剂中宜改用沉香为稳。
>
> **忠按**　《普济本事方》记载鹿茸丸有三种，除第三方无麝香外，余二方皆如柳氏所言。先生似以第二方，即鹿茸、沉香、白芍、人参、熟地、苁蓉、牛膝、泽泻、大附子、当归、生地、麝香，作为参照，除鹿茸改用鹿角霜外，仅当归、白芍相同，余皆不同。其苦心经营，已尽露笔端，然方中丁香温中暖胃，不如易沉香温中暖肾更妥。若痢属湿热，又当别论。

脉经云：代则气衰，细则气少，多指阳气而言。今下痢而得是脉，脾肾之阳微特著，况形衰畏冷，而小便清长乎。惟下痢赤者属血分，腹中痛者为有积，立方当从此设想。盖寻其罅而通之补之，亦治病之巧机也。

附子枳实理中汤送下驻车丸。

> **诒按**　看病于虚中求实，极其精审，方亦的当。
>
> **忠按**　此方治痢兼见阴阳两虚以阳虚为主者。其中驻车丸，据《中国医学大辞典》记载，出自《千金方》，治阴虚发热，下痢脓血及休息痢。药品有阿胶、黄连、当归、炮姜四味组成。今录之，以知其源。

便痢白痢，如水晶鱼脑色，小便不利，少腹偏右板窒，诸医以为肠痈，固亦近是。然考肠痈为病，有寒有热，《金匮》并出二方，如大黄牡丹汤、薏仁附子败酱散，概可见矣。此证则属寒积，试观脉弦紧而不数，面色青而不渴，是其征也。鄙意宜用温通，备候商订。

肉桂五苓散，加砂仁、楂肉。

> **忠按**　此案右少腹板窒，而无疼痛拒按，且麦氏点亦无压痛，则非肠痈（即现代医学中的阑尾炎）无疑。先生不为众医所惑，认为此白痢为寒积，其医术精湛，胜过平庸者多矣。

再诊　温通已效，仍从前法。

原方　加炮姜、木香。

三诊　欲溺不爽，溺后气向下堕，便痢白腻虽稀，然腰尻酸痛如折，全属阳虚气陷之象。仿东垣意，参入前法。

党参　升麻　肉桂　茯苓　泽泻　冬术　炮姜　木香　诃子煨　砂仁
鹿角

原注　此证并非肠痛,乃寒积下痢耳。因诸医皆云,余只得委曲周旋。但从肠痛为病,有寒有热,轻轻转笔,折入温通方法,既不碍诸医,又与病相合,不得不然之事也。此方连服三剂,大便白腻全无,脾胃已起。

诒按　认证已确,用药自然针芥相投。

忠按　先生仁心德术,从原注中已和盘托出,杏林同道能达此境界可谓寥若晨星,而为名利者,则不可与其同日而语焉。此方温、补、升、通、涩五法并用,极为熨帖周全。

休息下痢,延及半载,色红而黏,脉弦,是风邪久羁于肠脏营分之中,而莫能出。近日畏风身热,是又感新风于外也。补中升阳,兼凉血为法。

党参　白术　防风　蚕砂　茯苓　升麻　神曲　砂仁　陈皮　炙草　椿根皮炭

另:驻车丸。

诒按　方中于新感一层,未曾顾到。肠中有风邪,惟蚕砂能治之,煎方中宜加黄芪。

忠按　外感新风,方中宜加荆芥、薄荷以辛散,似更可取。

阳枢之疟邪,转入阴枢为痢,痢色红而后重气堕,肛门觉热,是下焦广肠有热也。白头翁法甚当。然今疟止又来,仍从阴枢达出阳枢立法,佐以和中,使以泄热。

四逆散、异功散、黄芩汤,加生、熟谷芽。

诒按　推论病机,转折极清,立方自然熨帖。

忠按　疟痢两病,治须兼顾,选用成方,调度有力,非功力深厚者不辨。

痢而滑脱,证已险逆。温固脏真,一定成法,然须得效,庶可回春。

熟地　杞子　龙骨　茯苓　萸肉　苁蓉　杜仲　乌梅　炙草　山药　鹿角胶　赤石脂炒　龟板禹余粮炒　谷芽

煎汤代水。

诒按　用药极其切当,惟病象已深,未识能挽回否。

忠按　痢已滑脱,真元垂败,想其脉必虚细而微,甚则可现八怪脉。即使扁鹊再世,亦恐难挽回此种危证。此方虽经全面斟酌,呕心沥血,实乃尽医者之天职,尽力抢救,或许能救其危亡之一二,切切不可一推了之。

红痢三年,腹中结块,板硬不移,按之则痛,漉漉有声,即便下利。此瘀凝寒积,久留于肠腑,当以温通下之。

川附　当归　苍术炭　枳实炭　地榆炭　茯苓　通草　桃仁炒黑　大黄

> 诒按　温通瘀积,方极稳当,惟病久正伤,或再加扶正之品,更为周到。
>
> 忠按　痢疾一证,湿热者居多,寒积者则少,挟瘀者更少。虽同为此病,然病因不同,而治疗则异。此案使人开阔视野。方中拟再加牡蛎、炮姜之类,温土消瘀散结软坚,似更熨帖。

疟邪挟积,内陷为痢,痢下红腻,腹中阵痛,舌苔黄揩,疟势仍来,形容大削,元气内亏,虑有变端,治之不易。

神曲　川朴　茯苓　秦皮　川连　黄芩　白头翁　柴胡　白芍　枳实
炙草

> 诒按　此白头翁汤合四逆散,是由疟转痢,湿热挟积之的方。
>
> 忠按　此方可加青蒿、木香,一治疟,一理气,似较适宜。

红痢匝月,仍然腹痛后重,据云先曾发疟三次,此属中虚,表邪传里。现今脉细肢寒,中焦阳气已弱,小便艰难,膀胱气化又钝。拟连理兼化其湿热,柴芩以解其表邪,是亦表里两解之法也。

柴胡　桂枝　茯苓　泽泻　川连　木香　党参　白术　炮姜　炙草
砂仁

> 诒按　论病立方,均熨帖老到。此理中汤加黄连,五苓散加柴胡。
>
> 忠按　柳言五苓散加柴胡,是简言之,准确地说,是五苓散减猪苓加柴胡,则更严谨。

肝胃不和,湿热积滞为痢,延及半载,仍然腹痛脘胀恶心。治以苦辛,泄肝和胃,佐以分消运化。

川连　茯苓　川朴　木香　楂肉　陈皮　青皮　赤苓　白芍　砂仁
另:驻车丸一钱　乌梅丸一钱　和服

> 忠按　案云脘胀恶心,乃肝胃失和。方中宜再加吴萸、生姜以泄肝和胃,似更允恰。

再诊　痢减,腹中犹痛,肝胃不和也。现值经来,脉弦寒热,血虚木郁,拟以养血疏肝。

归身　白芍　香附　茯苓　冬术　木香　陈皮　神曲　川芎　生熟砂仁
另:驻车丸一钱、乌梅丸一钱、归脾丸一钱,和服。

诒按　前后两方，均亲切不浮。此方中可加醋炙柴胡五分，醋炒青皮一钱。

忠按　案云现值经来，脉弦寒热，乃邪侵少阳，方中宜加柴胡、黄芩以和解，须防热入血室。

便血门

痔血虽自大肠来，亦属脾虚湿热。至于大疟，古云邪伏三阴。薛立斋云：三阴者，脾也。上年疟止，直至今夜复作，未免又有暑邪内伏。近日痔血，相兼为患。拟用清暑益气汤加味，内化湿热，外解新邪，总以益气扶中为主。俾中枢一运，自然内外分消矣。

党参　炙草　黄芪　苍术　冬术　当归　麦冬　五味　青皮　陈皮神曲　黄柏　葛根　升麻　泽泻　防风　蜀漆　赤苓　煨姜　大枣

诒按　宿病兼新邪而发，须先治新感，仍照顾宿病，乃能得手，此方是也。经云：三阴疟疾。此三阴专指太阴脾脏而言，与统指肝、脾、肾三脏不同。

忠按　新病暑邪，与旧疾痔、疟，相继并发。然治疗以祛暑为先，故方用东垣清暑益气为主，颇合《内经》急则治标，缓则治本之旨。

再诊　素有便血之证，而患大疟日久。凡患大疟，其始必有寒邪，邪入三阴，大疟成焉。若阴虚之人，寒久必化热，热陷三阴，便血作焉，而三阳之寒仍在也。温三阳之阳，以少阳为始，清三阴之热，以少阴为主。然血既由大肠而出，又当兼清大肠。方用棉子肉，内具生气，温少阳之阳也；鲜首乌性兼润血，清少阴之热也；柿饼灰性凉而涩，清大肠之血也。标本并治，虽不中不远矣。

棉子肉炒黑四两　柿饼灰四两　二味研末，用鲜首乌二斤捣自然汁，取汁去渣，以汁调神曲一两煮烂，将上药末捣丸，每服三钱，枣汤下。

诒按　凡久病气偏，寻常汤药性味，牵制不能奏绩，必用性味专简之方，乃觑见效。此方即用此意。

忠按　想必前方治后，暑邪外逸。而痔血、大疟，依然留恋。笔锋陡转，选用非常规治疗手段，若不是学富五车者不办。

脾虚不能摄血，便后见红；脾虚不能化湿，腹臌足肿。病根日久，肾阴亦伤。肾司二便，故小便不利，是皆脾肾二经之病也。法以温摄双调。

熟地　炮姜　茯苓　泽泻　陈皮　车前子　川朴　茅术　五味　丹皮

山药　阿胶

> 诒按　凡脾肾两伤者，当斟酌于温燥之间，用药极难。古方惟黑地黄丸最佳，方亦从此化出。

再诊　熟地　茅术炭　白头翁　黄柏_{盐水炒}　炮姜炭　阿胶　五味秦皮

三诊　山药　川连_{酒炒}　泽泻　车前子　茯苓　川朴　陈皮_{盐水炒}伏龙肝　煎汤代水

炒黑肾气丸合黑地黄丸，加阿胶、虎骨、鹿角霜、益智仁。

> 原注　第一方用黑地黄丸加阿胶，治脾肾两虚，兼以摄其阴血。第二方用白头翁汤清厥阴之热以止血。第三方暗用平胃散以化湿，治其腹鸣外，合车前子、泽泻、山药，乃用六味地黄意补其肾，以利膀胱而通水道也；又再加伏龙肝，乃暗合黄土汤意，治少阴便血，层层回顾如此。
>
> 忠按　此案先后三诊，颇费周圻，用心良苦。愚意以为此证系脾土阴阳两虚，其中脾阴虚而摄血无权，故便后见红，宜投归脾法，引血归元；而脾阳虚则运化失常，故腹鼓足肿，宜用理中五苓之类，温阳化水。上述设想，仅是推测，当否？质之于高明。

便血肠燥，脉大气虚，补气则清阳自升，清肠则便血自止。
黄芪_{炒黑}　防风根　阿胶　地榆炭　当归炭　五味　荷蒂炭
另：金银花炒黑，一两　柿饼灰一两　槐米炒，一两　猪胆汁泛丸，每朝服一钱。

> 诒按　立方用药，颇有思路可取，丸方亦佳。
>
> 忠按　方中五味子，若易炒诃子，似更的当。

肠胃有湿热，湿郁生痰，热郁生火，大便下血，晨起吐痰，热处湿中，湿在上而热在下。治上宜化痰理湿，治下宜清热退火，用二陈合三黄为法。
半夏　陈皮　茯苓　川连　黄芩　杏仁　胡黄连　地榆炭　侧柏叶百草霜

> 诒按　两面周到，于此可得上下合治之法。
>
> 忠按　说理简明透彻，用药自然到位。方中胡黄连，若易黄柏，似更熨帖。

肠痔脱肛便血，其根已久，有时举发，而脉象细数，营阴大伤；面黄少神，脾气大困；兼之腹中鸣响，脾阳且不运矣。一切苦寒止血之药，非惟少效，抑恐碍脾。拟东垣黑地黄丸法。

熟地砂仁拌,炒炭,一两　炮姜四分　黄芪炙三钱　茅术米泔浸,炒,一钱五分
五味炒一钱五分　党参三钱　荷叶蒂两个

又原方加阿胶、伏龙肝。

> 诒按　方极正当,凡阴虚而脾阳困顿者,当取以为法。
>
> 忠按　黑地黄丸,出自李东垣《活法机要·虚损证》中,方由苍术、熟地、干姜三味而成。治阳盛阴虚,肝肾不足,房室虚损,形瘦无力,面多青黄而无常色。宜荣血养肾。今录之,可知其源。先生善用此丸。柳氏所言,极为中肯。而又原方加阿胶、伏龙肝,疑是复诊之方。

虫病门

阅病源,是属虫病无疑。虫由脾土不运,湿热蒸化而生,其发于月底之夜,乃由脾胃虚寒,寒属阴,故夜发也。寒久化热,土虚木强,其发移于月初,必呕吐胸热,乳下跳动,虫随酸苦痰涎而出,多寡不一,时或见于大便。腹中微痛,虽渴甚不能咽水,水下复呕,呕尽乃平,至中旬则康泰无恙矣。所以然者,月初虫头向上,且病久多呕,胃阴亏而虚火上炎,故胸中觉热也。虚里跳动,中气虚也。中气者,乃胸中大气,脾胃中和之气,皆归所统。今中气虚甚,故跳跃也。病延一载,虫属盘踞,未易一扫而除。图治之法,和中调脾,以杜生虫之源;生津平肝,以治胸热口渴;化湿热、降逆气,以治呕吐。久服勿懈,自可见功,欲求速效,恐不能耳。

川楝子　芜荑　党参元米炒　白术　使君子肉　半夏　陈皮　青皮　白芍
茯苓　焦六曲　干姜　榧子　蔻仁

> 诒按　论病颇切实,惟立方专于顾本,似难取效。拟另服杀虫丸药以佐之。
>
> 忠按　此案应是蛔虫病,何以不投仲景之乌梅丸,令人费解。

喜食生米,积聚生虫,腹痛面黄,口流涎沫,虫之见证无疑。先以健脾化虫。

茅术米泔水浸　青皮　鹤虱　榧子炒打　芜荑　槟榔　陈米炒黄

> 诒按　此治虫病初起,最轻之方。痛时口流清水,是虫病之据。
>
> 忠按　蛔虫病不论新久,乌梅丸是必用之良药。惟蛔虫特多,缠绕成团,腹痛难忍,甚则呕吐,致以肠道梗阻不通,按之成团块者,则当以外科手术为宜。

内痈门

热在中焦部分，时吐红痰带臭，不甚咳嗽，病在于胃，有留热伏于中宫，法当清泄。

犀角　射干　桃仁　当归　薏仁　冬瓜子　连翘　银花　川贝　大黄　元明粉

> 忠按　方中川贝，若易大贝，清热化痰消痈，似更适宜。

再诊　不咳嗽，但吐红痰如脓，自觉灼热在于胃脘之中，将及三月，非肺痈也，乃瘀热留于胃中也。当以清化。

当归　薏仁　冬瓜子　沙参　连翘　川贝　石斛　银花　赤小豆　芦根

> 忠按　沙参不如易明党参，二者虽都能养阴清肺化痰，然前者益气，后者解毒，同中有异，治脘痈更为切当。

三诊　吐痰如脓已止，脘中之热已退，时觉微寒微热，余火未清，仍从前法加减。

党参　当归　薏仁　杏仁　沙参　冬瓜子　丹皮　黄芩　甘草　茅根　芦根　赤小豆

> 诒按　此病得力在第一方。故知其非肺痈。然红痰如脓而臭，究与脘痈无异，作胃脘痈治，当不致误。

> 忠按　案云余火未清，并非指热在气分，而是言余热留恋营分，故方中黄芩仍换上方之银花，似更完善。

暑邪挟积，阻滞肠胃，脘腹疼痛，大便泄出，如脓如血。证属盘肠流注，非轻证也。

川连　木香　槟榔　当归　楂肉　神曲　黄芩　枳壳　赤芍　砂仁

> 诒按　脓血痢而名流注，说颇新奇。阅方仍是治痢之药。忆《蒋问斋医略》中论痢疾一证，谓是肠中作脓，当用外痈治法，与此案正相合也。

> 忠按　此案颇似痢疾，但无里急后重，时欲登厕，便时难下，努力方出等滞下症状。然极似胃肠道溃疡糜破，腹痛如针刺，甚则如刀割，大便泄泻如脓血，舌质似应见瘀斑。方中减木香、槟榔、楂肉、神曲、枳壳、砂仁，加白及、制乳香、制没药、丹皮炭、银花炭、地榆炭，似较适合。

外疡门

多年湿毒，左足前臁腐烂，今则膝骨臀股，上及缺盆，疼痛而木肿。此湿得热而蔓延，循经窜络，病在阳明，名湿毒流注。口苦带腻，脉缓而小，湿胜于热，热伏湿中。仿防己饮法。

防己　苍术　黄柏　南星制　木通　威灵仙　防风　归身　独活　红花草薢　羚羊角　滑石

> 诒按　此治外疡正法，是疡证之偏于阳者。
> 忠按　左足前臁腐烂，尚须用外治法。今阅《医方发挥》一书中，载四黄膏，主治阳性溃疡。膏方由黄连、黄柏、黄芩、大黄、乳香、没药各等量，共为细末，凡士林调膏外用。内服汤药，清化湿热，以治其本；外敷膏药，清热消疡，以冶其标。标本兼冶，收效更好。

再诊　前用防己法，宣通关苋，以化湿热，膝股之痛稍缓，惟缺盆处，咳嗽引痛不平。拟参以清肺化痰。

前方去羚羊角　防风　木香　红花　加薏仁　杏仁　川贝　沙参

> 忠按　前方中有木通，而无木香，疑抄录者抄误所致。

周身碎痒而痛，似疥瘰状，心中烦热，肤出脓水。证属肺风。
马勃　象贝　荆芥　黄芩　杭菊　蒺藜炒

> 诒按　此湿热走于血分之病，当兼疏血络，拟加归须、丹皮、赤芍、忍冬藤、浮萍、细生地。
> 忠按　此证须审视舌苔。若苔黄腻，则湿热稽留气分，尚宜清宣化湿，拙意加豆豉、焦栀、地肤子、白鲜皮、木通之类。若舌红绛，则湿热已入血分，柳氏所言极是。

寒痰凝阻，颊车不利，高而肿硬，色白不红，此属阴寒骨嘈，与色红身热者不同。

熟地　麻黄　桂枝　防风　制蚕　白芥子　当归　秦艽

> 诒按　此病挟肝火者，十之八九，此独不然，于此可悟辨证之不可胶着也。
> 忠按　颊车肿硬，色白不红，触当不热，舌必淡白，脉必沉细，证属阴寒内盛，治宜温阳养血，散寒消痰，方仿阳和汤加减，先生心中古书不少。

湿久蕴于下焦，气血凝滞而结疡，生于合纂之旁，滋蔓肛臀之际，初起数日即溃，火甚毒甚可知。溃后烂孔极深，迄今四五十日，新肉虽生而嫩，肛臀余肿仍僵，久卧床褥，脾胃之转输自钝，刻当病楚，形容之色泽尤枯。调治方法，自宜补益，高明见解，大略相同。愚意虚处固虚，而实处仍实。拟用煎丸二方，各走一经，虚实兼顾。

六君子汤去半夏、茯苓，加黄芪、归身、白芍、谷芽。

又丸方：川连酒炒一钱　胡连酒炒一钱　苦参炒一钱　黄柏一钱　当归三钱乳香一钱　没药一钱　白芷一钱　犀黄二分　血珀四分　白矾三钱刺猬皮炙一钱　象牙屑三钱　海螵蛸三钱

共为末，用黄占烊化作丸，每朝服五分。

> 原注　凡极苦之药，直入下焦，坚阴而化湿热。用猬皮、牙屑之专消漏管者，引入患处，更用黄占以涩之固之，俾上中下不受苦寒之药气，俾入下焦，其性始达。
>
> 诒按　丸方用意极精。
>
> 忠按　热毒蕴于下焦，乃因气血双亏，免疫功能低下，热毒蕴结鸱张，溃疡肿僵而形成瘘管。故用汤药大补气血，健脾和中，以增强体质和自我修复能力；用丸方直捣热毒巢穴，内补外攻，双管齐下，非功夫深厚者不办。

湿热结疝，初起肾囊红肿，渐至气上攻胁，胁肋肿痛，已及半丹，防成肋痈。病在肝络，肝性善升，甚则恐致气升发厥，非轻证也。

川楝子　延胡　青皮　香附　楂炭　枳壳　旋覆花　桃仁　赤苓　猩绛葱管

> 诒按　方治疝气，而肋痛即在其中。内病外疡，一以贯之也。
>
> 忠按　此金铃子散合旋覆花汤加味，方中宜再加黄芩、银花、乳香、没药之类，似更合拍。猩绛市面已无货，可用蒨草代之。

木郁不达，乳房结核坚硬，胸胁气撑，腰脊疼痛。气血两亏，郁结不解，论其内证，即属郁劳；论其外证，便是乳岩，皆为难治。

党参　香附　川贝　当归　白芍　青皮　橘核　狗脊　杜仲　砂仁

> 诒按　论病简洁老当。
>
> 忠按　乳岩一证，多与长期苦闷忧郁有关，除此尚须观察乳房肿块的具体病征，若表面光滑，硬度不坚，边界清楚，推之可移者，多为乳房结节，属良性肿瘤；若表面凸凹，坚硬如石，边界不清，固定不移者，多属恶性肿瘤，即现代医学称之为乳癌。肿瘤不论良性或者恶性，病人性情均需乐观豁达，不仅有利于治疗及延长生命，甚至亦有可能令肿瘤消失于无形之中。

乳房结核坚硬,虽皮色不红,而推之松动,此非乳痰,仍属乳痈,肝郁所致。身微寒热,防滋蔓难治。

柴胡盐水炒　当归　白芍　黑栀　川贝　香附　瓜蒌皮

另:金针菜炙脆,三钱　皂荚子炙,三钱　射干炙,三钱

研末,分三服,饮酒者酒下,否则砂仁汤亦可。

> 诒按　煎方用逍遥散,亦通套方也,好在用末药以佐之。
>
> 忠按　药用逍遥,而患者更须逍遥。煎方中宜加玫瑰花、郁金、牡蛎、鳖甲之类,以理气解郁,软坚散结,似更有益。

再诊　乳痈已溃,寒热已止,第余块未化,惟和其气血,调其郁结而已。

当归　白芍　香附　川贝　远志　砂仁　丹参

> 忠按　先后二方中之川贝,如易象贝解郁化痰,似更贴切。

肝郁结成乳痰,延及旬日,坚中带软,顶色转红,势将穿溃,溃后见脓乃吉,若血多脓少,非所宜也。

川楝子　当归　青皮　白芍　橘红　川贝　香附　茯苓　砂仁

> 忠按　此方可考虑投入炮山甲、皂刺,有脓则溃,无脓则消,似更妥当。

再诊　乳痰穿破,有血无脓,乃气虚不能引血化腐为脓也。防变乳岩,不易收功。

党参　归身　白芍　茯神　枣仁　川贝　香附　陈皮　牡蛎　砂仁甘草　橘叶

> 诒按　此等郁痰证,须正气不亏,更能旷怀自遣,乃可医治,二者缺一,不可治也。
>
> 忠按　柳言确是,真乃不传之秘。

又单方:

川贝三钱　橘红五钱　莱菔子炒,三钱　莲蓬皮另炙灰,五钱

> 忠按　单方消痰于气虚,何益?

痰病二载,自颈延胁,或已溃,或未溃,或溃而不敛,或他处续生,累累然如贯珠,如叠石,溃后色黑而脓稀,外软而内坚,诊脉不甚虚,饮食尚可。细询病由气郁而起,郁则肝胆三焦之火,循经上走于络,结成病核。小则为疬,大则为痰,收功非易,必放开胸襟,旷观物理乃佳。

夏枯草五钱　昆布三钱　山慈姑三钱　远志甘草汤煮三钱　元参三钱

川贝二钱　归身二钱　天葵草三钱　香附一钱五分　功劳叶二钱

> 诒按　此病亦与失营证相类。幸脉实能纳，故用药专从痰火着想。
>
> 忠按　瘰疬之证。即现代医学中的颈淋巴结核。可参阅《评选静香楼医案按》下卷外疡门第一案忠按项间痰核案之按语，针治痰核，或有助益。

翻花肾岩，法在难治，怡情安养，庶几可图，然非易事也。

鲜首乌一两　马料豆一两　银花一两　甘草梢一两

煎浓服。

西黄一分　川连五分　血珀五分　药珠三分　灯心灰五分　大贝二钱

人中黄一钱

研末，分十服，每朝一服。

> 诒按　此肾虚而兼疮毒之变证也。
>
> 忠按　腰为肾之府，想必腰部生一毒疮，坚硬如石，且已溃破，故云翻花肾岩。而非现代医学中的肾癌，二者不可混同一病。煎方中似拟再增半枝莲、山慈菇、牡蛎、昆布、丹参、白芷、黄柏之类，清热解毒、软坚散结、和血消疮，茌能应手，尚可救治。末药中之大贝疑是大黄之误。

先天元气不足，胎中伏毒因虚窜络，颈项结核，或已溃，或未溃，或溃而不敛，兼以耳聋鼻塞，脑门遇阴雨则胀痛咳呛，牙关不利。皆阴虚阳亢，毒邪上蒙清窍之见端也。若徒治其虚，伏毒何能宣化。拟养阴化毒。

北沙参三钱　花粉三钱　当归三钱　海螵蛸三钱　仙遗粮三钱　川贝二钱

防风一钱五分　银花三钱　稽豆衣三钱　珠粉一分　血珀五厘　西黄五厘

> 诒按　鼻塞脑痛，皆余毒内恋之象。拟再用化毒丹佐之。
>
> 忠按　疑患儿父母曾患过肺劳，类似现代医学中的肺结核，传染给婴幼儿，而为颈项淋巴结核。方中拟加夏枯草、牡蛎、昆布、猫爪草之类，以软坚散结消核，似更周到。

广风自头而起，渐延遍体，湿热秽毒之邪从鼻而受，为日既久，未易扫除。拟用金蟾脱甲酒意。

金银花三两　蟾蜍去肠一只　苦参三两　大黄一两　皂荚子十粒　川芎一两

白鲜皮二两　（一本有）蛇蜕一两　甲片二两

用陈酒五斤，浸七日，每日饮杯许。

诒按　此与前条之证,皆系余毒所致。

忠按　治风先治血,血行风自灭。方中宜加当归、赤芍、枸杞、生地、丹皮、防风之类,以养血滋润,凉血祛风,似更熨帖。

肝经郁火,乘犯阳明,牙龈痒痛出血,而发牙疳。舌红碎裂,头眩心烦,是营阴内亏;而纳谷气撑,又属脾气虚也。犹喜大便燥结,可用清滋法,先平其炎上之火。

羚羊角　鲜生地　鲜石斛　元参　麦冬　石决明　女贞子　茯苓　枣仁

诒按　立方专于养阴熄肝,愚意再加广皮、鸡内金,以运脾气,似更周到。

忠按　牙龈出血,大便燥结,是阳明之火亦旺,而纳谷气撑,乃肝木横逆于中。方中拟再加知母、大黄,直泻阳明燥火;白芍、绿萼梅,柔木舒肝理气,似更相宜。

阴亏火亢,绕颈生痰,寒热似疟,而实非疟也。少阴水亏,不能涵木,少阳火亢,更来烁金,金木交战,乃生寒热,饮食少,脾胃弱,虑延劳损。

六味地黄汤　加牡蛎　党参　麦冬　柴胡　白芍　五味

诒按　方以六味滋肾,生脉保肺,合柴、芍以清肝,立方周到熨帖。愚意拟去温肝之萸肉,再加清胆之茹、芩。

忠按　颈生痰核,拟再增昆布、夏枯草、大贝之品,软坚散结以化痰,则较合宜。

牙龈渗脓,二载不愈,此属牙漏,肾虚而胃有湿热所致。

六味丸三钱　资生丸二钱

相和,每朝四钱,淡盐汤送下。

诒按　六味补肾固佳,资生清湿热,似嫌力量不到。

忠按　资生丸,据《中国医学大辞典》记载,为缪仲淳方,功用可健脾开胃,消食止泻,调和脏腑,滋养荣卫。方由白术、人参、薏苡仁、白茯苓、山楂肉、橘红、神曲、川黄连、白蔻仁、泽泻、桔梗、藿香、白扁豆、莲肉、山药、麦芽、芡实等十七味组成。今录之,以知其源。拙见认为此丸若易泻心合四苓,以清湿热,似较力雄。

本原不足,兼挟风温发热,颈间结核成痰,二十余日,不红不肿不消散,亦不作脓,属半虚半实。慎柔方有良法,用四君子加牛蒡,世所未知,余曾验过。

四君子汤加牛蒡子、象贝、桑叶。

> 诒按　四君补虚,加蒡、贝以消风化痰,桑叶以清肺通络,虚实兼顾,绝不犯手。
>
> 忠按　此方拟加昆布、牡蛎、猫爪草以软坚散结诮核,似更贴切。
>
> 又按　颈间痰核乃颈淋巴结核,可用民间针刺法,亦有疗效。可参阅前案说明。

再诊　昨用慎柔方,是托散法。服下若汗出热退,则数剂可消;若汗不出,仍发热,则数剂成脓,亦易溃敛。

前方加钩勾。

> 忠按　先生善用慎柔方,然对于瘰疬,恐难见功。

三诊　三岁孩童,但哺乳汁,不进谷食,脾胃虚弱可知。颈项结核,而有寒热,必挟风温,属半虚半实。今将一月,热退复热,其块不消,不作脓,大便溏。脾胃不足,气血两虚。

党参　冬术　陈皮　荆芥　黄芪　归身　防风　葛根　砂仁　桑叶

> 诒按　因慎柔方不效,转拟此方,其实运不及前方之灵动也。
>
> 忠按　颈项结核,将近一月,不知为何始终不投消痰散结之品,令人费解。

疬漏久而成管,用消管丸,缓缓图治。

胡黄连一两　刺猬皮一两炙　象牙屑一两　五倍一两炙　蟾酥酒化三钱
陈硬明角灯二两炙

右药为末,炼蜜丸,用上好雄精三钱泛上为衣,每朝服三钱,金银花汤送下。

> 诒按　方意极佳。惟蟾酥大毒走窜之品,拟减半用之。
>
> 忠按　蟾酥剧毒,虽可治痈疽恶疮,然内服宜慎,据《中国医学大辞典》称:用量须控制在0.5～1 mg。余先曾耳闻,后又曾亲历将蟾蜍皮误作蟾酥发出,其量5 g,足以致死,幸亏发现及时,立马追回,从而避免祸端。二物万万不可混淆,人命关天,学者须知,切切!

妇人门

目之乌珠属肝,瞳神属肾。病因经行后,腰疼口干,乌起白翳,怕日羞明,瞳神散大,此肝肾之阴不足,而相火上炎也。补阴之药极是,再稍参清泄相火之品。

女贞子　　旱莲草　　生地　　杞子黄柏三分煎汁炒　　潼沙苑　　谷精草　　丹皮
元参　　桑椹子　　黑芝麻　　另磁硃丸

> **忠按**　枸杞子滋补肝肾，益精明目，用黄柏煎汁炒，以泻相火，制法尤妙。

再诊　血虚则木旺，木旺则脾衰，脾衰则湿痰不化，肝旺则气火易生。是以腹中时痛，脐右有块，目中干涩，口常甜腻，舌苔白，而经水不调也。治法不宜制肝，制则耗其气，但当养阴以和肝；不可燥湿，燥则劫其阴，只宜和脾以运气。此仲景治肝补脾之要法也。

党参　　当归　　白芍　　茯苓　　冬术　　半夏　　陈皮　　丹皮　　香附　　橘叶

> **忠按**　上方乃归芍六君去甘草，加丹皮、香附、橘叶。拙见拟再加玫瑰花以和血调经，枸杞子以养肝滋肾，似较全面。

三诊　脉轻按虚微，是为元气之虚；重按细数，是属营阴之损；左尺细弱，肾水亏也。历诊病情，每遇经来，其热辄甚，舌上即布白苔。良以胃中湿浊，因里热熏蒸而上泛也。少腹有块攻痛，聚散无常，是名为瘕。瘕属无名之气，隶乎肝肾为多。揆其致病之由，因目疾过服苦寒，戕伐生生之气。胃受寒则阳气郁而生湿，肝受寒则阴气凝而结瘕。阳气郁于胸中，故内热；阴气凝于下焦，故腹痛。经事过则血去而阴虚，故甚热甚，甚则蒸湿上泛，故舌苔浊厚也。刻下将交夏令，火旺水衰，火旺则元气耗而不支，水衰则营阴涸而失守，惟恐增剧耳。图治之法，补脾胃以振元气，培肝肾以养营阴，是治其本也；稍佐辛温，宣通下焦阴气，是兼治其瘕痛之标也。

党参　　黄芪　　冬术　　茯苓　　炙草　　归身　　萸肉酒炒　　首乌　　木香
白芍吴萸三分,煎汁炒　　马料豆　　生熟谷芽

> **诒按**　三案论病，则委曲周至，用药则细腻熨帖，看似平淡无奇，实则苦心斟酌以出之。诚以调理内伤久病，与治外感时邪不同。病久正虚者，病机必多错杂碍手之处，用药必非一二剂所能奏效。故立方必须四面照顾，通盘打算，不求幸功，先求无弊，此等功夫，非老手不能擅场。

> **忠按**　三诊经过热甚，血虚营热，方中宜去萸肉之酸温，加鲜生地、元参以凉营降火，似更合理。

崩后不时寒热，腹中有块，口发牙疳。营虚有火，气虚有滞，调之补之。

党参　　陈皮　　当归　　白芍　　丹皮　　茯苓　　麦冬　　元参　　黑栀　　女贞子
建莲肉

> 忠按　腹中有块，拟再加牡蛎、川楝子、橘核之类，以软坚散结兼以理气，似更周到。

再诊　血虚木横，两胁气撑胀痛，腹中有块，心荡而寒热，病根日久，损及奇经。经云：冲脉为病，逆气里急；任脉为病，男疝女瘕；阳维为病，苦寒热；阴维为病，苦心痛。合而参之，谓非奇经之病乎，调之不易。

党参　黄芪　当归　白芍　沙苑　茯神　杞子　香附　陈皮　白薇
紫石英

> 诒按　拟再加牛膝、青皮、沉香。
> 忠按　紫石英善入奇经，为诸药之响导，可谓妙品。然只可暂用，不可久服。凡石类药皆如此。此案治病，可与叶天士治奇经八脉的经验同传于世，学者若能悉心研讨，必有收获。

三诊　和营卫而调摄奇经，病势皆减。惟腹中之块未平，仍从前法加减。
前方去杞子，加砂仁、冬术。

> 诒按　古无专属奇经之病，亦无专入奇经之药。考内经八脉行度，及前贤议论，均谓十二经气血有余，则溢入奇经，有病者亦必日久病深，由正经而侵入之。然则用药治病，自当仍以正经为主，学者须明此意，勿为近贤议论所蒙也。
> 忠按　前贤所论奇经八脉，是沿承《内经》且有所发展，依据奇经辨证，亦可取得良效，所谓实践出真知。不可因柳氏所言而顿生疑惑。

内热日久，经停两月，投养阴调血通经之剂，得热减经行，可谓效矣。然犹未也，脉数不和，舌仍光赤，阴津未充，虚阳未敛也。仍宜小心安养为善。
生地　当归　白芍　丹皮　阿胶　香附　党参　茯苓　陈皮　地骨皮

> 诒按　平正妥帖。
> 忠按　脉数未和，舌仍光赤，乃阴虚有火，方中宜再加元参以滋阴降火，似更熨帖。

再诊　脉数已和，舌色光红已退，但有时尚觉微热，仍以前法增损。
前方去丹皮、阿胶，加麦冬、狗脊。

> 忠按　方中加狗脊，想必有腰脊疼痛，否则，不如易白薇，以清虚热，似更妥当。

经事不来，足肿腹满，脐下偏左有块，上攻作痛。此瘀凝气滞，病属血分，虑延成臌。

三棱醋炒　莪术　香附　当归　神曲　楂肉　延胡　砂仁
另：大黄䗪虫丸，每服五粒，日三次。

> 诒按　此气血两疏之法，用药切实不浮。好在丸药缓攻，不嫌其峻。

再诊　经停腹满，形瘦色黄，气血瘀凝，防其成臌。

香附　延胡　枳壳　茯苓　苏梗　川朴　大腹皮　冬瓜皮

另：大黄䗪虫丸。

> 忠按　前案药峻，防其伤正；此方缓和，从理气消满着手，气行则血行，虽未调经，而含意亦在其中。

忧愁抑郁，耗损心脾之营；而肝木僭逆，胸中气塞。内热夜甚，经事两月不来，脉沉而数，热伏营血之中。拟用柴胡四物汤，和营血以舒木郁。

党参　冬术　生地　当归　白芍　香附　青蒿　白薇　生、熟谷芽

> 诒按　此等证调治失当，最易入于损途。拟再加丹皮、丹参。
> 忠按　脉沉而数，热伏营中，方中参、术似乎不宜，如易银柴胡、鳖甲以清伏热，通经闭，似更恰当。

经后少腹痛连腰股，肛门气坠，大便不通，小便赤涩。拟泄肝经之郁热，通络脉之凝涩。

金铃子　延胡　郁李仁　归尾　黑栀　柴胡　龙胆草　大黄酒炒　旋覆花　猩绛　青葱管

> 诒按　病情于小便上得之。
> 忠按　方由金铃子散合旋覆花汤加味。然小便赤涩，拟再加赤茯苓、木通以清利，似更周到。

经行后少腹作痛，上及胸脘腰胁，内热口干，大便不通，小便热痛。此肝气挟瘀所致。

川楝子　延胡　桃仁　香附　山栀姜汁炒　泽兰　川连吴萸炒　丹皮

另：当归龙荟丸三钱，淡盐汤送下。

> 诒按　病情与前条相似，方亦近之。惟当归龙荟丸用得太重，宜减半服之。
> 忠按　当归龙荟丸，据《中国医学大辞典》记载，为钱氏方，功用治肝经实火，头晕目眩，耳聋耳鸣，胸胁作痛，下便秘结，小便涩滞等证。方由当归、龙胆草、栀子仁、川黄连、黄柏、淡黄芩、大黄、芦荟、青黛、麝香等十味组成。今录之，以知其源。

年将五十，经事频来且多，是冲脉不司收摄故也。防其崩决，补之摄之。

党参　黄芪　当归　於术　枣仁　陈皮　茯神　阿胶　荷叶蒂　藕

　　诒按　此方从归脾增减，补则有之，摄则未也。拟加牡蛎、龟板、茜草炭、乌贼骨以佐之。

　　忠按　一切血证，不论妇人血崩，或吐血，或便血，凡属于脾虚者，皆可投以归脾汤。此案简明方当，若再加炮姜炭以温摄，似更合理。

　　病起当年产后，虽经调理而痊，究竟营虚未复，是以至今不育。且经事乖而且多，亦营虚而气不固摄之故。自上年九秋，又感寒邪，入于肺为咳嗽，痰中带血，此谓上实下虚。血随气逆，蔓延旬日，加以内热，渐成劳损。姑仿仲景法，扶正化邪，以为下虚上实之法。

生地　党参　炙草　当归　豆卷　前胡　茯苓　怀药　麦冬　阿胶
川贝　杏仁　桂枝　枇杷叶

　　诒按　趋步古人，非胸罗经训者不能。时下随证敷衍，乌能望其项背。

　　忠按　此方仿《金匮》薯蓣丸，减去神曲、川芎、白芍、白术、柴胡、桔梗、干姜、白蔹、防风、大枣，加前胡、川贝、枇杷叶以清金润肺，化痰止血。既秉承仲景之旨，又不受其方约束，一减一加，显现功力。后学若能从中受到启迪，必将受益。

　　再诊　进薯蓣丸法，补气血，生津液，彻风邪，咳嗽已减，所谓上实下虚，病情不谬。据云当年产后，腹中常痛，至今未愈。显见营分有寒，已非一日。但内热淹缠，心悸头眩，久虚不复，终为劳损。兹从八珍加减，复入通补奇经，王道无近功，耐心安养为是。

　　十全去芪、芎，加阿胶、艾、炮姜、紫石英、陈皮、麦冬、款冬花、川贝、神曲、大枣。

　　忠按　方中紫石英乃引领诸药直达奇经之妙品，不可小视。

　　三诊　温补奇经，病情俱减，今仍前制。
　　十全去芪、芎、草，加阿胶、香附、炮姜、陈皮、吴萸。

　　忠按　想是咳嗽已减，腹痛未平，疑肝寒气滞，故改投吴萸、香附，温肝行气，药证相合，投之当效。

　　两次血崩之后，赤带连绵不断，迄今半载有余。脉象虚微，气血大亏，是以头眩心跳，腰酸足软等证均见也。近日腹痛食减，恐其复致崩决，拟方固摄奇经。

女贞子　乌贼骨　茜草炭　旱莲草　党参　茯苓　白芍　丹皮　阿胶
莲肉　荷叶蒂　藕节

另震灵丹二钱。

> 忠按　震灵丹，据《中国医学大辞典》记载，为南岳魏夫人方，功用治男子真元衰惫，五劳七伤……妇人血气不足，崩中漏下，虚损带下……证。方由禹余粮、紫石英、代赭石、赤石脂、乳香、没药、五灵脂、朱砂等八味组成。今录之，以知其源。案云食减，乃脾虚不运，方中阿胶滋腻碍脾，若用蒲黄炒，似较适宜。

再诊　固摄奇经，病情不减，崩漏不止，腹痛不已，用升阳固阴法。

鹿角霜　沙苑　龙骨　牡蛎　怀药　杜仲　女贞子　杞子　茯苓　棕炭

> 诒按　固摄不效，进用升涩，此用药转换一定层次。
> 忠按　换用此方甚妙。方中鹿角霜、沙苑子，亦是直达奇经妙品。可再加蚕茧、白芍以升涩缓痛。

痛而经来，肝木横也；经事参前，血分热也；色黑有瘀，和而化之可也。

川楝子　延胡　丹皮　当归　白芍　泽兰　香附醋炒　木香　茯苓　楂炭
砂仁

> 诒按　立方平善。
> 忠按　方中宜再加生地、桃仁、红花，以清营热，破瘀血，似更力胜。

再诊　经来色黑而痛，当与化瘀。

生地　桃仁　红花　泽兰　黑栀　香附醋炒　当归　川芎醋炙　大黄炭

> 忠按　方中宜再加生蒲黄、五灵脂，似更得力。

养血以调经，理气以止痛；补肝之虚以平眩晕，助脾之运以除恶心。

熟地六两分三份，一份砂仁伴炒松，一份姜汁炒焦，一份陈酒煮烂　当归三两分三份，一份吴萸一钱煎汁炒，一份茴香一钱煎汁炒，一份酒炒　白芍二两分二份，一份肉桂一钱煎汁炒，一份炙草三钱煎汁炒　香附四两分四份，一份黑栀三钱煎汁炒，一份盐水炒，一份醋炒，一份酒炒　川芎酒炒一两　沙苑盐水炒三两　茯苓三两，焙　陈皮盐水炒，一钱五分　党参炒三两　丹参酒浸晒干，再浸再晒，如此七次，焙，研，三两

> 诒按　此方制法精巧，养血理气，两擅其长。木香、砂仁亦可酌增。
> 忠按　方中似可参入姜半夏、生姜以和中除恶。

咳嗽发热日久，前投补益脾胃之药六七剂，食谷加增，起居略健，但热势每交寅卯而盛，乃少阳旺时也。少阳属胆，与肝相为表里，肝胆有郁热，戕伐生生之气，肺金失其清肃，脾胃失其传输，相火日益炽，阴津日益涸，燎原之势不至涸极不止也。其脉弦数者，肝胆郁热之候也。刻下初交夏令，趁其胃旺加餐。拟进酸苦法，益阴和阳，清沏肝胆之郁热。考古方柴前连梅煎颇有深意，录之备正。

柴胡猪胆汁浸，炒，五分　川连盐水炒，五分　白芍一钱　前胡一钱　乌梅五分
麦冬二钱　党参三钱　秋石三分　炙草四分　薤白五分

> 原注　此方服后，热势竟退。此时已停经二月，以后或热或止，喜其能食，至四五月后，方知有孕。
>
> 诒按　此等证最易认作虚损，得此议论，大开后人眼界。
>
> 又按　此必有微邪，伏于肝胆之间，挟木火而发。煎熬津液，日就干涸，古人所谓营风者，曹仁伯谓即是此证。
>
> 忠按　上方柴前连梅煎，猜测可能是柴前连梅散，据《中国医学大辞典》记载，为沈氏尊生书方，治骨蒸热。方由柴胡、前胡、乌梅、黄连、猪胆、猪脊髓、韭白、童便等八味组成。今录之以备考。此案原方中减猪胆、猪脊髓、童便，加白芍、麦冬、党参、秋石、炙草以益气柔肝，滋阴降火，加减之间，显现功力深厚，有益后学。

寒气客于下焦，瘀凝停于少腹，阻寒胞门，膀胱阳气失化，以致癃闭。产后八日，小便不通，脉细肢寒，腹中觉冷，恐其气逆，上攻发厥。法以温通下焦，化瘀利水，冀其应手为妙。

当归八钱　川芎四钱　楂炭五钱　炮姜五分　桃仁三钱　车前五钱
益母草汤，同陈酒各一碗，代水煎药。
另：肉桂五分　血珀五分　甘遂三分　共研末药汁调服。

> 诒按　末药方甚佳。煎方中拟加泽兰、牛膝、吴萸。此证甚急，用药能丝丝入扣，迥异肤浮家数。
>
> 忠按　煎方乃仿徐文仲佛手散之意，重用归、芎。妙在煎药之法，借益母草活血利尿、陈酒辛窜之力，带动诸药直达病所。更绝者，又加服末药，以肉桂温肾之阳，血珀散瘀行水，甘遂泻水逐饮，三药合力，以开癃闭之功。此案汤散合用，瘀可行，尿可通。若非真才实学者不办，平庸者只能望洋兴叹。

再诊　小水癃闭已通，瘀凝未下，少腹仍然板满，再以温通泄浊。
肉桂　延胡　红花　桃仁　丹参　两头尖　归尾　楂炭　牛膝　炮姜

冬葵子　车前

> 忠按　方中冬葵子、车前子，如易失笑散，似更合宜。

前年小产，恶露数日即止，因而腹痛结块，心神妄乱，言语如颠，此所谓血风病也。胞络下连血海，上系心胞，血凝动火，火炽生风，故见诸证。诊脉弦搏，肝阳有上亢之象，防加吐血，治法当以化瘀为先，稍佐清火可也。

丹参　延胡　五灵脂　川连　川贝　赤苓　蒲黄　黑栀　茺蔚子　香附

另：回生丹一粒。

> 诒按　疏证病原，切实指点，与肤浮影响者不同。
>
> 忠按　回生丹，据《中国医学大辞典》记载，共有五方，治疗各异。此案所云回生丹，似指验方，治经水不通，行经腹痛，室女经闭，产后诸疾。方由大黄、苏木、大黑豆、红花、米醋、人参、当归、川芎、香附、延胡、苍术、蒲黄、茯苓、桃仁、牛膝、甘草、地榆、川羌活、广橘红、白芍、木瓜、青皮、乳香、没药、益母草、木香、白术、乌药、高良姜、马鞭草、秋葵子、熟地、三棱、五灵脂、山萸肉、熟蜜等三十六味组成。今录之，以知其源。方中蒲黄，生者行血，熟者止血，孰生孰熟，学者须知。

产后腹痛年余，营虚木郁，脾胃受戕，时作恶心，时沃酸水，用《千金》当归建中汤。

当归　白芍吴萸炒　炙草　炮姜　肉桂　川椒　南枣　橘饼

> 诒按　用药切当，无支凑帮贴之病，自是老手。
>
> 忠按　此案当见苔白舌淡，脉象细弦。方中炙草、南枣，味甘壅寒助酸，若易姜半夏、玫瑰花，辛开苦降，和中止痛，似更熨帖。

再诊　前投建中法，腹痛已止。复因经行之后，劳碌受寒，腹中又痛，加以晡热，饮食减少，舌苔干白。此属血虚肝郁，脾虚木横，用归脾法加减。

党参　黄芪　茯苓　陈皮　冬术　归身　炮姜　木香　砂仁　白芍吴萸炒
橘饼

> 忠按　此方乃归脾汤减甘草、远志、枣仁、桂圆肉、红枣，加陈皮、砂仁、白芍（吴萸炒）、橘饼，以柔肝理气，和胃健中，可谓遵古而不泥古，妙手连珠，非高人不办。

产后瘀凝未净，新血不生，身热日久，少腹疼痛，小溲淋漓，带下血筋。此肝经郁热，兼挟凝瘀为患，殊非小恙。姑拟泄肝和营化瘀为法。

鲜生地姜汁拌，炒焦，一两　生姜渣鲜地汁拌，炒黄，三钱　黑栀　延胡　金铃子

龙胆草　丹参　赤苓　归须　猩绛　甘草梢　青葱管

> 诒按　恰合病机。惟少腹痛者，于化瘀一层，尚须着意。拟加西珀、乌药、红花。
>
> 忠按　方中用龙胆草，察苔必黄腻，故泻肝经湿热；若苔黄舌红，拟当易丹皮，以凉营清热，似较妥善。猩绛市面已无，拙意用茜草凉血祛瘀以代之。

经事来多去少，似崩非崩，是血虚有热也。所谓天暑地热，则经血沸溢。用白薇汤加阿胶主之。

女贞子　白薇　阿胶米粉炒　黄芩醋炒炭　归身炭　沙苑盐水炒　黄柏　白芍　旱莲草　莲心

> 诒按　立方精到熨帖。
>
> 忠按　方中黄柏入气分，若易丹皮炭入营分，以凉血止血，似更合拍。

经停少腹痛，小溲淋漓有血，缕此肝火，与凝瘀交阻，当导而通之。

龙胆草　小蓟炭　桃仁　大黄酒炒　山栀　冬葵子　延胡　车前子　丹皮　海金沙

> 诒按　立方切实。
>
> 忠按　方证合拍。然苔必黄腻，故首药直泻肝经湿热。若苔白舌淡，宜删苦寒之品，而加温化之法。

经行后，奔走急路，冷粥疗饥，少腹疼痛连腰胁，兼及前阴，此肝肾受伤，大被寒侵而热郁也。经云：远行则阳气内伐，热舍于肾；冷粥入胃，则热郁不得伸，故痛也。遵寒热错杂例，兼腹痛治法。

川连酒炒　炮姜　桂枝　白芍吴萸三分煎汁炒　全当归　木通　香附　楂炭　黑栀　旋覆花　猩绛

> 诒按　推究病源，亲切不浮。
>
> 忠按　方中木通清心火，于证不合，若易鹿角霜温肾助阳，似较妥当。猩绛无可用茜草代之。

《内经》有石瘕、石水之证，多属阳气不布，水道阻塞之证。少腹有块坚硬煮，为石瘕；水气上攻而腹满者，为石水。此证初起，小便不利，今反小便不禁，而腹渐胀满，是石水之象。考古石水治法，不越通阳利水。浅则治膀胱，深则治肾，久则治脾。兹拟一方备采。

四苓散去猪苓，加大腹皮、陈皮、桑白皮、川朴、乌药、桂枝、鸡内金。

另朝服肾气丸二钱。

> 诒按　煎方治膀胱，丸方治肾。方中桂枝拟改用肉桂。
>
> 忠按　案云小便不禁乃肾气不固，通利则易伤阳，小便怎禁？若通阳固肾，则小便自禁。丸方肾气丸，最为合拍，宜常服方效。

体气素亏，频年屡患咳嗽，今春产后悲伤，咳嗽复作，背寒内热，气逆痰多，脉虚数，大便溏，延今百日，病成蓐劳。按产后血舍空虚，八脉之气先伤于下，加以悲哀伤肺，咳嗽剧发，震动冲脉之气上逆。经云：冲脉为病，逆气里急，阳维为病，苦寒热。频进疏风清热，脾胃再伤，以致腹痛便溏，食减无味，斯皆见咳治咳之弊。越人谓：上损及脾，下损及胃，俱属难治。姑拟通补奇经，镇摄冲脉，复入扶脾理肺，未能免俗，聊复尔尔。

熟地砂仁炒炭　当归小茴香三分，拌炒　白芍桂枝三分，拌炒　紫石英
牛膝盐水炒　茯苓　川贝

> 诒按　用熟地、归、茴、牛膝、紫石英，温摄冲任，用归、芍以调阳维，用药颇为亲切。拟再加胡桃、人参、山药、沙苑、牡蛎。
>
> 忠按　通补奇经，拟加菟丝子、补骨脂，镇摄冲脉；加黄精、山药，扶脾理肺；减熟地、川贝，加牡蛎、葫芦巴、龟板、五味，似更妥切。

心胸觉冷，经事数月一来，食入则腹中胀痛。寒痰气郁，凝滞不通。当以辛温宣畅，遵熟料五积意。

半夏　桂枝　茯苓　苍术　白芍　川朴　川芎　归身　丹参　炙草
陈皮　枳壳　高良姜

再诊　苦辛温通之剂，而能调经散痞，用之果效。益信古人，言不妄发，法不虚立，在用者何如耳。

前方去良姜，加茺蔚子、砂仁。

> 忠按　此案原为诸郁门中第三案，不知柳氏何以又编入妇人门中，恐因经事数月一来之故，以致成为重复之案。唯一不同者，前案之甘草，此案作炙草，若依病推测，生甘草泻火，炙甘草补中，似以炙草为宜。

乳房属胃，乳汁血之所化，无孩子而乳房膨胀，亦下乳汁，此非血之有余，乃不循其道，以下归冲脉，而为月水，反随肝气，上入乳房，变为乳汁，事出反

常，非细故矣。夫血犹水也，气犹风也。血随气行，如水为风激，而作波澜也。然则顺其气，清其火，熄其风，而使之下行，如风回波转可也，正何必参堵截之法，涩其源而止其流哉。噫！可为知者道，难与俗人言也。

元精石　赤石脂　紫石英　寒水石　牡蛎　大生地　白芍　归身　茯神　乌药　麦芽　郁李仁

> 诒按　此等议论，全是精心结撰，毫无依傍，非胸中有积理者不能道。于乳汁变化之道，确凿指出，非见理精到者不能。方拟去石脂、郁李，加丹参、丹皮、牛膝。
>
> 忠按　议论精辟，可补方书之未备。柳氏加减之方，诚先生之挚友也。

小儿门

幼稚伏邪挟积，阻滞肠胃，蒸痰化热，肺气窒痹，是以先泻而后咳，更继之以发热也。今者便泄已止，而气急痰嘶，肺气阻痹尤甚。法当先治其肺，盖恐肺胀，则生惊发搐，其变端莫测耳。

葶苈子三钱　莱菔子三钱　六一散三钱　枇杷叶三片

> 忠按　立方简当。方中葶苈子、莱菔子，急泻肺气，六一散、枇杷叶，清肺散热，颇有古人之风。

再诊痰嘶气喘，平其大半，热势起伏，退而复作，
时下多疟，须防转疟。

白萝卜汁一杯　鲜薄荷汁半杯
二味煎浓，去上沫，加入冰糖三钱烊化、姜汁一滴，冲服。

> 诒按　两方用药，俱清简可法，于小儿尤宜。
>
> 忠按　方用服汁，思路颇新。然鲜薄荷汁宜后入，不宜浓煎，否则其辛味飞逸，热势却难以发散矣。

先痢而后疟，已经两载。面黄内热，腹满足肿，脾气大虚；舌红形瘦，阴液大伤。童劳证也。

党参　茯苓　於术　陈皮　黄芪　泽泻　川连　神曲　防风根

> 忠按　舌红形瘦，脾阴亦亏，方中宜加黄精、山药之类，补脾益阴，似更全面。

再诊　疟痢三年，脾胃元气大伤，脉数舌红，腹满足肿，小便短少，前投升

阳益胃,热势略减。今拟补益脾阴,兼以化浊。然童稚阴亏,病延日久,夏令防其增剧。

党参　怀药　冬术　麦冬　五味　白芍　陈皮　茯苓　砂仁　鸡内金

> 诒按　小儿虚证,自以后天脾胃为主。然脉数舌红,阴液亦损,亦当稍参养阴之意。
>
> 忠按　方中拟删五味,防其有留邪之弊;若易青蒿、六一散,祛暑热,除疟疾,化湿浊,似较合宜。而疟痫三年,疑为二年,与前案方合。

先天不足,三阴亏损,筋络空虚,两足蜷挛,身热骨瘦,童劳痼疾难治。
生地　当归　牛膝　川断　狗脊　苡仁　鳖甲　羚羊角　桑枝

> 诒按　用苡仁、桑枝于补剂中,稍参风湿治法。
>
> 忠按　两足挛急,乃血不荣筋,方中拟再加白芍、甘草,以养血荣筋,舒宁缓急,此遵仲景芍药甘草汤意,似更允恰。

断乳太早,元气薄弱,咳嗽发热,已逾四月,形瘦骨立,疳劳重证。唇红而善食,肠胃有疳虫也。

川贝　杏仁　茯苓　百部　川连　党参　地骨皮　陈皮　芜荑　款冬花
桑白皮

> 诒按　此方专以杀虫为主,愚意当另拟培元之法以佐之。
>
> 忠按　方中拟加沙参、麦冬、生地、银柴胡,养阴清热以扶元,或许有益。

马脾风,极重险证,危生倏忽,姑与牛黄夺命散。
大黄生切,四钱　槟榔一钱五分　黑牵牛三钱
共研末,分二服,白萝卜汁调服。

> 诒按　此古方也。病情急重,非此亦无法可挽。或有痰热壅甚者,服越婢或麻杏甘石汤亦效。
>
> 忠按　牛黄夺命散,据《中国医学大辞典》记载,为证治准绳方,治马脾风。方由白牵牛、黑牵牛、川大黄、槟榔等四味组成。而马脾风前书亦有记载,即小儿喘之起于暴者。此证痰涎潮塞,心闷声嗄,大小便秘,宜急用牛黄夺命散或无价散下之。今录之,以免读者查阅之苦。此案乃痰热壅塞,而为喉痹,证势凶险。可急用鲜土牛膝捣汁饮服,能破血解毒,清热逐痰。喉闭一开,则可化险为夷。

音哑咳喘,痰声嗖咯,风痰袭肺,肺胀央惊险候。
麻黄　杏仁　射干　桔梗　枳壳　菖蒲　前胡　白前　紫菀　桑白皮

另：白萝卜汁冲服。

> 诒按　此证风痰壅闭，与喉科中马脾风相类，治之稍迟，即不可救，学者最宜留意。
> 忠按　此等危急之证，匆忙之间，不妨先用现代外科医疗手段，将气管切开，以解燃眉之急，此乃留人治病之法，切忌胶鼓瑟柱。

痧后挟积，移热于大肠，腹中热痛，每交寅卯二时则痛甚。拟开肺金之郁，仿丹溪论，参越桃意。

良姜　桔梗　川连　通草　滑石　黑栀　楂炭　砂仁　焦曲

> 忠按　寅卯痛甚，乃阳气不升而木气横逆之故。方中拟加川楝子以泄肝，白芍以柔肝，郁金以理气，肝气柔顺畅达，阳气自升，则腹痛平复可期。

再诊　痧后腹痛，甚于黎明，阳气为阴寒所遏，欲升而不得升，故痛甚于黎明也。前用温寒并进，见效，今仍以前法加减。

桂枝　干姜　吴萸　木香　延胡　香附　楂炭　槟榔　赤苓　黑栀
白蔻仁

> 诒按　此寒热错杂之证。大抵热为寒郁，故立方以寒热互用奏功。
> 忠按　想必前方黄连苦寒伤阳，肠热减轻，而阳气受遏。故此方虽寒热并用然热重于寒，其意维护阳气，以消阴寒，已在不言之中。学者宜心悟焉。

《评选爱庐医案》

[清] 江苏胥江　张仲华　　著

[清] 江苏江阴　柳宝诒　选编

丁振忠　选按

《评选爱庐医案》（二十四条）

　　右爱庐医案若干条，胥江张大曦仲华所著也。仲华道光时人，以医术驰名江浙间。原刻上下两卷，共一百余币，咸丰时刻于苏州，未已毁于兵燹，遂少传本。甲午夏，诒于友人案头得见抄本，假归读之，见其论病选药，思路深细，用法精到，颇能独开生面。发前人所未发。惟刻意争奇，不肯稍涉平境，因之议论有过于艰深者，立方有流于纤巧者，窃念方药之道，动关性命，非如词章曲艺，可以随人好恶，各自成家。是必博稽精采，慎所从违，庶几可法可师，不致贻误来学，因就所抄本精选而加评焉。共得二十四条，令门人录而存之。后之学者，苟由此而触类旁通，随机因变，不至如赵括之读书也斯可矣。

光绪己亥七月柳宝诒识

内伤杂病门案二条

病经匝月,表热解后,杳不思纳,脉静舌净,神倦言懒。既无外感留恋,又非老景颓唐。睛光流动,面色开旷,问所服之药,苦寒沉降者多矣。谅系胃气为药所困,非病也,亦非衰也。且进和中醒中,以悦脾胃,令其纳谷乃昌。

人参须五分　炒麦冬一钱　炒橘白五分　北沙参三钱　甘草三分
霍石斛三钱　生谷芽一两煎汤代水　野蔷薇露一两冲服

服药后,令煮糜粥,以备半夜病人思纳,切嘱不可多与。

> 诒按　此方清润有余,尚欠流动,如胃气呆钝,稍加香砂;胃有寒涎,稍增姜夏;欲专和胃,加扁豆、莲子;欲兼和肝,加木瓜、乌梅;均可于此方随宜增入也。

> 忠按　柳氏所言极是,可谓后学者良师益友,若能举一反三,临证必定大有长进。胃宜降而纳宜润,乃阳明中土属阳,以阴和之,叶天士养胃阴之法,当为不二法门。

再诊　胃气乍醒,脉形软弱,久饥之后,脏腑之气尚微,纳谷以匀为稳。至于用药,尚利轻灵,须俟胃气日隆,方可峻补。盖凡投补剂,必藉胃气敷布故也。经云:百病以胃气为本。又云:安谷则昌,其斯之谓欤。

人参须一钱　益智仁四分　炙甘草二分　石斛三钱　茯神三钱　南枣两枚
北沙参三钱　炒麦冬一钱五分　橘白七分　香谷芽一两

> 诒按　名言至理。凡进补剂者,须识此意。

> 忠按　胃为后天之本,纳谷则转化生气血,输布于五脏六腑,胃气旺盛,则脏腑精气充足。故治病以顾胃气为本,倘若胃气虚弱,不能受纳,药味再补,不易吸收,反致壅塞,所谓虚不受补。先生此案,为后学者如何进补,树一明镜。方中益智仁补益脾肾,有画龙点睛之妙。

竟日悲思,半载纳减,询非恼怒感触所致,在病人亦不知悲从何来,一若放声号泣,乃能爽快,睡醒之际特甚,余如默坐亦然。韩昌黎云:凡人之歌也有思,哭也有怀,出于口而为声者,其皆有不平者乎! 夫悲哀属肺,寝则气窒,醒则流通。想其乍醒之际,应通而犹窒焉,是以特甚,揆之脉象,右寸细数而小滑,伏火挟痰有诸。或更有所惊恐,惊则气结,结则成痹,痹则升降失常,出纳呆钝,胃气所以日馁耳。拟以开结通痹为先,毋急急于补也。

旋覆花一钱五分　元参一钱　炒竹茹一钱五分　瓜蒌皮一钱五分　薤白头三钱
紫菀七分　橘络一钱　安息香三枝　生铁落两许

用铁锤于擂盆内,和开水研至数百转,取汁冲入一小杯。

> 诒按　推想病情,思路曲折以达。
>
> 忠按　本案伏火挟痰,方中安息香助火伤阴,如易知母、远志,泄火化痰,似更合理。

再诊　两进开结通痹之后,悲哀之态顿释,咯痰黄厚,胃纳稍思,脉之滑数亦缓,其为痰火痹结也明矣。拟以清泄通降继之,补不可投,岂妄谈哉。

炙桑皮一钱五分　炒竹茹一钱五分　瓜蒌霜一钱五分　杏仁三钱　黑栀一钱五分　丹皮一钱五分　橘络一钱　冬瓜子三钱　紫菀五分　丝瓜络一钱

> 忠按　病后正虚,始可投补,若有余邪,仍宜清寇,不可骤补,以防灰中有火。方中紫菀辛温,如易大贝、枇杷叶,清金泄降,似较切当。

内风门案一条

眩晕多年,每发于湿蒸之令。今年初夏,潮湿过重,发亦频频,诊脉濡细,舌苔腻白,考古法眩晕一证,概从内经诸风掉眩,皆属于肝之论。大旨不外乎风阳上旋,更辨别挟火挟痰以治之。今按脉证,乃湿郁上泛,挟浊痰腻膈所致。因前人未经论及,而临证亦罕见也。拟辛香运中,以化湿化痰主之。

制厚朴一钱　煨草果四分　炒苏子一钱五分　旋覆花一钱五分　茅术一钱　制半夏一钱五分　陈皮一钱　白芥子七分　椒目五分　赤苓三钱

> 诒按　所论病机极合。方中尚宜参入清泄肝阳之品,如白芍、蒺藜之类方稳。苏子似不必用。
>
> 又按　黄坤载《四圣心源》中,论此等证最详。每以木燥土湿为言,勿谓前人未及也。
>
> 忠按　李东垣《兰室秘藏》中,言浊痰眩晕,用半夏天麻白术汤,可谓先行。故此方中之苏子降气,若易天麻息风,似更熨帖。

再诊　眩晕不复作,舌白依然,脉濡便溏,脘中较爽。信系体肥多湿,卧于地坑之上亦感湿,好饮冷茶亦停湿,倘泥于古法,而投滋降,不亦远乎。再拟昨方加减,仍守太阴阳明主治。

茅术一钱　煨草果五分　制半夏一钱五分　土炒白术一钱五分　佩兰叶一钱五分　制厚朴一钱　旋覆花一钱五分　藿梗一钱五分　陈皮一钱　通草一钱

诒按　眩晕由于湿积壅遏者,亦所时有。然其中必有木火内郁,为痰浊所蔽。治当于疏化湿痰之中,仍参清泄之品乃合。

忠按　柳氏所言眩晕,除舌苔白腻外,必见脉象弦濡,方可认定湿痰之中兼挟风火,倘若脉无弦象,此为痰浊上蒙,则当温燥湿痰,切忌人云亦云。

湿病门案一条

形凛汗渍,脉濡神糊,舌如傅粉,沉睡痰迷,素系嗜酒之体,湿痰弥漫,蒙遏清阳,扰乱神明所致。非陷也,亦非闭也。慎勿开泄,拟达原饮意。

制厚朴一钱五分　煨草果五分　枳实四分磨冲　炒陈皮一钱五分　茅术一钱五分
白芷一钱　法半夏一钱五分　山慈姑五分磨冲

诒按　论病确凿,方亦的当,宜其效若桴鼓也。

忠按　如汗出气粗神糊,苔黄舌绛脉实,此为痰火上蒙脑窍,治宜开泄,急投紫雪、至宝、安宫牛黄之类。虽同是神糊,一为湿痰,一为痰火,治法有天壤之别。学者须知。

再诊　汗渍已收,神志转清,药后呕痰盈碗,呕出渐醒,脉犹濡细,舌苔白腻。弥漫之势虽除,尚宜燥湿祛痰,从太阴阳明主治。

茅术一钱　煨草果三分　制半夏一钱五分　椒目五分　厚朴一钱
炒青皮一钱　白术一钱五分　陈皮一钱　通草一钱　白芥子一钱

忠按　此方从平胃、二陈加减而成,以收拾余邪,所谓乘胜追击之法。

失血门案一条

鼻衄盛发,成流不止者已三日,面赤,足冷至膝,脉数,
寸关尤甚。血去过多,心荡神驰。阴亏内热之体,厥阳化火上逆,扰动脉络,血行清道,从高灌注而下,非若吐红之易定。血有几何,岂堪如此长流。拟仿志火升腾治例,用凉血滋降法。

犀角七分　炒女贞子一钱五分　黄连五分　熟地六钱　青铅一枚　炙龟板一两
旱莲草一钱　煨磁石五钱　阿胶一钱五分蛤粉拌炒　盐水炒牛膝一钱五分

诒按　此证甚险,用药尚称得力。方中当加童便冲入。

忠按　丹皮、焦栀,凉血泄肝,似可参入。而青铅、磁石,重坠镇心安神,不如易牡蛎、元参,咸降滋阴泻火,较为合拍。何况青铅内服,服久有铅中毒之嫌,学者须知。

再诊　鼻衄虽止，而面色唇口㿠白；虚阳虽降，而额汗心悸昼明。脉虚而数，舌光而颤。气乏血涵，血无气护，阴阳有离脱之象，气血有涣散之险。急进双补法，庶几有所依附，再佐咸降酸收以摄之。

人参一钱　天冬一钱五分　炒枣仁三钱　秋石二分烊化　熟地一两
枸杞炭三钱　白芍一钱五分　阿胶一钱五分　茯神三钱　大枣二枚

> 忠按　方中熟地滋腻，用砂仁伴打，以护胃气，如何？

消证门案一条

乍纳又饥，消烁迅速，如火之燎于原，遇物即为灰烬。病此半月，肌肉尽削。询系失意事多，焦劳苦思，内火日炽，胃液日干，脏阴既损，而充斥之威愈难扑灭耳。姑拟玉女煎加味。

大生地一两　麦冬三钱　元参一钱五分　阿胶一钱五分　知母二钱　石膏一两
炒白芍一钱五分　女贞子一钱五分　旱莲草一钱　甘草一钱

> 忠按　此案脉必洪大而数，舌光且红。方中石膏、甘草，均宜生用，于证方合，不可不知。

再诊　两进甘凉救液，大势仅减二三，渴饮反甚，溲浑而浊，上中之消，又转到肾消矣。三焦兼涉，津液必至告竭，证情极险。再拟从治之法，宗河间甘露饮，必得十减七八乃幸。

熟地六钱　石膏七钱　肉桂五分　生地八钱　麦冬三钱　炙草五分
白芍一钱五分　人参一钱　盐水炒黄柏一钱五分

> 忠按　此方仍以补肾水以生津液为主。由于上方甘凉救液，纳谷似减，而渴饮反甚，小溲浑浊，此为相火内炽，故用黄柏苦寒以泄之，但须防其伤阳，而又投以肉桂反佐以通阳。此等妙手，非功底深厚者不办。方中人参如易西洋参，补气益津，似更合适。

三诊　从治之法，始也依然，药三进，而纳日退矣。小水浑浊转清，舌苔光红亦淡。拟宗前方小其制，仍从上中下三焦并治。

熟地八钱　乌梅三分　炙草五分　川连五分　川椒廿粒　生地四钱
肉桂三分　人参一钱　麦冬二钱

忠按　此证原本阴虚火旺。方中以椒目而言,可补命门之火,常人怎敢以火济火,更何况肉桂以助其威,岂不知川连泻火,乌梅敛阴,寒热并用,此苦辛酸法,妙在安胃,非平庸者能道其只字。

四诊　连进固本从治之法,并参苦辛酸安胃,允推应手,今胃纳安常,诸恙皆平,而津液受伤已极。善后之法,自当立中育阴,以冀其复。

人参一钱　熟地五钱　天冬一钱五分　洋参一钱五分　北沙参三钱
知母一钱五分　麦冬一钱五分　石斛四钱　炙草三分

诒按　第一方力量之大,二方立法之巧,三四方用意之周匝,随机而应,步法井然。具此见解,庶可谈医,然已难其人矣。

忠按　消渴证,类似现代医学中的糖尿病,目前尚无根治之法,乃因胰脏分泌胰岛素减少之故。中医认为此证阴津亏虚是本,虚阳亢奋是标,而滋阴降火是其治疗大法。然须随证应变,不可胶柱鼓瑟。读此案先后四诊,变化良多,终善其后。由此可见,药随证变,切不能固守一方,以治变证,则病难以痊愈,实乃医者之过。先生妙手回春,启人心扉。

呕逆门案一条

恼怒伤肝,木火犯胃入膈,支撑胸背,呕吐血块痰涎,不纳不便,舌白苔腻。胃为水谷之海,多气多血之腑,性喜通降,所畏倒逆。经此经火冲激,湿浊乘机错乱,倘肆其猖狂,厥势立至。若再侮脾土,胀满必增。左脉弦硬,右脉细软,谷不沾唇者已五日,胃气惫矣。而呕尚甚,中无砥柱,何恃而不恐。诸先生所进苦寒沉降,盖欲止其呕而顺其主,诚是理也。然《内经》云:百病皆以胃气为本,苦寒性味,又属伐胃,胃不能安,药力何藉?拙拟苦寒以制肝之逆,苦辛以通胃之阳,而必参奠安中气,庶几倒逆之势得缓,幸勿拘于见血畏温之议。

人参一钱　吴萸二分　旋覆花一钱五分　川楝子七分　川椒二分
法半夏一钱五分　茯苓二钱　川连三分

另:肉桂四分,酒炒龙胆草三分,二味同研,饭丸,煎药送下。

诒按　论病颇有卓见,立方亦稳。惟丸方肉桂合龙胆,一寒一热,似不如肉桂合川连,取交济之意更佳。

忠按　此案方一出手,首选人参,坐镇中州,先顾胃气,余药借此各显其能。所谓得胃气者昌,失胃气者亡。学者必知,此乃留人治病之法。柳氏所言丸方,可谓先获我心。

再诊　呕逆已止，胀痛已缓，左脉弦硬固平，右脉歇止渐见，土德大残，中气亦竭。急进补中立中，仍参约脾制肝之法，惟望胃纳能醒是幸。

人参一钱五分　肉桂三分　炙甘草三分　白术一钱五分　茯苓三钱

炒白芍一钱五分

> 诒按　此建中合四君法。
> 忠按　方由四君子汤加肉桂、炒白芍，若是建中，当有饴糖，只能说仿建中之意。

三诊　胀痛大减，呕逆未平，稍能纳粥，脉俱濡细，胃气渐有来复之机。经云：纳谷则昌，信不诬也。

人参一钱　煨肉果三分　白芍一钱五分　橘白七分　白术一钱五分

炙甘草三分　煨木香三分　茯神三钱　谷芽一两

> 诒按　此养胃和中，善后之方。
> 忠按　脉象细濡，猜想苔必白腻，此乃脾虚湿甚，方中宜加姜半夏、生姜，燥湿和中以止呕，似更有益。

外感门案三条

得食则呕，已延月余，形神疲乏，宛如膈证。听其言，观其人，惟知明而动，晦而休，务农无怠者流。诊左关脉数，右关细软，舌白口苦，寒热往来，汗之有无，病者不知。盖少阳见证，原有呕恶，揆其病情，是任其呕逆，以致反胃厌谷，胃气日逆，似乎噎膈，实由邪蕴于少阳一经，胃被邪克，气不通达。据是脉证，宜先泄少阳之邪为要。拟小柴胡法，佐以辛通。

柴胡七分　制半夏一钱五分　制厚朴七分　苏叶七分　苏子一钱

炒川椒二分　橘皮一钱　青皮一钱　淡姜渣五分后入

> 诒按　治病不难，难在探取病情，能得真谛。
> 忠按　邪在少阳，左关必弦，否则脉证不合，又当别论。柳氏所言极是。

再诊　前方嘱服两剂，据述服后，壮热大汗，湿透衣被，即思纳粥，因其效验，连服一剂，今已吃饭，惟力不充耳。诊其脉，左关已软，右脉尚细，续与和中。

党参三钱　归身一钱　续断一钱　白术一钱　茯苓三钱　陈皮一钱

炙甘草三分　前胡三分　煨木香三分

诒按　方中归身、续断,似非此证所宜。

忠按　此方乃异功散加味,方中归身、续断、前胡,若易山药、黄精、白蔻仁,似较合拍。

发热恶寒,头项强痛,无汗胸痞,脉浮紧细,证属正伤寒,南方所罕见。询系连朝营墓辛勤,届在严冬,又居旷野。太阳表证悉具,宗仲景不汗出而烦躁者,大青龙汤主之。

麻黄五分　桂枝五分　防风一钱　杏仁三钱　甘草四分　羌活七分
生石膏三钱　生姜五分　大枣二枚

诒按　证在初起,似不必遽用石膏。就案中所述,乃麻黄汤的证。

忠按　未见烦躁,石膏可删。

再诊　病甫二日,太阳证未罢,而阳明少阳证已悉具。可知南人禀赋柔弱,其传经之且速若此。汗既未畅,拟三阳并泄。

麻黄四分　柴胡四分　白芷七分　葛根七分　羌活五分　杏仁三钱
连翘一钱五分　黑山栀一钱五分　姜渣五分　大枣三枚

忠按　此证虽三阳并病,而邪仍偏重于太阳,方可汗之。否则,发汗则谵语,下早成结胸,仲景明训于前。学者对此证,必须慎之又慎,切不可盲目投药。

三诊　汗畅热解,烦躁已除,脉转细小,形疲体瘐嗜卧,而思纳谷矣。其发也凶悍,其传也迅速,其退也亦易易。究属质弱者,易感易达,不若北方风气刚劲,禀赋厚而腠理实,必至传偏六经乃已。是证若宗三时六气治之,势必淹缠几候耳。拟和营卫法。

桂枝四分　橘白一钱　姜渣三分　防风七分　茯苓三钱　桑枝五钱
秦艽一钱五分　大枣二枚

诒按　南方少正伤寒证。方案虽平浅,宜存之,以扩闻见。

忠按　三阳偏表者,汗后已解,然脉转细小,何况质弱,乃正气虚馁。方中宜加人参、白芍之类,气营双补,似更妥善。

表热九日,有汗不解,舌绛起刺,烦渴引饮,间作寒战之象,热甚下午,至夜神志时糊,脉洪无力。阳明经分之邪,又传少阳,阳明府分之滞,灼伤津液,极似大柴胡证,而与脉情不符。细释病情,正虚津竭。既非陷里之神糊,如何香开,致使内传。欲其府滞能通,必俟津回液复。拟宗仲圣人参白虎汤意,参入景岳柴胡煎,庶与脉证符合。诸先生以为何如?

参须一钱　柴胡四分　石膏七钱　鲜石斛七钱　元参一钱　竹叶三钱
麦冬一钱五分　黑山栀一钱五分　知母一钱五分

> 诒按　于虚实进退之间,惨淡经营,良工心苦。
>
> 忠按　阳明少阳并病,若偏于阳明里证,用承气法;若偏于阳明经证,用白虎法;若偏于少阳者,用柴胡法,《伤寒论》论之已详。然此证与古似同似不同,先生能择圣贤之方,临时变通以化裁,非医道精深者不为。

再诊　汗热烦渴已减,舌绛淡而尖刺已少,津液稍回,正气较振,脉数未平,神志已爽。少阳阳明之表分既清既泄,而府分之滞,尚待清润育阴而下也。切勿因滞而遽投荡涤。审证二字,其难其慎,临时应变,平日之功夫也。

生地四钱　知母一钱五分　银花一钱五分　赤芍一钱五分　麻仁三钱
瓜蒌仁三钱　花粉一钱五分　丹皮一钱五分　鲜霍石斛一两

> 诒按　此取增液,以行宿滞之意。
>
> 忠按　方中银花、赤芍、丹皮,清营凉血,不如易元参、麦冬、生首乌,滋阴润下,腑滞通而不伤正,较之大黄、元明粉,荡涤阳明之腑,安全多多。

伏气门案一条

表热四候,额汗如淋,汗时肤冷,汗收热灼,消滞泄邪,清补诸法,已遍尝矣。诊脉虚细,惟尺独滑,舌苔已净,胃纳稍思,细释脉证,病邪不在三阳,而在三阴。考仲圣有反发热一条,是寒邪深入少阴之阳分;今乃湿温余邪,流入少阴之阴分。良由少年肾气不藏所致。治当宗其旨,变其法,拟补肾阴,泄肾邪,一举两得,庶可许热解汗收。

熟地五钱　枸杞炭一钱　独活一钱五分　茯苓三钱　五味子粒　细辛三分
牛膝五分　丹皮一钱

> 诒按　能从对面勘出,此为善读书人。惟方中熟地,似不如生地为得。
>
> 忠按　此案肾虚伏温,颇难投药;先生学富五车,胆识超群,知常达变,精心设计此方,使人大开眼界。然后学者,切不可如鹦鹉学舌,模仿轻试。

再诊　热解已净,自汗亦收,脉滑已和,纯乎软弱,神情尚倦,而虚象旋著。拟转用补养。

参须一钱　枸杞子一钱　山药三钱　丹皮一钱五分　福泽泻一钱　熟地五钱
杜仲三钱　茯苓三钱　牡蛎七钱　萸肉一钱五分　炙草三分

> 忠按　伏温已解，肾虚未复，故拟方从六味着手，加入参须、枸杞、杜仲、牡蛎、炙草，以补肾阴，益元气，步法井然，丝毫不乱。倘若稍有微邪，此法却须斟酌，不可不知。

疫邪门案一条

壮热神糊，陡然而发，脉数大而混糊无序，舌垢腻而层叠厚布，矢气频转，小溲自遗，脘腹痞硬，气粗痰鸣。既非平常六气之感，亦非真中类中之证。四肢无强直之态，舌能伸缩，断非中风，设使外感，何至一发便剧，而安能自汗。倘守伤寒先表后里，下不嫌迟之例，是坐待其毙矣。亦曾读吴又可先里后表，急下存阴之论否？盖是证也，一见蓝斑，则胃已烂，而包络已陷，迅速异常。盍早议下，尚可侥幸，诸同学以为然否。

厚朴一钱　大黄八钱　黄芩一钱　枳实一钱　槟榔一钱　草果四分
知母一钱五分　陈皮一钱

> 诒按　论证明确，方亦老当，绝无帮贴肤腠之弊。

> 忠按　此方仿达原饮合小承气之意。查阅达原饮，据《中国医学大辞典》记载，为张氏医通方，治时疫邪气，初犯募原，及疫疟壮热，多汗而溢者。方由黄芩、甘草、白芍、草果、知母、槟榔、生姜、大枣等药组成，而先生之方，即选此方减甘草、白芍、生姜、红枣，加大黄、枳实、陈皮。由于里气不通，疫邪势必盘错于中而内陷，故重用大黄，荡热解毒以攻下，若邪毒外出，尚可挽救。然亦冒险一掷，若无十足把握，千万不可妄投。

再诊　神志得清，表热自汗，腹扰拒按，矢气尚频，便下黏腻，极秽者未畅，小水点滴如油，脉数略有次序，舌苔层布垢浊。胃中秽浊蒸蕴之势，尚形燔灼，必须再下。俟里滞渐楚，然后退就于表。吴又可治疫之论，阐发前人所未备，甚至有三四下，而后退走表分者。若作寻常发热论治，岂不谬乎！

大黄五钱　枳实一钱五分　银花二钱　知母一钱五分　细川连五分
丹皮一钱五分　滑石三钱　元明粉一钱五分　厚朴一钱

> 诒按　此等证，有下至三四次而后清者。必须有胆有识，方能奏功。后二方亦层次井井，的是老手。

> 忠按　治疫热，吴又可先里后表之论，可谓发前人所未发，乃是首创。此方是大承气汤加味，非胆识过人者，不敢办。

三诊　大腑畅通,悉是如酱如饴极秽之物。腹已软而神已爽,表热壮而汗反艰。舌苔半化,脉数较缓,渴喜热饮,小水稍多。此际腑中之蒸变乍平,病已退出表分。当从表分疏通,先里后表之论,信不诬也。

柴胡五分　枳实一钱　通草一钱　紫厚朴七分　法半夏一钱五分
连翘一钱五分　橘皮一钱　赤苓三钱　大腹皮一钱五分　藿香一钱

> 忠按　腑气通,里邪清,热返表,故用疏表和解之法,所谓证变药亦随之而变。切不可生搬硬套,下之三四次方休,那么,疫热无出头之日,证必难解。

四诊　表热随汗就和,舌苔又化一层,脉转细矣,神亦倦矣。病去正虚之际,当主以和养中气,佐轻泄以涤余热,守糜粥以俟胃醒。慎勿以虚而早投补剂,补之则反复立至也。

桑叶一钱五分　石斛三钱　扁豆三钱　神曲一钱五分　丹皮一钱五分
豆卷三钱　甘草三分　橘白一钱　薏仁三钱　半夏曲一钱五分

> 忠按　舌苔又化一层,脉细神倦,展示疫邪内伏募原,逐层化解出表,而正气亦衰。由于余邪未净,不可骤然进补,以防炉烟未熄而死灰复燃。此方选药,恰到好处。后学者宜揣摩心悟,必将获益。

疟疾门案一条

间疟止而复发,发不归期,或二三日,或七八日,发则寒战热甚,两三月如此,从无汗泄。脉沉而细,形瘦骨立,胃纳式微。证由久疟伤阴,阴损不复,为其劳疟使然。现届夏令,已得可汗之时,且服存阴泄邪,以冀汗泄于表,阴复于里,转准疟期,庶有畔岸可依。拟少阳少阴并治。

柴胡四分　大生地四钱　地骨皮三钱　黄芩一钱五分　鳖甲七钱
青蒿一钱五分　归须一钱　细辛三分　丹皮一钱五分

> 诒按　此病若认作虚证,而投腻补,则愈补愈热,不死不休矣。幸遇明眼人识破,乃能得此生机。

再诊　药四服而值疟来,寒战依旧,热势转短,热退时汗已畅达,脉沉转出,神气觉爽,而食物有味。察其转轻之象,皆从汗后,究由外感,乘机蕴伏,愈伏愈深,延为怯象。兹有向外泄化之机,仍宗前议加减,必得转为间疟乃妥。

黄芩一钱五分　炒归须一钱五分　炒知母一钱五分　青蒿一钱五分　鳖血炒

柴胡五分　丹皮一钱五分　炒秦艽一钱五分　小生地四钱　荆芥炭一钱　豆卷三钱

> 诒按　得汗即是生机，仍可用大生地、归身，以助阴达邪。

三诊　疟准日作，解后有汗，寒热之势大减矣。脉形细小，舌不生苔，久疟伤阴，复其阴可耳。证属转机，已得坦途，凡腥膻鲜发以及麦食等，均须慎禁，拟清养法，参以泄化。

洋参一钱五分　桑叶一钱五分　炙鳖甲一两　石斛三钱　丹皮一钱
青蒿一钱五分　豆衣二钱　谷芽一两　秦艽一钱五分

> 诒按　此善后之法。凡归、地等养阴之品，似不可少。
>
> 忠按　《医学传心录》云：用药之妙，如将用兵，兵不在多，独选其能，药不贵繁，惟取其效。察先后三诊，皆投青蒿，此为治疟之妙品，可说是法眼如炬，如若生渍兑服，效果更好。余药随证施治，亦活泼泼地呈现出生机盎然，所谓开卷有益。

黄疸门案一条

疸证多种，黑者属肾，肾气过损者曰女劳黑疸。今肌肤舌质尽黑，手指映日俱黯，强壮之年，肾阳早已不举，体虽丰腴，腰软不耐久坐，脉弱神疲，纳减足冷，显属肾脏伤残太甚，尚谓北路风霜所致乎。昔有人患此，遍处医治，皆曰风毒，后遇顾西畴道破证名，宗湿热流入肾经主治，试以此证较之，证虽同而虚实又异矣。现届深冬，姑先治本，需春暖阳和，再商他法。

血余四两　猪油一斤，熬至发枯，取油盛贮，一切食物中可以用油者，俱用之
煎方：制附子七分　枸杞子一钱五分　炒黄柏一钱　菟丝子一钱五分
茯苓三钱　牡蛎七钱　茵陈一钱五分　杜仲三钱　熟地六钱

> 忠按　案云黑疸，源于肾虚，虽挟湿热，然严冬阳微，故当先顾其阳，而黄柏苦寒损阳，此时似以删之为宜。

再诊　前方已服二十余剂，肌肤之黑半化，其势渐转阴黄。形神大振，胃纳加餐，且可耐劳理事矣。春令虽交，和暖未回。再拟补养脾肾，耐心摄养为属。

人参一钱　沙苑三钱　山药三钱　杜仲三钱　熟地一两　茯苓三钱
白术一钱五分　茵陈一钱五分　杞子一钱五分　续断三钱　菟丝二钱
泽泻一钱五分

诒按　此方中亦当再添温润之药。

忠按　黑疸虽有渐转阴黄之势，然早春仍寒，补养脾肾，立法妥当，若能兼顾扶阳拟加附子、干姜，以振奋阳气，诸药有运转之机，且无呆滞之弊，不知当否？敬请高明裁正。

三诊　肤色化斑，证转阴黄，较之黑疸，浅一层矣。培植脾肾之药，已进四十余剂，形神色脉，俱属平善。节令将交惊蛰，春暖之气已和，治当开泄腠理，以涤肤斑。《内经》云：必先岁气，毋伐天和。易曰：待时而动，何不利之有。拟宗仲圣茵陈四逆法加减，三剂即停。接服丸药可耳。黑色退尽之时，当在夏初。

制附子五分　白术一钱五分　赤小豆三钱　麻黄五分　炒黄柏一钱
茵陈一钱五分　连皮苓五钱

诒按　此证即非冬时，亦当先以温煦脾肾为主。务使身中阳和之气，渐渐煦动，然后投以此剂，方能奏效。接服丸方未见，拟八味去萸、桂，加术、柏。此病情颇奥，治法亦奇。

忠按　此病一出手就是附子，倘若能在二诊时仍大胆投入，或许可以提高疗效，也有可能无须进药四十余剂矣。先生乃杏林高手，尚且踌躇，况其下乎！

腹痛门案一条

脾肾之阳素亏，醉饱之日偏多，腹痛拒按，自汗如雨，大便三日未行，舌垢腻，脉沉实。湿痰食滞，团结于内，非下不通，而涉及阳虚之体，又非温不动。许学士温下之法，原从仲圣大实痛之例化出，今当宗之。

制附子五分　肉桂四分　干姜五分　生大黄四钱　枳实一钱五分　厚朴一钱

诒按　论病立方，如良工制器，极朴属微至之妙。

忠按　此案何等爽目，取效在意料之中。

再诊　大腑畅行，痛止汗收，神思倦而脉转虚细。拟养胃和中。

北沙参三钱　甘草三分　橘白一钱　白扁豆三钱　丹皮一钱五分　石斛三钱
白芍一钱

忠按　温下腑气通，苔腻必化，而大汗虽收，阴津必伤，故脉转虚细。方中丹皮若易麦冬，似更熨帖。

肿胀门案一条

旬日内遍体俱肿,肤色鲜明。始也,原有身热,不慎风而即止,亦无汗泄。诊脉浮紧,气喘促,小便闭,舌白,不思饮。证系水湿之邪,藉风气而鼓行经隧,是以最捷。倘喘甚气塞,亦属至危之道。治当以开鬼门、洁净府为要着。

　　麻黄五分　　杏仁三钱　　赤苓三钱　　苏子二钱　　桂木五分　　薏仁三钱
紫菀七分　　椒目五分　　浮萍一钱五分　　大腹皮一钱五分

外用麻黄、紫苏、羌活、浮萍、生姜、防风各五钱,闭户煎汤,遍体揩熨,不可冒风。

　　诒按　病名风水,立方清灵流动,颇得轻可去实之旨。

　　忠按　煎方中已有麻桂,而浮萍发汗之力绝不逊之,如易羌话、防风之类,似较稳妥,以防大汗亡阳之虞。外用方颇妙,不妨一试。

瘕癖门案一条

少腹块垒,上攻及脘,其力猛而痛势剧,转瞬之间,腹中鸣响,则块垒一阵,向下即平。证名奔豚者,因其性情踪迹行止类似江豚耳。然考其证有三:犯肺之贲豚属心火;犯心之贲豚属肾寒;脐下悸欲作贲豚者,属水邪。今系肾水寒邪所发,体属阳亏所致。拟真武汤参贲豚汤意。

　　茯苓五钱　　川芎五分　　小茴五分　　归尾一钱　　附子五分　　白芍一钱
半夏一钱五分　　橘核三钱　　李根皮一两

　　诒按　案语明辨以晰,立方精切不浮。

　　忠按　奔豚汤治肝郁化火,其气上冲,方中重用李根皮,清肝火,降冲逆。而此案乃肾水寒邪所发,宜真武合桂枝加桂汤意乃符。故方中李根皮,若易肉桂,温阳散寒,平冲降逆,不仅与证相合,且较附子更胜一筹。

痢疾门案二条

腹痛下痢,昼夜无度,汗冷肢冷,脉细舌白。暑湿热挟滞互结,病经五日不减,嗜酒中虚之体,邪不能化热外达,而见多汗伤阳,多痢伤阴之险。凡里急后重腹痛者,治法宜通;口燥烦躁溲秘者,又当清渗。此证中阳先馁,不能托化,邪带未动,虚波已至,诚属棘手。姑拟温清并进,宗泻心汤意,参以疏邪化滞,若正气保和之类,何足恃耶。

制附子五分　厚朴七分　桂木五分　藿梗一钱五分　建曲一钱五分　赤苓三钱
木香三分　姜渣三分　酒炒黄连五分

> 诒按　此正虚不能托邪之证,若仅与苦寒香燥,痢门之套药,乌能挽回?前后三方,扶阳托邪,选药俱丝丝入蔻,所以奏效。
>
> 忠按　痢疾之证,多属湿热,然挟寒而阳虚者少见。此方由香连丸加桂、附、姜,以温化托邪,令人心扉顿开。

再诊　下痢减半,赤白相杂,肢冷较和,汗亦稀少,舌白苔腻不化,里急后重已缓,诊脉沉细,腹中犹痛。究属中虚湿胜,暑积阻结,不能藉阳和运动,尚非坦途。再拟温中运邪一法。

制附子五分　厚朴七分　黄连三分　白术一钱五分　淡干姜四分　防风一钱
木香三分　枳实七分　丹皮一钱　赤苓三钱

> 忠按　前方已效,故一鼓作气,乘胜追击。

三诊　痢下大减,舌苔渐化,腹痛除而宿垢亦通,小溲赤而两三度,脉象起矣,谷食思矣。中阳既得运动,无虑邪滞不化也。尚当和中。

白术一钱五分　佩兰一钱　青皮七分　藿梗一钱五分　建曲一钱五分
厚朴七分　扁豆三钱　桔梗五分　肉果四分　滑石三钱　苡仁三钱

> 忠按　认证准确,治疗得当,步伐井然。此方乃善后之法。

暑湿热病下痢,始系赤白垢腻,昼夜数十余次,旬日后痢虽减而纯下血矣。伤及肝肾,病情最深,非易治者。姑先清热存阴,宗厥阴下痢之条。拟白头翁汤合黄连阿胶汤意。

白头翁三钱　秦皮一钱五分　丹皮一钱五分　黄连一钱　地榆炭二钱
白芍一钱五分　荷蒂三个　炒黄柏一钱　阿胶蛤粉拌炒一钱五分

> 诒按　方论俱明当。
>
> 忠按　痢疾一证,上案阳虚,故扶阳以疏化;此案阴损,故养阴以苦泄。学者若能领悟先生之苦心,始可得治痢之精髓。

再诊　下血较前减半,而其来必阵下,肠中滑泄已甚,关闸尽撤,肾气有下脱之虑。拟用昨方参桃花汤意。

赤石脂四钱　地榆一钱　干姜炭五分　白芍一钱五分　丹皮一钱

阿胶蛤粉拌,炒,一钱五分　炙草三分　炒黄柏一钱　粳米四钱　黄连四分

> 诒按　病虽稍减,尚系紧要关头,不可松手。
>
> 忠按　先生研究《伤寒论》《金匮》可谓精深,选方犹如探囊取物。

三诊　血下缓而大减,脉微神倦,气阴并之矣。堵塞存阴之药,尚不可撤,拟就昨方加立中意。

原方加人参一钱,另煎冲入。

> 忠按　此乃效不更方,除堵塞存阴之药继投之外,更加人参益气扶中,以善其后。

大便门案一条

大小便易住而出,证名交肠。当得之大怒大饱之后,气火错乱,升降失常,以致清浊混淆,水渟不按常道而行,久则难治。

明矾七分,敲如绿豆大,用腐衣五层包扎,淡盐汤送下　日三服,三日九服,可愈。

> 诒按　立方简当。
>
> 忠按　交肠病,类似现代医学中的大肠阴道瘘,或大肠膀胱瘘,宜手术根治。前贤吴鞠通认为交肠乃湿热所引起,与五苓散加黄柏、黄连、龙胆草,可治愈,然不易根除。此案施以明矾涩肠,其意使大便重归故道,而小便自清,可谓不言自明。然明矾富含硫酸铝钾,若服铝过多,易引起痴呆,尤其要加以注意。

外疡门案一条

恼怒悒郁,内火自生,火能燥痰,则气结痰凝,火性上炎,则痰随之上窜,结核成串于左项,安保右项之不发。壮年朴实之体,而得斯疾,谅亦偏于性情之固执也。倘能暂抛诵读,专以舒闷畅怀为事,则病痰之消,犹可计日而待。盖不若自戕本元者之水亏火旺,而燥痰成串也。设听其在络内四窜,久延必至于溃,则终身之累矣,后悔莫及。聊增数言,然乎否乎?

旋覆花一钱五分　橘络一钱　白芥子七分　杏仁三钱　苏子一钱

海藻一钱五分　昆布一钱五分　丹皮一钱五分　竹茹一钱五分　香附一钱五分

> 忠按　方中杏仁、苏子,理肺降气,若易大贝、牡蛎,化痰软坚,似更合拍。

再诊　通络化痰,理气开郁之方,已投七服,左项痰核软而可推,余络未审,脉仍弦数,大便五日未行。内火犹炽,再议化痰通络之法。

海藻一钱五分　鳖甲五钱　黑栀二钱　昆布一钱五分　丹皮一钱五分

旋覆花一钱五分　蒌皮一钱五分　炙甲片七分　白芥子七分　竹沥一两

> 忠按　此方更进一层,妙用鳖甲、炙山甲,以软坚散结通络,药力较前雄厚。

三诊　前方五服,痰核已消三粒,所剩四粒亦软而小,其势不至四窜矣。脉弦小软,大便已畅。再拟消痰,以冀速除。然方药虽效,亦半藉怡养工夫耳。

橘核一钱　川楝子一钱　炙山甲七分　土贝母三钱　昆布一钱

丹皮一钱五分　旋覆花一钱　海浮石三钱　黑栀一钱五分　竹沥一两

> 诒按　此案三方,药力不甚结实,而用意颇玲珑。在应酬方中,可云完善。
> 忠按　方中橘核、川楝子,虽舒肝理气,然主攻疝肿、乳核;若易牡蛎、鳖甲,以散结消痰,投治瘰疬,似更熨帖。

妇人门案三条

痛经数年,不得孕育,经水三日前必腹痛,腹中有块凝滞,状似癥瘕、伏梁之类。纳减运迟,形瘦神羸。调经诸法,医者岂曰无之。数载之中,服药无间,何以漠然不应?询之闺阁之时,无是病,既嫁之后,有是疾,痛之来源,良有以也。是证考古却无,曾见于《济阴纲目》中,姑勿道其名目,宗其意而立方。不必于平时服,俟其痛而进之,经至即止,下期再服。

荆三棱一钱　莪术一钱　延胡一钱五分　香附一钱五分　制军一钱

归身一钱五分　丹皮一钱五分　川芎四分　桃仁二钱　枳实七分

> 忠按　此案病实体虚,竟敢不顾其虚,而独攻其实,犹如背水一战。若非有真才实学,胆识超群者,谁敢如此?

再诊　前方于第二期,经前三剂,经来紫黑,下有似胎非胎一块,弥月不复痛而经至矣。盖是证亦系凝结于胞宫者,今既下矣,复何虑乎。

白芍一钱五分　石斛三钱　川芎五分　醋炒柴胡三分　橘白一钱

白术一钱五分　归身一钱五分　丹皮一钱五分　谷芽一两

> 忠按　此方养血柔肝,健脾和中,以善其后。

经停三月,骤然崩冲,阅五月而又若漏卮。询系暴崩属虚,虚阳无附,额汗头震,闻声惊惕,多语神烦,脉微虚软。势将二气脱离,其危至逸。拟回阳摄阴法,急安其气血。

附子五分　鹿角霜一钱五分　杞子炭一钱　熟地七钱　五味七粒
白芍一钱五分　人参一钱　龟板一两　天冬一钱五分　山药三钱

> 诒按　证情已急,须得重剂,方可挽回。方中选药甚合,特嫌分量太轻耳。
> 忠按　回阳药轻,附子仅用五分,此乃四两拨千斤之法,护阳以摄阴,不可不知。

再诊　脱象既除,经漏较稀,脉犹濡细,神思尚怯。气血乍得依附,再宗暴崩属虚之例。拟温补法。

人参一钱　熟地一两　枸杞一钱五分　鹿角胶一钱五分　杜仲三钱
巴戟一钱五分　白芍一钱五分　归身一钱五分　阿胶一钱五分　天冬一钱五分

> 忠按　此方仿《六科准绳》之三才丸加味而成,治崩后气血双虚,精神不固,药虽温补,然不乏柔润之意,乃可传之作。

上腊严寒生产,受寒必甚,当时瘀露未畅,脐下阵痛,迄今五月未止。阅所服药,皆宗产后宜温之例,固属近是,惜未考经穴经隧耳。譬诸锁则买矣,何以不付以匙,买者不知,卖者当知;病者不知,医者当知,致使远途跋涉,幸与善与人配匙者。

肉桂二钱　细辛五分　同研末,饭丸,匀五服,每晨一服。

> 诒按　方颇奇特。
> 忠按　欲治其所病,先求其所因。此案产时受寒,实乃肾阳失固所致。方用肉桂以扶肾阳,又可达冲任之营,细辛味辛以逐寒,又能交通表里。药仅二味,义却尽善,灵巧之极。

主要参考书目

［1］柳选四家医案［M］.上海：上海科学技术出版社，1959.

［2］伤寒论版本大全［M］.北京：学苑出版社，2001.

［3］金匮玉函经二注［M］.上海：上海科学技术出版社，1959.

［4］备急千金要方［M］.北京：人民卫生出版社，1955.

［5］续名医类案［M］.北京：人民卫生出版社，1982.

［6］景岳全书［M］.上海：上海科学技术出版社，1959.

［7］临证指南医案［M］.上海：上海卫生出版社，1958.

［8］徐大椿医书全集［M］.北京：人民卫生出版社，1988.

［9］吴鞠通医案［M］.2版.北京：人民卫生出版社，1985.

［10］中国医学大辞典［M］.5版.北京：商务印书馆，1921.

［11］医学衷中参西录［M］.石家庄：河北人民出版社，1957.

［12］医方发挥［M］.沈阳：辽宁科学技术出版社，1984.

［13］中药大辞典（缩印本）［M］.上海：上海科学技术出版社，1986.

［14］金元四大医学家名著集成［M］.北京：中国中医药出版社，1995.